Karen Couto

Você pode ser mais feliz comendo

Um guia alimentar com práticas físicas, terapêuticas e espirituais

Karen Couto

Você pode ~~ser~~ mais *feliz* comendo

Um guia alimentar com práticas
físicas, terapêuticas e espirituais

Integrare

Copyright © 2016 Karen Couto
Copyright © 2016 Integrare Editora e Livraria Ltda.

Editores
André Luiz M. Tiba e Luciana Martins Tiba

Coordenação e produção editorial
Estúdio C R Comunicação

Copidesque
Rafaela Silva

Revisão
Pedro Japiassu Reis

Projeto gráfico e diagramação
Gerson Reis

Capa
Rodrigo Marchezine

Imagens da capa
Alexeysun/shutterstock.com
Anton Watman/shutterstock.com
Hanohiki/shutterstock.com

Ilustração
Pedro Barassi Fonseca

Foto autora
Lucas Longo

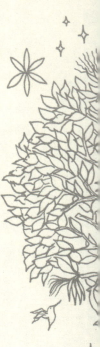

Dados Internacionais de Catalogação na Publicação (CIP)
Andreia de Almeida CRB-8/7889

Couto, Karen
   Você pode ser mais feliz comendo: um guia alimentar com práticas físicas, terapêuticas e espirituais / Karen Couto. -- São Paulo : Integrare Editora, 2016.
   352 p.

ISBN 978-85-8211-078-2

1. Bem-estar 2. Nutrição 3. Alimentos funcionais 4. Exercícios físicos 5. Espiritualidade I. Título

CDD 613

16-1165

Índices para catálogo sistemático:
1. Promoção da saúde

Todos os direitos reservados à INTEGRARE EDITORA E LIVRARIA LTDA.
Rua Tabapuã, 1123, 7º andar, conj. 71/74
CEP 04533-014 – São Paulo – SP – Brasil
Tel. (55) (11) 3562-8590
Visite nosso site: *www.integraeditora.com.br*

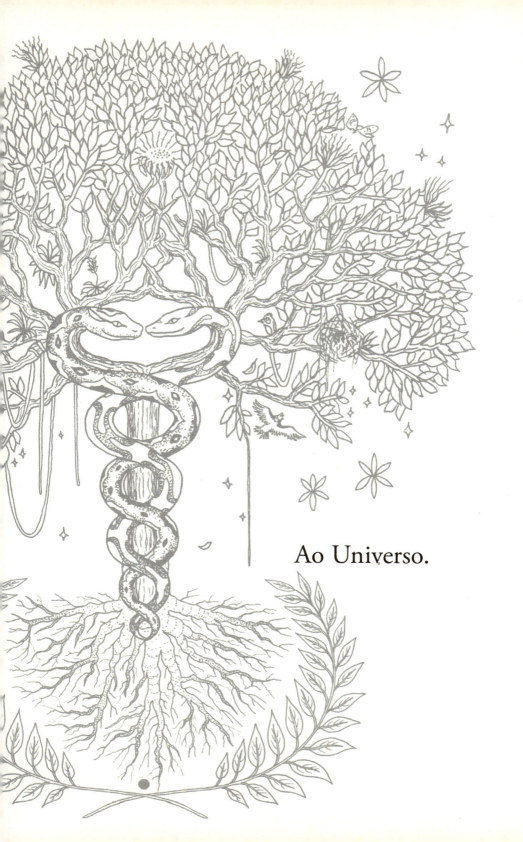

Ao Universo.

Sumário

Apresentação 11
Introdução 13
Agradecimentos 19
Prefácio 21
Lenda do lobo bom e do lobo mau 22

1 | Limpeza física 23
Afinal, o que são as toxinas? 24
S.O.S., as doenças estão chegando 25
Horário da cura 26
A intoxicação por consumo de alimentos 29
A desintoxicação alimentar 30
Costume e predisposição 31
Os vinte passos diários da limpeza física para você SER mais feliz comendo . . . 32
Você não precisa desintoxicar um corpo saudável. 36
Dúvida frequente 38

2 | Sistema digestório em ordem: saúde perfeita 39
Possíveis causas da prisão de ventre 43
O que pode provocar diarreias 44
Enzimas 44
Dúvidas frequentes 47

3 | Saúde por dentro e por fora: probióticos e prebióticos . . 49
Mas, afinal, o que são probióticos e prebióticos? 51
Alimentos prebióticos 52
Alimentos probióticos 58

4 | Alimentos biogênicos, bioativos, bioestáticos e biocídicos . . . 59
Alimentos biogênicos (alimentos vivos que geram vida e que alimentam a alma) . . . 60
Alimentos bioativos (alimentos vivos que ativam a vida) . . . 61
Alimentos bioestáticos (alimentos que degeneram a vida) . . 61
Alimentos biocídicos (matam a vida) 62
Fortalecendo o sistema imunológico 63
Alimentos crus/alimentação viva 64
Sugestões de alimentos para variar o cardápio 66
Germinados 67
Brotos 68
Dúvidas frequentes 69

5 | Alimentos orgânicos: permita-se 73
Escolha consciente, econômica e inteligente 74
Economia de energia e redução do aquecimento global e da contaminação da água . . . 75
Como saber se um produto é orgânico? 75
O hidropônico é saudável? É orgânico? 77
E os transgênicos? O que há de errado com eles? 77
Irradiação de alimentos 78
Vegetarianismo 78
Agricultura Sintrópica de Ernst Gotsch 82
Safra dos alimentos 83
Dúvidas frequentes 86

6 | Anjos da Guarda: eles existem 88
Água 89
Filtros de água 93
Aloe vera ou babosa 94
Inhame 95
Sol 96

Sumário

Oxigênio 96
Sono 98
Amor 101
Fé 102
Perdão 102
Limão 103
Música 103
Fermentados e lactofermentados 104
Gorduras boas 107
Óleo de linhaça 110
Castanhas 110
Pólen 110
Lêvedo de cerveja 110
Algas 110
Ghee 110
Germinados 111
Arroz integral 111
Missô 111
Clorofila 111
Extratos vegetais ou "leites" vegetais 112

7 | Vilões: eles também existem 114
Alergias e intolerância alimentar 115
Glúten 116
Leite animal e seus derivados 122
Proteínas de origem animal: carne vermelha 126
Cafeína 129
Chocolate 130
Produtos industrializados e aditivos químicos 131
Refinados *versus* integrais 133
Gorduras más 134
Frituras 135
Metais pesados 136
Plástico e micro-ondas 139
Sal 139
Açúcar 141
Alimentos e seus respectivos índices glicêmicos . . . 146
Adoçantes artificiais 147
Bebidas alcoólicas 149
Cigarro 150
Remédios 151
Fast-food 151
Mas como se livrar da vontade incontrolável de comer alguns desses vilões, e quais são as substituições possíveis? . . . 152
Dúvidas frequentes 153
Trocas que funcionam! 158

8 | Alimentos alcalinos e ácidos: xô doenças! . . . 163
Os aliados na recuperação do equilíbrio alcalino/ácido no organismo . . . 166
Alimentos alcalinos 166
Lista de alguns alimentos com efeito alcalino 173
Lista de alguns alimentos com efeito moderadamente ácido . . . 174
Lista de alguns alimentos com efeito extremamente ácido . . . 174
Frutas hídricas 174
Frutas doces 174
Frutas semiácidas 174
Frutas ácidas 175
Frutas oleaginosas 175
Frutas neutras 175

9 | Alimentos funcionais: potência máxima 177
Abacate 179
Açaí 181
Algas 181
Tipos de algas 182
Amaranto 185
Aveia 185
Avocado 186

Sumário

Alho 186
Azeite de oliva 186
Batata yacon 187
Banchá 187
Biomassa de banana verde 187
Brócolis, couve, couve-de-bruxelas, couve-chinesa e couve-flor 187
Brotos 187
Cacau/chocolate amargo 187
Canela 188
Cebola 188
Chá branco 188
Chá verde 188
Chia 190
Cúrcuma 190
Cranberry 191
Frutas cítricas 191
Geleia real 191
Gengibre 192
Ginseng 192
Goji berry 192
Grapefruit ou Toranja 193
Guaraná em pó 193
Hibisco 193
Kefir 193
Kiwi 193
Maçã 194
Maqui berry 195
Linhaça 195
Mirtilo 196
Nozes, amêndoas e castanhas 196
Óleo de coco 198
Pimenta caiena 199
Pólen 199
Quinoa 200
Raiz de maca 200
Romã 200
Sementes de girassol 201
Soja 201
Suco de vegetais 202
Teff 203
Uva, suco e óleo de uva 204
Vinagre de maçã 204
Compostos bioativos, sua ação e os alimentos onde são encontrados . . . 205

10 | Alimentos anticâncer, vamos prevenir? **207**
Abacate 209
Algas 209
Aloe vera 210
Azeitonas e azeite de oliva 210
Bicarbonato de sódio 211
Óleo de coco prensado a frio 211
Alimentos fontes de ômega 3 211
Vegetais crucíferos 211
Couve 213
Espinafre 214
Ervas aromáticas 214
Chá verde 215
Funcho 215
Curcuma longa (cúrcuma) 215
Gengibre (e galanga) 217
Alho, cebola, alho-poró, cebolinha, ciboulette 217
Alho 218
Cebola 219
Limão 220
Aipo 220
Tomate 221

Sumário

Amora 222
Ameixa 223
Frutas cítricas 223
Figo 224
Tâmaras 224
Graviola 225
Noni 225
Alcachofra 225
Cogumelos 226
Aspargo 227
Soja 227
Batata-doce 227
Arroz integral 227
Sugestões de alimentos para a prevenção e combate aos diversos tipos de câncer 228

11 | Alimentos antiestresse: relaxe 231

Abacate 233
Aipo 233
Sementes de girassol 234
Arroz integral cateto 234
Algas 235
Tâmaras 235
Maçã 235
Banana 235
Repolho (especialmente o roxo) 236
Amêndoas 236
Frutas vermelhas 237
Laranja 237
Alface e folhas verde-escuras 237
Alimentos fontes de ômega 3 237
Sementes de gergelim 237
Pepino 237
Aspargo 238
Lêvedo de cerveja 238
Ginseng 238
Maçã 238

12 | Alimentos termogênicos: vamos queimar calorias? 239

O que são e o que fazem? 240
Abacate 241
Água gelada 241
Alecrim 241
Alimentos com ômega 3 241
Alho 242
Café 242
Canela 242
Cebola 243
Chá verde 243
Cravo 243
Cúrcuma 243
Curry amarelo 244
Gengibre 244
Guaraná em pó 245
Hibisco 246
Mostarda (em grãos) 246
Noz-moscada 247
Óleo de cártamo 247
Óleo de coco prensado a frio 247
Pimenta-do-reino, caiena, malagueta ou dedo-de-moça 248
Raiz-forte, mais conhecida como wasabi 249
Vinagre de maçã 249

13 | O poder das ervas e das curas alternativas 251

Fitoterapia 252
Homeopatia 253
Acupuntura 253
Terapia com argila e carvão vegetal 253

Sumário

	Terapia floral.	254
	Óleos essenciais	255
	Massagem ou massoterapia	255
	Leitura corporal	257
	Iridologia	257
	Osteopatia	258
	Terapia real ou urinoterapia	258
	Ayurveda	259
	Alimentação macrobiótica	260
	Chás e infusões	261
	Cataplasma ou emplastro	267
	Indicação de ingredientes favoráveis e desfavoráveis	267
14	**Práticas de atividades físicas: movimente-se**	**283**
	Alguns alimentos para o pré-treino	285
	Alguns alimentos para o pós-treino	285
	Método Pilates	285
	Marcha acelerada e corrida	286
	Hidroginástica	286
	Circuito/treino funcional	287
	Crossfit	287
	Crossfut	288
	Muay Thai	288
	Capoeira	288
	Ginástica localizada e musculação	288
	Yoga	289
	Tai Chi Chuan	289
	Dança e balé fit	290
	Natação	290
	Stand up paddle	290
	Surfe	291
	Windsurf	291
	Kitesurf	291
	Escalada	291
	Bicicleta	292
	Trabalho na terra	292
	Dúvidas frequentes	293
15	**A força do pensamento**	**294**
	Alguns exemplos de doenças que podem ser motivadas pela atividade mental ou emocional	299
	Culpa	300
16	**Meditações: alimentos para a alma**	**305**
	Alimentos Sattvas, Tamas e Rajas	306
	Momento de alimentar o corpo e a alma	307
	A prática da meditação	307
	Dúvidas frequentes	310
17	**Tratamentos holísticos e práticas espirituais**	**311**
	Carta ao leitor	327
	Receitas	330
	Índice remissivo	344
	Referências	348

Apresentação

O conceito deste livro é bem diferente dos outros que têm a "alimentação" como tema. Em *Você pode SER mais feliz Comendo*, a chef Karen Couto compartilha a sua infinita capacidade de se alimentar de experiências, conhecimento e também pratos deliciosos. O assunto é abordado pela alma, pelo coração. Comer com amor e consciência, e todo o prazer que isso pode proporcionar às nossas vidas, carentes de espaço para reflexão.

A Karen é uma chef experiente, curiosa, à espera de algo novo e excitante que a levará a outro universo, cheio de novidades e espaços vazios a serem preenchidos. Ela vê a cozinha assim, acreditem!

Estou falando de uma profissional perfeccionista que não brinca em serviço! Já trabalhou com alguns dos principais chefs do nosso tempo, sempre preservando a humildade. Ela conversa comigo como se eu pudesse ensiná-la algo que ainda não sabe, demonstra respeito pelo meu conhecimento tão inferior ao dela. Vamos juntas à cozinha bater bola e sempre saímos distribuindo "golaços", pratos saborosos, juntos e misturados! Posso garantir que os amigos não reclamam.

Acho que faltava um livro assim, que tratasse os alimentos como a melhor forma de nutrição não só do corpo e da alma, mas, da vida e para a vida.

Com carinho e admiração,

Carolina Ferraz

Introdução

Minhas vivências e estudos me proporcionam a certeza de que o único caminho para a felicidade é a conexão com o coração e a reconexão com a natureza e os alimentos. Somente com elas, e na plenitude da nossa verdadeira sensibilidade, sem corrupção de interesses e influências impostas – sociais, educacionais e tantas outras, vivemos o presente como um presente, e nos sentimos em unidade com tudo e todos que nos cercam. Escutar a real essência do nosso Ser, priorizando os Seres infinitos que somos, sem limitações.

Seja como for, meu depoimento é livre, baseado em experiências, pesquisas, trocas e aprendizado com mestres espirituais, buscadores como eu, cozinheiros domésticos e amadores, chefes de cozinha, profissionais da área de saúde e tantos outros Seres – um resumo de tudo o que me "alimenta".

Alimentar-se é uma história de amor, entre nós... e nós mesmos. Nossa vida é marcada por questionamentos, preconceitos, conceitos e desconceitos. Por momentos de alegria e tristeza, felicidade e infelicidade, nutrindo e/ou destruindo pontos de vista que vendemos e compramos, que possibilitam resgates, autoconhecimento e recomeços. É bastante complexo, mas é infinitamente mais satisfatório do que estar à deriva.

Todos os alimentos de procedência respeitável possuem a luz do Criador, são canais divinos e aproximam os aspectos físico e espiritual de densidades energéticas positivas. Nos conduzem, inevitavelmente, a momentos agradáveis, serenos e felizes. Além disso, nos direcionam a hábitos de consumo mais nutritivos. Nós somos os grandes responsáveis pelo que geramos em nós e no planeta, portanto nossas escolhas podem dar sustento à vida ou à morte.

A proposta de um estilo de vida menos robótico e mais centrado na simplicidade – o que não significa, de modo algum, falta de ambição e conforto –, se resume basicamente em viver um dia de cada vez. Pode parecer distante, mas essa é a definição da minha filosofia onde é permitido SER mais feliz comendo!

Nutrir-se com pensamentos, intenções, atividades e refeições positivas, integrais e, acima de tudo, saborosas. Sem dietas radicais e, muito menos, milagrosas. Alentar-se com muitos momentos de auto-observação e de permissão com as pessoas presentes na sua vida e, especialmente consigo mesmo. Valer-se da percepção do alimento numa esfera mais sensorial e profunda, que proporciona escolhas de ingredientes que nos são verdadeiramente favoráveis, sem arrependimento.

Espontaneamente, as situações e as pessoas à sua volta também já estarão seguindo este padrão ou serão positivamente influenciadas por ele.

Introdução

Consequentemente, você estará em permissão e o universo fará a seleção natural de te afastar de companhias que se alimentam de agentes poluidores e intoxicantes, garantindo uma melhor qualidade de vida para você e todos a seu redor.

Viver não deve ser um sacrifício. E comer, este prazer soberano e frequente em nossas vidas, menos ainda. Por que abrir mão de deliciar-se com os seus pratos favoritos, se é possível elaborar todos eles com ingredientes saudáveis e possivelmente funcionais, de forma prática, criativa e muitas vezes econômica? Estamos na Nova Era. Na era da consciência, do consumo inteligente. Da unidade com a natureza e com todos os seus Seres, da fluidez e dos prazeres genuínos.

Quer sofisticação maior do que cuidar de si mesmo com amor, decidindo o que se deseja consumir ou não, sem obsessão ou compulsão? Ter saúde é natural, mas a sua manutenção é uma questão de hábito, cultura e liberdade de escolha.

Os produtos locais e da temporada são mais viáveis, agridem menos o nosso ambiente e têm mais qualidade, durabilidade e sabor. Quando estão na época, mesmo os não orgânicos são mais saudáveis, pois recebem menos agrotóxicos e fitossanitários – como agora são chamados esses venenos químicos. Por que então optar por outros alimentos?

As elaborações mais elegantes são quase sempre as menos rebuscadas, sem misturas mirabolantes. São pratos que conduzem a momentos prazerosos, registrados em nossa memória afetiva e gustativa. A culinária regional é deliciosa, certo? Depende. Quando sofre certa "frescurização" desprovida de conceito, tornando pratos típicos autenticamente saborosos em elaborações descaracterizadas, pode ser desastrosa.

Não sou médica e julgo necessário que todos nós façamos, pelo menos uma vez na vida, uma visita ao endocrinologista, nutrólogo, nutricionista e/ou naturopata. Apesar de eu ser pós-graduada em gastronomia funcional e, há anos, pesquisar temas relacionados à nutrição e adotar uma alimentação de acordo com os preceitos das medicinas integrativa e chinesa e das culinárias mediterrânea, natural e outras, consumi por um tempo e, excessivamente, muitos alimentos em forma de suplementos. Eram probióticos e algas, por exemplo, que intensificaram o funcionamento do meu intestino, impedindo a absorção ideal dos nutrientes. Como resultado eu vivia exausta, sem energia. Visitei o acupunturista, que após examinar a minha pulsação, revelou que a pressão estava muito baixa, uma consequência da provável escassez de nutrientes. Eu comia bem, mas os eliminava antes de absorvê-los. Não somos apenas o que comemos. Somos o que absorvemos e assimilamos.

A maioria das pessoas, inclusive eu, sofre permanente ou esporadicamente de algum tipo de ansiedade – um dos maiores vilões da sociedade moderna. Comemos mais do que o suficiente, deixando o corpo em estado contínuo de digestão, desgaste e intoxicação. É um desperdício de energia que mina o nosso magnetismo, enfraquece o sistema imunológico, aumentando a possibilidade de desenvolvimento de patologias, processos alérgicos e inflamatórios – um dos maiores promotores dos mais diversos tipos de câncer.

Doenças e disfunções são consequências do estilo de vida de cada um. O corpo necessita de ingestão, digestão, absorção e eliminação, sem desgaste. Lembre-se de que essa energia deveria estar à nossa disposição para o desempenho de funções cruciais ao bom funcionamento do organismo, para a prática de atividades mentais, físicas, ou simplesmente para deleitar-se com o *dolce far niente*. Ter saúde é desfrutar ao máximo de vitalidade física e energia vital, do auge da nossa potência e lucidez mental, de paz de espírito, de equilíbrio emocional e da liberdade resultante dessa harmonia.

O sistema digestório sempre foi meu ponto fraco, desde os tempos de menina, quando padecia de prisão de ventre. Anos depois fui afetada por uma gastrite, que me obrigou a acumular dez (!) exames de endoscopia. E, com elas, dores em toda a barriga e não só no estômago. Gases, inchaço e desconforto eram constantes. Se não comia, sentia dor; se comia, também. As dores eram tão profundas que eu chegava a ter dificuldade em respirar, o que me deixava agitada, impaciente e irritada.

Cerca de vinte anos depois, já morando na Europa, conheci Jonathan Debin durante uma viagem ao norte da Tailândia. Debin foi decisivo para a escolha do meu caminho gastronômico profissional e para a melhora dos meus sintomas. Ele disse: "Pare de sofrer já! E aproveite para dedicar a sua culinária à promoção da saúde das pessoas. Você vai curar essa gastrite com água morna com limão todas as manhãs, suplementos probióticos, gel de aloe vera e clorofila. Experimente, você não se arrependerá."

Sempre achei que o limão fosse ultra-ácido. Mas mesmo assim comecei essa e as outras práticas. Apesar de fatores emocional e mental ainda serem os grandes responsáveis pelas dores, senti um alívio significativo e raramente voltei a ter essas dores insuportáveis.

É quase utopia pensar em pedir à algumas pessoas, especialmente jovens, que vivam sem álcool, sem se intoxicar com má alimentação, noites em claro ou mal dormidas, drogas lícitas e ilícitas, abusos e "pirações". Compartilho o desejo por um caminho mágico em direção à disposição, à beleza e à saúde, entretanto, como consultora de alimentação integrativa saudável, não posso fazer por eles a autoavaliação, ter a força de vontade e encontrar a determinação requeridas para isso.

Felizmente, a maioria de nós nutre um desejo muito maior por corpo e mente em ordem do que por um pacote de biscoito açucarado ou de fritura condimentada. No entanto, com frequência ouço: "Não consigo parar de tomar esse refrigerante", "Não tenho tempo para me alimentar bem", ou "Não sei nem preparar um ovo." O primordial é entender que todas as receitas e práticas aqui propostas são muito simples. E, por favor, evite pensar que, só porque você foi ao mercado comprar produtos saudáveis, já está tudo resolvido!

A filosofia de vida que proponho para Ser Mais Feliz Comendo utiliza apenas estratégias básicas, como a escolha dos melhores ingredientes e as melhores combinações entre eles, para uma digestão equilibrada que não desperdice e ainda te gratifique com energia de boa qualidade.

Este livro é um guia que permite uma consulta aleatória e cotidiana, com dicas e sugestões práticas para se alimentar, nutrindo o Ser de forma integral e natural. É essencial descartar, definitivamente, do dia a dia, produtos nocivos e dietas que prometem resultados milagrosos que não perduram. E é importante privilegiar os alimentos que promovem a felicidade e não a ansiedade, a tristeza, a angústia e outros tantos males. A reeducação alimentar transforma positivamente o funcionamento do corpo, da mente e das emoções. Quer motivação maior?

Quando nos convencemos de que somos capazes de eliminar ou de adotar hábitos que nos beneficiam, nos apropriamos das nossas capacidades. A conscientização determina grande parte do nosso comportamento. As consequências são impressionantes: os efeitos dessas novas práticas são notados e passam a determinar o nosso estilo de vida.

Sem dúvida, o atendimento pessoal é absolutamente importante. Mas existem alguns conceitos que podem ser válidos para todos, basta experimentar. Lembre-se de que seu corpo é seu templo, seu maior instrumento e mestre e, por isso mesmo, deve ser o mais bem tratado, bem nutrido, mantido e amado por você em primeiríssimo lugar. No entanto, como somos humanos, podemos e até devemos nos permitir cometer alguns deslizes esporádicos, desde que o corpo já esteja automaticamente seletivo – ou seja, descartando o descartável e assimilando o que é válido.

A boa alimentação, que é uma necessidade humana básica, é a nossa maior e melhor aliada. A forma como nos alimentamos desempenha um papel determinante em como nos sentimos e buscamos viver. Entretanto, hábitos enraizados provocam convicções e costumes difíceis de mudar quando já fazem parte da rotina. Portanto, preste bastante atenção no exemplo que você quer se tornar em casa e em como está alimentando os seus filhos, pois poderá contribuir tanto para um estilo de vida saudável e bem-sucedido quanto para desestimular tudo isso.

Estamos sempre caindo em armadilhas do cotidiano e da mente que nos agridem e nos afastam da percepção natural, que proporciona relaxamento e prazer. Está claro que queremos desfrutar; afinal, a felicidade depende disso, e a vida sem esforço leva ao nirvana, o estado supremo de felicidade plena. Porém, existem várias formas de alcançar a plenitude do Ser e a mais importante é descobrir o que oferece satisfação e escolhas produtivas para cada indivíduo – ou seja, buscar, por meio da alimentação consciente, meditação, jornadas espirituais e demais práticas –, o que nos traz bem-estar.

Se, para você o relaxamento for apenas ficar em silêncio, ainda que por um curto período de tempo, você já estará contribuindo para a sua reconexão com o Universo e consigo mesmo. Outra alternativa é ocupar-se com trabalhos voluntários que engrandecem o espírito. Sempre achamos que nosso desejo maior é receber. Por outro lado, é no compartilhar e no doar que multiplicamos o amor. É a melhor maneira de nos sentirmos úteis, merecedores e valiosos, deixando menos espaço para a tristeza e para a infelicidade. É uma injeção natural de autoestima.

Quando você se encontra centrado e receptivo, o aprendizado chega, por meio de pessoas, acontecimentos e momentos que a vida nos apresenta, mesmo que essas oportunidades não pareçam tão agradáveis quando acontecem. Normalmente, emitimos juízo de valor e não percebemos que tudo, absolutamente tudo, ocorre para o nosso próprio bem, para nossa evolução e melhoria. Podemos não simpatizar com pessoas cujas características desprezamos ou que nos causam mal-estar. Mas elas cruzam o nosso caminho justamente para identificarmos no outro o comportamento que, na realidade, queremos trabalhar, mudar e melhorar em nós mesmos e que, por isso, nos incomodam tanto. É como se refletissem o que para nós é imperceptível.

Por todas essas razões e uma infinidade de outras é importante a conscientização de que temos absoluto livre-arbítrio, para nos concentrarmos ou não na positividade, na motivação e na vontade de testar caminhos alternativos.

O que falta para nos comportarmos de forma proativa, em detrimento das atitudes reativas e imediatistas nas situações mais triviais, que provocam meros alívios momentâneos de explosão e desabafo? O que falta para usufruirmos das práticas naturais e fitoterápicas, de uma alimentação de qualidade, pela felicidade?

Nós estabelecemos nossos hábitos alimentares, físicos/mentais e emocionais, assim como os nossos limites. Nutrir-se, exercitar-se, cuidar-se, apoderar-se, amar-se e realizar-se são escolhas. Portanto, Ser feliz agora também é.
Somos o que nutrimos no âmago de nosso Ser. Alimente em você o que há de alegre, fraterno, sereno, generoso e verdadeiro!

CONSCIÊNCIA,
UNIDADE,
EQUILÍBRIO,
HARMONIA,
DISPOSIÇÃO,
ENERGIA,
BEM-ESTAR,
BELEZA,
PRAZER,
AMOR,
ALEGRIA,
e
SAÚDE
.
.
.
VOCÊ!

Agradecimentos

•••

Agradeço aos meus pais e amigos.

Com enorme gratidão destaco meus padrinhos nessa longa caminhada, Angelita Feijó e Paulo Cunha Bueno, Noberto Pinheiro, Carlos Roberto Barbosa Moreira, Esteban Walther e Roberto Vitorino, Rosana Rodini, Pedro Igor Alcantara, Dudi Machado, Nando Camargo, Marcelo Pires e America Cavalieri, Adriana Raed Figueiredo, David Moura-George e Inês Jardim, Ana Paula Rocha, Dr. Marcio Bontempo, Carolina Ferraz, Alinne Morais, Giselle Itié, Sergio Kallil, Malu Barretto e Vik Muniz. Os meus primos Rapha Couto, Thelma e Nina Flores, e o meu amado afilhado Tintin. Ernesto Neto, Erika Toscano, Livia de Bueno, Katya Bambirra, Tania Sueli Nogueira, Mario Jorge Campos Rodrigues e Rejane, Maria Inês França, Yara e Iolanda Figueiredo, Amelia Falk, Lea Laksmi, Marcio Lobão e Marta, Lilly Sarti e Renata Sarti, Fernando Menocci, Ricardo Morais, Ruy Brisolla, Augusto de Arruda Botelho, Ruslan e Marconi, Raphael Tepedino, Leo Neves, Antonio Frajado, Rodrigo Marchezine, Pedro Barassi, Lourenço Bustani, Ernesto Abud, José Camarano, Mauricio Branco, Daniela Cutait, Cadinho, Candé Salles, Maria do Rosario, Marcelo Campaner, Charly Braun, Cristiane Caoli Diegues, Fernanda Barbosa, Isabela Menezes, Patrícia Brandão, Stephanie Schultz-Wenk, Kakau Agostini D'Arcy, Lucia Koranyi, Luiza Figueira de Mello, Amanda Meirinho e todos os queridos amigos que, além de sempre acreditarem no meu potencial, serem e se comportarem de forma muito especial e carinhosa comigo, ainda ajudaram a divulgar este trabalho que realizei com tanto empenho. Por fim, agradeço às professoras Luciana Abreu, Nádia Campeotto e Carla Serrano. As queridas Sylvia Rodrigues, D. Madalena e D. Maria Helena, a nutricionista Gabriela Avvad, à iridóloga Célia Mara, o acupunturista Francisco Mourão, Clarice Lopes e Fernando Fratane.
À Mama Andrea Atekokolli, Adriana Ocelot e Ketzalli, Jonas Rocha e todos os 'txais' e companheiros nas jornadas espirituais, Anne Marie, Julinho Mello e D. Marilene, Gilda Rondon, Marizete da Silva, Monica Firme Maciel e Amelia Marinondo-Aspden. As colegas de pós Vanessa Oliveira, Zuca Nuernberg, Isabella Saber e Monica Ippolito. Rafa de Martins e Chiquinha.
Às minhas assistentes, Daniela Valois, Nathalia James, Marcelle Vieira, Manuela Ruas, Matias Tapia, Talita Machado, Lulu Bechara, Ingrid Lyra Matheus e Luisa de Moraes.

Assim como todas as pessoas que não me apoiaram pois, serviram de grande estímulo para persistir com garra e determinação.

E, claro, toda a equipe que contribuiu para que esse trabalho fosse realizado com esmero, respeito e amor.

Prefácio

Vivemos um novo paradigma nas questões de saúde, onde o que ingerimos passa a ter um significado diferente, e seu impacto sobre o organismo já começa a se tornar conhecido. Esse novo modo de entender a importância dos alimentos – principalmente os funcionais – adentrou de modo avassalador o mundo da culinária, exigindo dos chefs uma nova e desafiadora postura, para que não só apresentem pratos saborosos, como também saudáveis. E o público tem se tornado cada vez mais exigente e interessado em comer sem causar danos à saúde. Agradar somente ao paladar não é suficiente!

Não apenas a questão da qualidade dos itens escolhidos para a confecção dos pratos, como o modo que são produzidos, manipulados, combinados, sentidos e, acima de tudo, respeitados é determinante na nova geração de profissionais que atua na cozinha com um elevado senso de percepção. Eles incluem nas suas receitas ingredientes que não podem ser obtidos em prateleiras do comércio: amor e carinho, com vontade de promover a saúde e o bem estar daqueles que vão consumir suas obras-primas. Desse modo, cozinhar não é unicamente fruto de técnica, mas uma arte de combinar temperos, sabedoria e sentimentos. É assim que sinto o trabalho da Karen Couto: muito mais que uma chef de cozinha atenta, intuitiva e experiente, é uma verdadeira alquimista.

Este livro é a expressão de uma inata vontade da autora de servir e fazer o bem, através da alimentação consciente e espiritualizada. Percebemos aqui que Karen não procurou produzir uma obra que transmita apenas informações úteis e práticas (como bem consegue), mas em promover no leitor um estado de espírito.

Missão sobejamente cumprida.

Marcio Bontempo
Médico Nutrólogo e Ortomolecular

Lenda do lobo bom e do lobo mau

Uma noite, um sábio índio falou ao seu neto sobre o combate que acontece dentro das pessoas. Ele disse:

– A batalha é entre os dois lobos que vivem dentro de todos nós. Um é Mau. É a raiva, inveja, ciúme, tristeza, desgosto, cobiça, arrogância, pena de si mesmo, culpa, ressentimento, inferioridade, mentiras, orgulho falso, superioridade e ego. O outro é Bom. É alegria, fraternidade, paz, esperança, serenidade, humildade, benevolência, empatia, generosidade, verdade, compaixão e fé.

O neto pensou nessa luta e perguntou ao avô:

– Qual lobo vence?

O velho índio respondeu:

– Aquele que você alimenta!

Capítulo 1

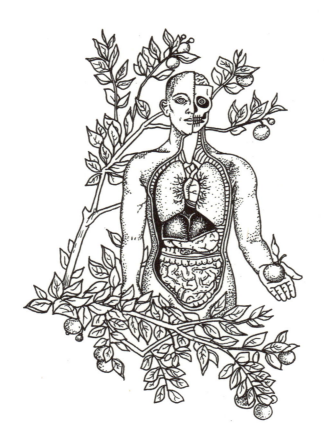

Limpeza física

> *"Consciência é a sua natureza. A mente é apenas o invólucro criado pela sociedade ao seu redor, pela cultura, pela sua educação. (...) Consciência é uma só, não é divisível. (...) E, a menos que essa mente se dissolva, você não pode voltar-se para dentro de si, você não pode saber qual é realmente a sua natureza, o que é a sua existência com autenticidade, o que é a sua consciência."*
>
> Osho, The New Alchemy: To Turn You On, Talk #27

AFINAL, O QUE SÃO AS TOXINAS?

Toxinas são substâncias que causam estímulos contínuos que desequilibram e geram efeitos prejudiciais aos corpos físico e sutis. Podem acarretar bloqueio dos órgãos de eliminação que enfraquecem o sistema imunológico, causam processos inflamatórios e deficiências metabólicas. Tudo isso debilita o organismo como um todo, roubando a sua energia.

A dura realidade é que estamos cercados de toxinas por todos os lados. As mais comuns e perigosas costumam ser imperceptíveis. Algumas delas são os odores fortes e artificiais, o ar contaminado que respiramos (e que os bichos que comemos também respiram), as cores e luzes berrantes, a poluição visual e auditiva, o excesso de informação, o assombroso poder e radiação que as mídias tecnológicas exercem e descarregam sobre nós.

Além disso, não podemos nos esquecer da água de qualidade duvidosa, dos produtos químicos, (inclusive de limpeza e de beleza) e dos inseticidas. Fazem parte da lista os alimentos industrializados de qualidade e procedência questionável, congelados e refinados: farinha e açúcar brancos; cereais com glúten; produtos com aditivos químicos, leite e derivados; café e outros estimulantes; proteínas de origem animal; frituras; gorduras trans; metais pesados, entre outros.

Lembro que também produzem muitas toxinas os pensamentos negativos e envenenados, emoções conturbadas, estresse do dia a dia e gula por alimentos vazios. Afinal, comida em excesso faz mal, pois produz resíduos. Medicamentos e drogas ilícitas, e seus milhares de sintomas e efeitos colaterais como a infertilidade e muitos outros.

Contudo, o corpo sadio é tão sagrado e perfeito que possui eficientes mecanismos de limpeza e desintoxicação: o bom funcionamento dos órgãos de eliminação preserva e mantém a saúde. Como dizia Chico Xavier, "o ambiente limpo não é o que mais se limpa, e sim o que menos se suja".

Um corpo intoxicado e confuso, entretanto, está sobrecarregado e não é capaz de desenvolver essa autodefesa. O bombardeio tóxico é tão violento que compromete o processo completo de eliminação. O corpo precisa ser autolimpante! Quando é inteligente, o organismo promove regularmente a autodesintoxicação; sabe o que eliminar e o que absorver sem a necessidade de dietas detox radicais. E, ainda, nos emite "sinais" de alerta nos ajudando, muitas vezes, a prevenir doenças.

As toxinas que não são eliminadas pelo organismo se acumulam, causando desgastes físicos e emocionais que podem evoluir e resultar em doenças, além de lesar o DNA, o que pode provocar câncer. Portanto, quando temos uma rotina alimentar saudável, repleta de agentes promotores desse processo de limpeza – alimentos orgânicos, vivos e ricos em nutrientes; os alimentos funcionais ou superalimentos, os anjos da guarda; os anticâncer; os antioxidantes etc. –, podemos, eventualmente, nos permitir alguns excessos.

A natureza é sábia, assim como o corpo. Ela nos oferece, por meio dos alimentos e nas devidas proporções, todos os nutrientes fundamentais à nossa boa saúde. Devemos priorizar essa unidade, ingerindo alimentos positivos que promovem a vida e o equilíbrio. É importante refletir sobre o que se come, em vez de ingerir produtos de forma automática. Sua energia estará sempre em alta com alimentos como verduras e legumes levemente aquecidos ou amornados com as mãos, frutas, fermentados, brotos, grãos integrais, germinados e, sempre que possível, orgânicos. E, o melhor, você não agredirá o meio ambiente, que é o seu maior provedor.

S.O.S., AS DOENÇAS ESTÃO CHEGANDO

Os sintomas e as doenças são, entre outros fatores, um reflexo no corpo físico dos maus-tratos – físicos, emocionais, psicológicos – a que nos submetemos. Trata-se de um mecanismo maravilhoso do organismo que nos alerta e expulsa as substâncias nocivas, depositadas nas células e nos tecidos para reencontrar o equilíbrio. Isso ocorre quando um órgão excretor se esforça além do que é capaz, sobrecarregando outros órgãos de eliminação.

É um pedido de socorro do seu corpo, uma tentativa desesperada de despoluir-se e regenerar-se. A maior parte das inflamações e infecções se dão por conta desses esforços. Por outro lado, as doenças são oportunidades físicas para descobrir a origem das desordens dentro do organismo, assim como novas possibilidades em nossas vidas.

Possíveis efeitos de um corpo intoxicado, debilitado ou enfraquecido

- *Olhos inchados e colados com secreção acima do normal – rim sobrecarregado;*
- *Vista cansada, seca, turva e com veias amarelas ou avermelhadas, couro cabeludo sensível, dores de cabeça e enxaqueca – fígado;*
- *Boca pastosa ou seca e língua esbranquiçada – fígado, baço, pâncreas;*
- *Garganta inchada e/ou seca, tosse e excesso de muco, nariz entupido e sangrando, sistema respiratório debilitado, apneia, bruxismo, alergia e acne – pulmão;*
- *Gosto metálico na boca e mau hálito – estômago e dentes;*
- *Urina e fezes com cheiro demasiadamente forte, dores de estômago, dores de barriga e na barriga, gastrite, gases, sensação de empanzinamento, diarreias de repetição, prisão de ventre – intestino e sistema respiratório;*
- *Dores em outras partes do corpo além do estômago, retenção de líquidos, dormência, TPM, corrimentos frequentes, articulações e juntas debilitadas, gota, músculos doloridos, elevação do nível de colesterol – alteração dos níveis sanguíneos;*
- *Metabolismo lento e sono após as refeições, hipersensibilidade, unhas enfraquecidas e quebradiças, insônia, sobrepeso, processos inflamatórios que podem levar à obesidade, diabetes e até câncer – toxemia;*
- *Perturbação e confusão mental, raciocínio debilitado, indecisão, perda de foco e de senso de prioridade, memória fraca – distúrbios da tireoide (por ação dos radicais livres);*
- *Desânimo, negativismo, fadiga e falta de energia, melancolia, instabilidade de humor, ansiedade e impaciência – doença de Parkinson, autismo etc.*

É muito importante observar que estimulantes e outros produtos podem ajudar a esconder e camuflar alguns desses sintomas e patologias por algum tempo.

Horário da cura

Ao acordar, o corpo indica com clareza nosso nível de toxicidade, pois, das quatro horas da manhã ao meio-dia, o organismo trabalha em sua autocura.

Quanto mais intoxicado estiver o corpo, maior o desgaste e o desperdício de energia por parte dos órgãos de eliminação para dejetar as toxinas e, consequentemente, maior a falta de estímulo e energia ao acordar, o que pode ser entendido pela má vontade de levantar-se da cama, de pensar e de realizar atividades. Com esses sintomas o envelhecimento precoce é inevitável.

Os principais órgãos de eliminação são a pele, os pulmões, o fígado, os rins e os intestinos.

Intestinos

Metafísica: hipersensibilidade; ansiedade; dificuldade de aceitar mudanças; apego ao passado; pensamentos repetitivos e negativos; tristeza; mágoa; preocupação; euforia e excitação demais ou depressão.

As mesmas substâncias que minam a saúde do fígado comprometem a perfeita atividade dos intestinos. Uma digestão completa requer aproximadamente de vinte a trinta horas, dependendo, obviamente, dos ingredientes e da quantidade de alimento ingerida.

É ideal que nosso corpo gaste menos energia com a digestão, alcançando ótima assimilação e eliminação, nutrindo-se. A eliminação regular (uma a três vezes por dia) de toxinas por meio das fezes –, preste atenção se estão inteiras e com odor regular – garante um intestino grosso saudável. Os maus hábitos alimentares promovem um cólon preguiçoso, que não desenvolve bem as suas funções e que necessita de estímulos frequentes, como laxantes. Se eliminar em excesso, com mucos espessos semelhantes ao catarro, significa perda de nutrientes e possível presença de parasitas. Lembre-se de que a sobremesa, logo após a refeição, fermenta e atrapalha a digestão de quaisquer alimentos.

Consumir alimentos que lubrificam os intestinos (os mesmos recomendados para a pele). Para a cura, triture uma colher (sopa) de semente de linhaça, de preferência a semente estabilizada, e consuma-a antes do desjejum ou triturada, misturada ao suco de vegetais. Para prevenir, consuma a linhaça após ter sido hidratada – durante a tarde por pelo menos trinta minutos ou a noite toda – com seis ameixas secas. Outros excelentes estimulantes ao bom funcionamento intestinal: ameixa-preta fresca, aveia hidratada, gérmen de trigo, maçã, azeite de oliva, suco de vegetais, coalhada, mel, aloe vera, chás depurativos, entre outros. Além disso, é recomendado praticar caminhadas matinais, se possível descalço na grama molhada, onde o sol ainda não bateu, e massagear suavemente o abdômen no sentido horário.

O consumo de alimentos bioativos ajuda a cultivar e a priorizar os bons hábitos, eliminando o consumo de alimentos biocídicos (VER PG. 62) e os que eu chamo de "vilões" (VER CAPÍTULO 7, PG. 114). A substituição ocorre naturalmente, mas deve ser feita de forma prazerosa e sem medidas radicais para que seja mantida. O fato de um alimento ser saudável não pressupõe falta de sabor, muito pelo contrário: como não têm o sabor e o aroma modificados ou alterados artificialmente, esses alimentos tendem a ser muito mais saborosos.

Para reforçar a importância de seu consumo, falaremos muito sobre os alimentos que ajudam a neutralizar as toxinas. Alguns deles são: água potável de boa qualidade, sementes e sementes germinadas, brotos, ervas aromáticas, vegetais, hortaliças e frutas cruas ou amornadas, oleaginosas e outras fontes de gorduras boas, de fermentados em geral e outros.

Pele

Metafísica: insatisfação com o externo; tristeza; impaciência e intolerância.

É o maior órgão de eliminação do corpo, através da pele respiramos e eliminamos diversas toxinas. O suor ajuda a regular a temperatura corporal natural. Recomendo o uso de produtos que não tenham muita química, como: sabonetes alcalinos, roupas de tecidos naturais e não muito justas (o contato com sintéticos atrapalha a circulação do sangue e a excreção do suor).

Consumir, preferencialmente, alimentos bioativos (VER PG. 61).

Sugiro a ingestão diária de suco vegetal, no mínimo oito copos de água diários, chás relaxantes e adstringentes. Frequentar sauna duas vezes por semana, durante, no mínimo, 15 minutos. No caso de banho seco, faça a escovação com cerdas macias antes do banho e/ou com bucha vegetal. Alternar entre banho de água quente (três minutos) e fria (um minuto), repetindo essa operação por sete vezes.

Pulmão

Metafísica: perdas afetivas; tristeza; medo de viver; dar e receber.

A respiração é grande o combustível do corpo. Sem o ato de respirar não sobrevivemos. Os nutrientes determinam a saúde emocional e o equilíbrio energético, estão intimamente ligados ao bom funcionamento dos pulmões. Os bloqueios emocionais e a falta da prática de atividades físicas, principalmente aeróbicas, que estimulam a respiração, comprometem a capacidade desse órgão, assim como a poluição, o fumo e a fumaça de cigarros. As toxinas dos alimentos industrializados, quando eliminadas pelo suor, são reabsorvidas pelas nossas mucosas respiratórias, o que torna muito comum o surgimento de doenças na pele, como acne, dermatite etc.

Consumir os mesmos alimentos recomendados para a pele. Praticar ioga e meditação regularmente; frequente sauna e tome banhos de ervas no ofurô, ou na banheira.

Fígado

Metafísica: cristaliza a raiva; o ódio; o rancor e os ressentimentos

Este órgão é fundamental na metabolização de carboidratos, gorduras e proteínas, elementos que garantem a boa formação e manutenção da máquina perfeita que é o corpo humano.

O fígado é o nosso maior filtro e influencia diretamente o funcionamento do coração. Portanto, procure evitar o consumo de produtos que o sobrecarregam: por exemplo, álcool, fumo (cigarro, maconha e afins), mel, amendoim, refrigerantes, café, chá com teína, chocolate com menos de 70% de cacau, estimulantes, produtos químicos e industrializados, como o açúcar refinado, farinha branca, sal etc., e excesso de carne e gordura animal (principalmente os embutidos). Dê prioridade a alimentos vegetais.

O fígado produz, por dia, aproximadamente um litro de bile, que absorve e torna solúveis as gorduras do corpo, além de promover a eliminação de toxinas e hormônios em excesso.

Consumir os mesmos alimentos recomendados para a pele, além de chás de dente-de-leão, cebolinha e jurubeba etc. (20 gramas para um litro de água), mas evite-os durante a lactação. Outras sugestões: lima-da-pérsia, limão, abacaxi com hortelã, alface, pepino, gelatina de ágar-ágar, alga kombu nas leguminosas e no arroz, folhas verde escuras, cebola, agrião, abóbora, nabo daikon, rabanete, cenoura e beterraba.

Rins

Metafísica: cristaliza as críticas; desapontamentos; tristezas; decepções e fracassos; falta de determinação, força de vontade e ânimo; medo, timidez, angústia e pessimismo.

Evitar produtos ricos em sódio, por exemplo: alguns enlatados e conservas; molho de soja e de tomate; produtos com conservantes e aditivos, molhos e temperos artificiais como ketchup e outros; proteína de origem animal (em especial a carne vermelha, que pode ajudar a formar pedras e cálculos renais); produtos químicos e industrializados, principalmente os embutidos e defumados. Procurar beber, pelo menos, dois litros de água de qualidade por dia e ingerir alimentos ricos em fibras, picantes e amargos.

Consumir os mesmos alimentos recomendados para a pele, além de chás diuréticos.

A saúde do fígado e do coração depende do estado dos rins. Neles, fica estocada a nossa energia vital que, por não ter reposição, deve ser preservada ao máximo. Consulte um profissional e tenha cuidado antes de ingerir proteínas hidrolisadas como o whey protein etc., pois podem afetar o funcionamento renal. Também é importante controlar o consumo exagerado de frutas que contêm vitamina C em excesso (kiwi, carambola, laranja, acerola etc.) e produtos salgados – principalmente com sal refinado e produtos diet. Melão e melancia podem ser consumidos, desde que em jejum. Evite frio nos pés e roupa úmida, pois comprometem a energia vital depositada nos rins.

A INTOXICAÇÃO POR CONSUMO DE ALIMENTOS

A intoxicação ocorre quando é ingerido algum produto, alimento ou água que tenha sido contaminado durante a sua produção ou em algum momento da cadeia alimentar até chegar à mesa. Um dos grandes riscos é a contaminação cruzada, que acontece quando, por exemplo, uma carne mal passada é depositada numa tábua de corte ou em outro local onde antes estava a carne crua (muito comum em churrascos).

Os detergentes utilizados para limpar as tábuas não eliminam a presença de vermes, mas a água fervente e a água sanitária, sim. A temperatura mais favorável à multiplicação de bactérias é de 5 a 60°C. É preciso estar sempre atento.

O desequilíbrio da microbiota intestinal é uma das graves consequências que a intoxicação pode causar. Alguns sintomas comuns são mal-estar, indisposição, enjoos, vômitos, diarreias, desidratação, dores abdominais e de cabeça, entre outros, dependendo do estado do seu sistema imunológico e da gravidade da intoxicação, claro. Quando o organismo consegue se livrar dos causadores, a cura é quase que imediata. Com a microbiota intestinal em desequilíbrio, a produção de serotonina (sensação de bem-estar) no cérebro e o funcionamento intestinal como um todo ficam comprometidos.

Atente-se para os alimentos de origem animal crus, que não foram cozidos por completo, que são requentados, que permanecem por um longo período em temperatura amena (aproximadamente por volta de 36,5°C) ou que ficam em ambientes mais propícios à contaminação. Um exemplo são as vitrines de "restaurantes" com embalagens de comida, principalmente as plásticas, que podem ser incluídas na categoria de risco se os alimentos estiverem mal passados. Prefira pratos preparado na hora ou que tenham sido adequadamente resfriados para serem aquecidos logo antes do consumo.

A DESINTOXICAÇÃO ALIMENTAR

O corpo precisa de descanso. O alimento consumido em quantidades exageradas, mesmo que de boa qualidade, é eliminado ou vira excesso e apodrece. Intoxica o organismo, bloqueando a energia por ele gerada bem como o fluxo de energia vital que são os nossos 'combustíveis', provocando, além de possíveis doenças, cansaço, estresse e fadiga; contamina a mente, atrapalha o descanso e adormece o espírito. Corpo nenhum aguenta aquela velha mania de "beliscar" o tempo todo. O "lixo" se transforma numa bomba para o organismo, que deve fazer esforços sobre-humanos para eliminá-lo. O sistema digestório, o fígado, o pâncreas e o sistema imunológico ficam "ligados" o tempo todo e, por mais autolimpante que seja o corpo, um dia a máquina pifa. Nosso sistema e os nossos órgãos ficam sobrecarregados e debilitados. Consequentemente, o organismo entra num estado permanente de hipoglicemia – ou seja, fome constante!

> *A digestão é uma atividade que pode roubar boa parte de sua energia. Portanto, o descanso é fundamental: seu corpo necessita de intervalos para absorver os nutrientes ingeridos. Não exagere – nem na quantidade de água.*

Verduras e legumes fornecem água, fibras e poucas calorias, além de estimularem o bom funcionamento do organismo. Os produtos orgânicos e frescos são os grandes patrocinadores da saúde e do bem-estar. Quanto mais houver ingestão de alimentos crus, menos sobrecarregamos o sistema digestório. Aposte em frutas (em especial limão, lima-da-pérsia, melancia, maçã, pera, ameixas frescas e secas), brotos e germinados, folhas verde-escuras, vegetais (como aipo, nabo daikon, batata yacon etc.), azeite de oliva, manteiga ghee, sementes de gergelim e de linhaça (dourada estabilizada ou a marrom orgânica), ervas aromáticas cruas e em infusão (tomilho, salsinha, cebolinha, hortelã, manjericão, coentro), missô e tofu orgânicos (isentos de glutamato monossódico), sucos de vegetais, coalhada (fresca e orgânica), aloe vera etc.

Esses alimentos são ricos em fibras que garantem a limpeza do organismo, expulsão de toxinas, resíduos ácidos e tóxicos e outros excessos que atrapalham o bom funcionamento dos órgãos de eliminação (pele, rins, pulmões, fígado e intestinos).

Além desses, a castanha-do-pará, cenoura, beterraba, folha de mostarda, erva-doce fresca (funcho), inhame, louro e o repolho promovem o reforço da energia vital.

Costume e predisposição

O corpo se acostuma tanto com fatores benéficos quanto maléficos. O cérebro e suas atividades, a concentração, o senso de prioridade e nossas capacidades emocionais ficam prejudicados quando o corpo está intoxicado, estressado e em desequilíbrio. A mente e o organismo desejarão mais produtos e hábitos que os intoxicam. Quanto mais nos intoxicamos, mais almejaremos estar intoxicados. Buscamos consolo em estimulantes, drogas lícitas e ilícitas e outras substâncias para suprir nossas carências. É um ciclo vicioso que causa dependência e debilita a saúde. Quando experimentamos bem-estar e o organismo está minimamente em harmonia, procuramos naturalmente mais contato com nós mesmos e com a natureza, com alimentos vivos, sol, água, oxigênio, atividades físicas e práticas espirituais que nos distanciam espontaneamente dos fatores prejudiciais à nossa saúde. Não sou a favor de gangorras alimentares, nem de limpezas radicais periódicas, apesar de achar que uma semana detox pode ser o pontapé inicial para uma rotina alimentar agradável, saborosa e saudável.

O estresse e os hormônios decorrentes da intoxicação, quando liberados na corrente sanguínea, atrapalham e até mesmo impedem a eliminação de resíduos e toxinas, podendo agravar e comprometer a saúde emocional e psicológica. Muitos desses distúrbios podem ser amenizados e até curados com técnicas de limpeza e eliminação de alimentos vilões e biocídicos. Deve-se também priorizar os alimentos biogênicos e bioativos.

O corpo bem-nutrido, desprovido de toxinas em excesso, contribui positivamente para as atividades cerebral e cognitiva e para o equilíbrio energético. Os maus hábitos que prejudicam a saúde tornam-se mais raros, proporcionando maior liberdade com relação aos pensamentos obsessivos, condicionamentos e padrões negativos, o que nos conduz automaticamente ao comportamento otimista. Já o corpo desnutrido sofre com conflitos externos e internos, práticas nocivas à saúde, como ingratidão, falta de compaixão e rompantes emocionais, visando um alívio passageiro.

Na medida em que estamos saudáveis, estamos em equilíbrio. Quando alcançamos esse equilíbrio, somos deliciosamente tomados por um sentimento de harmonia e unidade, e nos sentimos parte do todo. Uma sensação de amplitude, serenidade, liberdade e prazer.

Li, certa vez, um folheto do Instituto Ser Humano sobre como nossas atitudes podem nos ajudar a sermos mais felizes, livres de doenças. O texto sugeria sentir amor e compaixão por nós, pelas pessoas e pela natureza. Perdoar mais, inclusive a nós mesmos; julgar/criticar menos; focar na nossa própria vida, sem nos (pre)ocuparmos demasiadamente com as vidas alheias; alimentar a paz interior com práticas saudáveis, abrindo mão do apego aos pensamentos derrotistas, concentrados no futuro e no passado. Estar e Ser presente; prestar atenção na respiração, pressionar levemente os órgãos, meditar e, se possível, praticar ioga; colocar os sentimentos de dar e receber no mesmo patamar; doar-se, mas sem esperar nada em troca – e isso representa um grande desafio; aprender com os outros indivíduos – as diferenças podem ser mais semelhanças do que a nossa percepção consegue identificar. Livrar-se do medo que paralisa e aprisiona.

OS VINTE PASSOS DIÁRIOS DA LIMPEZA FÍSICA PARA VOCÊ SER MAIS FELIZ COMENDO:

1. Antes mesmo de sair da cama e abrir os olhos, agradeço por estar viva. Eu me espreguiço com vontade e, virando-me para o lado, sempre que possível, levanto lentamente, sem pressa. Tomando um copo d'água, me pergunto: "Quem sou eu e que grande e gloriosa aventura vou viver hoje?"[1]

2. Antes de escovar os dentes, limpo a língua com a ajuda de uma colher de sopa ou raspador de metal (os de plástico são facilmente encontrados em qualquer farmácia e bem melhor que usar a escova de dentes, evitando o acúmulo de bactérias). Pelo menos quatro vezes por semana, bochecho 1 colher de sopa rasa de óleo de coco *(oil pulling)* durante quatro minutos, no mínimo (o ideal são 15 a 20 minutos podendo chegar a 40 minutos ou mais). Você também pode incluir umas gotas de óleo de cravo ou menta.

Observação 1: no caso de remédios homeopáticos, eu os consumo em jejum ou espero de vinte a trinta minutos após a escovação;

Observação 2: jamais engula o óleo de coco após o bochecho;

---

[1] Ferramenta de Access Consciousness criada pelo Dr. Gary Douglas e a mim apresentada pela facilitadora Marizete da Silva (VER PG. 323).

3. Volto para a cama e, sentada, calmamente, saboreio um copo d'água em temperatura ambiente, desejando um dia feliz, mesmo que não esteja nos meus melhores dias ou bem humorada. Dessa forma, já estarei promovendo a harmonia e a serenidade;

4. Procuro meditar por, pelo menos, 15 minutos;

5. Tomo via sublingual ⅓ de colher (café) de geleia real (conserve-a no congelador);

6. Na sequência, ainda em jejum e trinta minutos antes de ingerir qualquer alimento, sigo com um copo d'água em temperatura ambiente, ou com o suco de ½ ou 1 limão espremido;

Observação: este hábito pode ajudar muito se você tem gastrite (curei a minha assim), mas não é indicado nos casos de refluxo. Aconselho procurar um médico da sua confiança para informar-se a respeito;

7. Não consigo despertar completamente sem um banho. Antes de abrir o chuveiro, passo uma bucha vegetal em seco pelo corpo (uma vez por semana, no mínimo). Após o banho, revezo duchas quente e fria, terminando sempre com a fria, principalmente no bumbum, nas pernas e na região abdominal, para ativar a circulação. O método alivia muito nos dias de ressaca. Passo sabonete apenas nas partes íntimas e no rosto uso produtos prescritos pela minha dermatologista.

Observação: quando possível, faço sauna uma vez por semana e tenda do suor uma vez por mês;

8. Em seguida, tomo ½ copo de gel de aloe vera (conserve na geladeira). A aloe vera é um alimento incrível – fortalece o sistema imunológico, é anti-inflamatório etc.;

9. Antes da malhação e/ou prática de ioga, bebo mais um copo d'água em temperatura ambiente e um suco de vegetais ou de frutas[2] com linhaça (deixada previamente de molho) e ágar-ágar (fonte de colágeno e cálcio, ótimo para as articulações). Os sucos devem ser consumidos imediatamente ou em até trinta minutos após o preparo, para que sejam aproveitados todos os seus efeitos funcionais e nutricionais, promovendo bem-estar ao longo de todo o dia;

Observação: para facilitar, você pode congelar sucos de couve com água de coco e bater no liquidificador com o seu suco de vegetais. O ideal é esperar trinta minutos após a ingestão do suco para tomar o café da manhã.

10. O café da manhã é uma refeição muito importante, inclusive para você praticar o jejum, se estiver em um período de forte estresse ou de consumo exagerado de toxinas. Caso você se alimente para praticar atividades físicas, procure ingerir,

---

2 Cuidado com o excesso de frutose, principalmente se quiser emagrecer.

aproximadamente trinta minutos antes, um carboidrato de absorção gradual, pois dará tempo de ser absorvido e lhe proporcionará energia por mais tempo. Costumo comer banana amassada com cacau em pó ou coco desidratado e quinoa em flocos; tapioca ou crepioca (com adição de ovo e quinoa em flocos); inhame ou batata-doce com alguma gordura (azeite ou manteiga ghee e um pedaço de queijo sem lactose temperados com cúrcuma/açafrão-da-terra e salsinha picada). Após o treino, de trinta minutos a uma hora, no máximo, tomo um smoothie batido com duas castanhas-do-pará, banana congelada e coco desidratado com leite vegetal. Ou como melão (cuidado, pode causar indigestão se consumido com outros alimentos), ou frutas vermelhas (evite misturar muitas frutas ao mesmo tempo). Quando treino mais pesado, incluo uma colher de proteína de arroz integral ou quinoa 100% orgânica. Outra opção é uma torrada sem glúten com pasta vegetal de tofu ou omelete de três claras, uma gema e alguma erva aromática (salsinha, cebolinha e outras). Lembre-se de que o horário da cura vai até o meio-dia, então não é apropriado sobrecarregar o organismo até esse horário;

Observação: se você sofre de prisão de ventre, deixe de molho em meio copo d'água, de um dia para outro, uma colher (sopa) de sementes de linhaça ou seis ameixas secas. Bata-as com o suco de sua preferência e tome antes do desjejum.

11. Em resumo, procuro beber dez copos d'água na temperatura ambiente durante o dia, dois em jejum e dois entre cada refeição. Também costumo ingerir diversos tipos de águas aromatizadas com limão, gengibre, alecrim, pimenta caiena, hibisco, hortelã com pepino etc. Evito água gelada, embora seja uma boa ideia se você precisar de energia e de estímulo: trinta minutos antes da refeição pode ativar o metabolismo, ajudando a queimar calorias;

Observação: saboreio a água antes de engolir. Permito que ela seja absorvida pelas mucosas da boca e misturada à saliva.

12. Procuro respeitar o horário das refeições. Paro por um momento, mesmo que curto, para desfrutar. Na correria dos dias atuais, esses períodos de tranquilidade são cada vez mais raros. Não se esqueça de que você merece. Você merece;

13. Não como quando estou com pressa, chateada, com raiva ou estressada. As emoções liberam hormônios que podem tanto ajudar quanto atrapalhar a função digestória e a absorção dos nutrientes. Nesses casos, substituo a refeição por sucos, smoothies, caldos e sopas (não muito quentes). Ou uma fruta, bem mastigada, que fornece mais fibras e maior absorção dos nutrientes do que o suco, saciando mais e ingerindo menos (tente consumir a maior variedade possível). Além disso, como veremos com mais detalhes sobre alimentos alcalinos e ácidos (VER CAPÍTULO 8, PG. 163), procuro não misturá-los, consumindo um tipo por vez;

Observação: não se esqueça de incluir alguma fibra ou gordura, como castanhas, amêndoas, nozes e/ou uma colher (sopa) de linhaça ou chia, todas previamente hidratadas, para diminuir o índice glicêmico das frutas e sucos e evitar picos e quedas dos níveis de glicose no sangue. Assim, o organismo não produz excesso de insulina, que leva glicose para as nossas células, formando gorduras indesejadas. A absorção é mais lenta, o que mantém o corpo nutrido e saciado por mais tempo.

14. Não me intoxico demais. Prefiro os alimentos da estação, orgânicos, alcalinos, de qualidade, em quantidades razoáveis e bem combinados;

15. Se você tende a comer rápido como eu, tente diminuir o ritmo, mastigando, no mínimo, 16 vezes. Lembre-se: a digestão começa pela boca e o estômago não tem dentes;

16. Evito comidas muito quentes ou muito frias; o estômago, o intestino e o baço agradecem;

17. Evito beber líquidos durante as refeições. As bebidas "atocham" mais comida do que necessitamos, além de diluir a saliva, que contém enzimas que desempenham um papel fundamental na digestão (caso dos carboidratos). Diluem também os sucos gástricos, responsáveis pela quebra de proteínas, podendo causar fermentação/gases e impedir a digestão das gorduras. Bebo água meia hora antes de comer ou uma hora depois. O hábito de tomar líquidos durante as refeições provoca uma sede incontrolável. Basta acostumar-se e você já sentirá a diferença. Um corpo bem-condicionado permite que você possa cometer seus excessos de vez em quando. E nós adoramos alguns excessos, certo?

18. Esqueço que existem ou evito ao máximo alimentos e produtos artificiais, químicos, industrializados, congelados, todos os alimentos "vilões" (VER CAPÍTULO 7, PG. 114), principalmente refrigerantes, açúcar refinado e farinha branca. Para "beliscar", dê preferência a frutos secos e lanchinhos sem glúten – mas tome cuidado com os exageros para não engordar. Evite alimentos muito gordurosos que não sejam naturais, além de frituras e *fast-food*. Mas, apesar da consciência, estou bem longe de ter me tornado Buda: me permito uma ou outra besteira de vez em quando;

19. Prefiro o chá verde (jamais após as refeições), o branco e o de ervas medicinais, como espinheira-santa, cavalinha, dente-de-leão, carqueja, hibisco etc. Evito chá preto e café;

20. Janto preferencialmente duas horas antes de dormir, de modo que o processo digestório já tenha sido concluído no momento do descanso. Dessa forma, o sono é mais sereno, reparador e revigorante. Também é um forte aliado do emagrecimento. Alimentos leves e pouco calóricos são meus prediletos nessa refeição. Assim, tento garantir um despertar com mais disposição, bom humor e energia.

> **NÃO SABOTE SUA SAÚDE!**
>
> *A correria do dia a dia e a comodidade com relação ao preço e a oferta abundante de produtos industrializados minam o sistema imunológico e o bem-estar.*
>
> *Não se iluda com os benefícios aparentes da "praticidade". Hoje ela pode estar economizando o seu tempo, mas, pouco a pouco, roubará a sua saúde e o seu dinheiro.*

VOCÊ NÃO PRECISA DESINTOXICAR UM CORPO SAUDÁVEL

Com consciência alimentar você vive melhor, sem abdicar do prazer e sem precisar de dietas exageradamente restritivas. Trata-se de um estilo de vida inteligente e harmonioso.

JEJUM

No Evangelho, encontramos indicações ao jejum e às lavagens intestinais. É muito saudável praticá-los regularmente. Existem várias práticas, portanto, sugiro pesquisar a mais indicada para você. Recomenda-se o jejum quando surgem sintomas de intoxicação, alguns dos quais listei no início do capítulo: queixas repetidas, desequilíbrios emocionais e períodos de forte estresse. Sugiro que o processo seja gradativo, de forma suave, para não afetar as funções fisiológicas. Atividades físicas muito intensas também devem ser diminuídas.

O jejum ajuda a desintoxicar a mente e o corpo, eliminando células deterioradas, mortas, e "espairecendo" o emocional, ajudando a promover a elevação espiritual. Os animais praticam o jejum para livrar o corpo de algum desconforto ou doença, bebem muita água e fazem limpeza/eliminação. As crianças também não costumam ter muito apetite quando algo vai mal.

O jejum deve ser espontâneo e natural. Por exemplo, se você tem uma alimentação altamente tóxica e desregrada, não deve recorrer a uma desintoxicação radical nem à prática do jejum de um dia para o outro. O jejum provoca forte alteração no ritmo fisiológico e deve ser feito aos poucos, assim como a volta à alimentação habitual. Lembre-se de que o corpo elimina toxinas das quatro horas da manhã ao meio-dia; e durante esse intervalo de tempo que é indicado o jejum. A sobrecarga matinal resultante do consumo exagerado de alimentos de origem animal, industrializados e gordurosos, como o típico café da manhã norte-americano, pode causar muito desgaste, baixas imunológicas, doenças futuras e ganho de peso. É claro que existem exceções e, se você sente necessidade de nutrir-se generosamente de manhã, faça-o. Como sempre gosto de frisar, o corpo é o nosso melhor termômetro – ainda mais após o jejum, quando a clareza mental e emocional e as consciências corporal e espiritual serão muito maiores.

Tenho certeza de que todos concordamos que comer é, e deve continuar sendo, um dos nossos maiores prazeres – antes, durante e depois da ingestão. A resposta do nosso organismo ao jejum também. Você não precisa acreditar em mim. Se costuma se sentir cansado, desestimulado, impaciente e irritado, converse com um naturopata, com o seu nutricionista, nutrólogo ou algum mestre em medicina chinesa, experimente o jejum de um ou mais dias e comprove.

Que tal começar saltando uma refeição por semana? Em seguida, reservar um dia na semana para ingerir apenas líquidos, como água de coco, água com limão (alcaliniza e evita gastrites), sucos de vegetais, sucos de frutas, com linhaça ou chia hidratadas, alguma oleaginosa, caldos e sopas, chás, água etc. Você poderá desfrutar de muitos benefícios. Muitos! Sua disposição mudará completamente.

A escritora e bacharel em química Conceição Trucom, em seu livro *Como desintoxicar-se*, dá alguns conselhos que podem ser muito válidos durante os primeiros sintomas do jejum/desintoxicação, relacionados à maior eliminação de resíduos e de toxinas. Se você sentir dores de cabeça, náuseas ou desconfortos estomacais, coloque uma bolsa de água quente sobre a região do fígado e beba chás depurativos (VER PG. 261). Sugiro também uma bolsa de água quente na região do estômago e a ingestão de água com limão, sem qualquer tipo de adoçante, para alcalinizar. Se a urina estiver escura e com odor forte, coloque as pernas para cima e aumente o consumo de água, com moderação. Para cansaço e insônia, experimente respirar e relaxar com a prática de atividades ao ar livre. Para dores agudas, febre e frio, por conta do metabolismo lento e outras alterações, tome um banho ou coloque uma bolsa de água quente, faça sauna ou utilize uma bolsa de gelo, dependendo do caso.

O sistema nervoso talvez sofra alterações. A princípio, você pode se sentir um pouco mais agitado, angustiado e nervoso. Relaxe, pois, assim como todos os outros sintomas, será temporário. Se algumas emoções virem à tona, sugiro meditações ativas do Osho, entre outras. Como já vimos, a pele, por ser o maior órgão do corpo, eliminará mais toxinas do que o normal e provavelmente o suor terá um odor mais forte. Você também pode sentir mudanças no hálito. Resolva ou amenize esses desconfortos no capítulo o poder das ervas e das curas alternativas (VER CAPÍTULO 13, PG. 251).

O jejum pode reduzir processos inflamatórios e elevar a produção de antioxidantes. Marcio Bontempo, em uma de suas valiosas publicações, *Um Manual da Medicina Integral*, aponta as infinitas vantagens do jejum como a purificação do sangue, a contribuição positiva no funcionamento celular e glandular, a promoção da calma e a limpeza de toxinas profundamente localizadas.

Várias patologias e condições podem ser beneficiadas com as práticas de jejum: obesidade, retenção de líquidos, colesterol alto, queixas digestórias e gástricas, problemas na pele, gota, alergias etc. Se você executá-lo com regularidade, com seriedade e acompanhamento profissional da sua confiança, o jejum é seguro e recomendado.

DÚVIDA FREQUENTE

BANHO QUENTE OU BANHO FRIO?

A água fria ativa a circulação, gera energia natural e pode ajudar no combate às alergias respiratórias. É possível sentir alguma coceira logo após o banho. Sabe o por quê? Por conta da ativação circulatória provocada pela água fria. Como Osho diz, cada banho é um renascimento. É exatamente assim que me sinto após o banho gelado: renovada e energizada. Se você não consegue tomar banhos totalmente frios, tente a temperatura moderada e, ao menos, uma ducha de água fria ao final. Banhos muito quentes e/ou duradouros podem facilitar a perda de minerais, promover a queda de cabelo e sensibilizar a pele (ao retirar sua camada natural de proteção), podendo deixá-la ressecada e até agravar casos de acne. Sem falar que não é nada ecológico! Caso você sinta certa debilidade após o banho, experimente tomar uma colher de chá de gersal ou um banchá com algumas gotas de shoyu. Banhos com água quente podem ser até fatais para pessoas que sofrem de pressão alta.

Capítulo 2

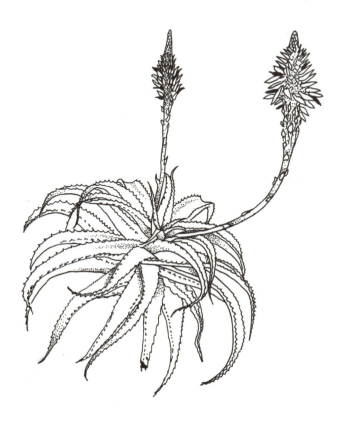

Sistema digestório em ordem:
saúde perfeita

> *A **Luz** é a consciência pura, cristalina e gratificante por natureza. O caminho para a harmonia interior é natural e simples, perguntando-se quem somos, e não desistindo até que encontremos a resposta. O Ser verdadeiro sabe quem realmente somos e nos proporciona harmonia interna e paz interior.*
>
> Deepak Chopra, Super Soul Sunday:
> How to Find Your Inner Harmony

A digestão começa antes de os alimentos chegarem ao estômago. Aliás, antes mesmo de os ingerirmos. As expressões "de dar água na boca" e "comer com os olhos" não são em vão. Quando os sentidos são despertados, o cérebro recebe a mensagem e a secreção dos sucos gástricos necessários à digestão é acionada, iniciando o processo digestório.

A mastigação vem em seguida, e é uma das etapas mais importantes na digestão, que dura aproximadamente vinte horas. O tempo pode ser ainda maior, dependendo dos alimentos, da quantidade e da combinação dos mesmos e do seu estado no momento da ingestão. Mahatma Gandhi já dizia: "Devemos mastigar os líquidos e beber os sólidos." Ou seja, devemos manter o líquido (chás, infusões, sopas, sucos e outros) por um período na boca, como se mastigássemos. Tente fazer isso, ao menos, quatro vezes, antes de engolir. O método provoca uma sensação de saciedade, além de facilitar a absorção dos nutrientes e da glicose, que se misturam com a saliva, e com as enzimas e os ácidos nela presentes, alcalinizando-os e dando um bom pontapé inicial ao processo digestório.

Quanto aos sólidos, o ideal seria mastigarmos de cinquenta a cem vezes, principalmente se a sua opção é pela alimentação macrobiótica, para tornar bem líquido o alimento. Se você conseguir fazer isso, me diga como. Entretanto, alcançar a marca mínima de dezesseis mastigadas já é um começo. Não canso de repetir, "O ótimo é inimigo do bom". Mastigue até que a comida esteja minimamente pastosa – os seus sistemas digestório e metabólico e a sua saúde, como um todo, só terão a ganhar.

Mas, por que a saliva é fundamental? Porque ela contém enzimas que, junto com os sucos digestivos do pâncreas, do fígado e do estômago, vão promover a boa metabolização, digestão e assimilação dos alimentos. A saliva é especialmente importante para os adeptos da alimentação crudívora (para romper as fibras) e para os mais idosos (que têm mais dificuldade para digerir). Sem ela, você acaba perdendo energia, pois sobrecarrega as funções gastrointestinais, podendo provocar distúrbios. Eu já sofri vários.

Recomenda-se, sempre que possível, comer com certa tranquilidade, mastigando sem pressa. Nosso organismo necessita de um breve período para que o cérebro perceba que está recebendo o alimento e então, possa desfrutar do sabor dos ingredientes e da sensação de estar satisfeito, assegurando uma digestão tranquila e válida. Meu conselho é não comer quando estiver muito agitado ou estressado. Nesses casos, como já comentado, prefira algum líquido, como sucos etc.

Um alimento mal mastigado fermenta e pode sofrer putrefação, provocando gases e inchaços abdominais, sem mencionar a assimilação incorreta e incompleta dos nutrientes. Com isso, a tendência é a comer duas vezes mais. Conclusão: mastigar "emagrece"!

Outra desvantagem é que o corpo costuma eliminar os alimentos inteiros quando não são mastigados ou assimilados – grãos, sementes e outros efetuam o trânsito intestinal e são eliminados intactos. Essa digestão incompleta dos alimentos gera toxinas e resíduos tóxicos.

A tensão, o nervosismo, a ansiedade, a impaciência, a intolerância e o mau fluxo da respiração também podem causar gases, isso sem citar o excesso de sal, café, frituras, doces e, principalmente, álcool e nicotina, que são as substâncias que mais provocam os indesejados gases. O sedentarismo e a falta da prática de atividades físicas também são "vilões", já que podem comprometer a circulação sanguínea na região do abdômen.

Não beba líquidos durante ou logo após as refeições. Independente de quais sejam, não é uma alternativa. "Beliscar" pãezinhos, *grissinis* e torradinhas também não. As secreções e a acidez necessárias à digestão ficam comprometidas, dificultando o processo digestório. Quando isso acontece, o organismo tem de buscar e extrair essa acidez do sangue, provocando sono e cansaço pós-refeição. Tanto o estômago quanto a evacuação sofrem consequências deste desgaste.

No processo fundamental da mastigação, massageamos as gengivas, fazendo com que a energia circule de dente em dente e os elétrons passem de um maxilar a outro. Essa corrente elétrica influencia positivamente os alimentos, carregando-os de energia.

A mastigação é feita na boca, portanto nem preciso ressaltar a importância da saúde bucal, intimamente atrelada ao uso do fio dental – desculpe reforçar o que os seus pais e dentistas já devem ter falado um milhão de vezes. Sei o quanto é chato ter de passá-lo, mas posso garantir que é uma questão de hábito.

O fato é que melhorar a mastigação beneficia o funcionamento do intestino grosso e a digestão, gerando menos resíduos tóxicos. Outros métodos, como a limpeza de cólon, também sugerem melhorias. Entretanto, como tudo na vida, não é para todos.

No meu caso só fez piorar. A limpeza de cólon com a hidroterapia contribuiu para a sensibilização extrema do meu intestino, e as dores na barriga aumentaram ainda mais. Por isso, é importantíssimo consultar um especialista para saber se esse procedimento é indicado para você.

Como se não fossem suficientes todos esses benefícios, a mastigação ainda acalma a mente. Em janeiro de 2013, fui a um retiro do Osho chamado *Path of Love*, e o silêncio total era obrigatório. Sem contato com o mundo exterior, sem conexão com a internet e sem meios de comunicação – e silêncio absoluto mesmo entre os participantes. Lá experimentei um profundo bem-estar, vivenciando mais as refeições. A cada garfada, múltiplas sensações. Além de desfrutar detalhadamente do aroma, da textura e do sabor dos alimentos, experimentei uma calma intensa e quebrei o meu péssimo e frequente hábito de comer "correndo". Experimente você também: é surpreendente como simples atividades cotidianas podem proporcionar tanto prazer.

Para explicar de uma forma bem genérica e simplificada, quando os alimentos chegam ao estômago, eles são separados em categorias. As enzimas e os processamentos enzimáticos, os ácidos e os movimentos fundamentais à digestão começam a trabalhar, distribuindo o material no organismo para que a metabolização ocorra e os nutrientes sejam absorvidos.

Os resíduos e os nutrientes não digeridos, juntamente com as bactérias que formam a microbiota intestinal, são hidratados, formando as fezes no intestino grosso. Mas você sabe o que é a microbiota intestinal? De forma resumida, dela depende a imunidade das mucosas intestinais e a regularidade das atividades digestórias; isto é, o bom funcionamento do intestino e do sistema de defesa do corpo. É formada por micro-organismos, bactérias favoráveis e agressoras que precisam estar em equilíbrio para que o corpo funcione 100%, sem desgaste.

Hoje, praticamente todos nós vivemos um estilo de vida corrido e estressante que disponibiliza pouco tempo ao organismo para eliminar toxinas e se regenerar. Para piorar, os maus hábitos alimentares (especialmente o consumo dos alimentos biocídicos) e o consumo indiscriminado de antibióticos e remédios agravam ainda mais o quadro. Com isso, a microbiota intestinal é gradativamente desestabilizada e devastada, causando problemas muitas vezes irreversíveis. Os alimentos devem ser nossos aliados, utilizados como forma de nutrição. Eles são os maiores, mais acessíveis – assim esperamos – e mais práticos métodos preventivos ao nosso alcance. As doenças são sinais claros de que as pessoas vivem infelizes e em desequilíbrio contínuo, o que resulta especialmente desse estilo de vida avassalador e de todas as suas consequências. Até mesmo os pensamentos e as emoções são mal alimentados e mal digeridos. "Sem tesão não há solução"? Pois sem boa digestão também não!

A etapa final do processo digestório é a excreção por meio das fezes, preferencialmente inteiras, de uma vez a três vezes por dia. A prisão de ventre, que ocorre em pessoas que têm fezes ressecadas, duras e pouco frequentes, pode dar origem a vários problemas.

Na maioria, o distúrbio decorre da má alimentação, focada principalmente no consumo de alimentos industrializados e de pouca hidratação. É muito desagradável permanecer en-fe-za-do. A prisão de ventre prolongada pode provocar a inflamação da mucosa intestinal e consequentes diarreias e hemorroidas causando, inclusive, fissuras anais.

Nesse caso, sugiro intercalar, em jejum, alguns métodos como um copo d'água morna, água natural ou morna com limão ou infusão de artemísia (facilmente encontrada em feiras ou lojas de ervas) com uma pitada de sal. E, em seguida, um mingau de aveia com abóbora japonesa (cabotiá), aquela que possui a casca mais escura. Sei que não soa muito apetitoso mas, bem temperado com gersal e um fio de azeite de oliva ou manteiga ghee, é bem melhor do que laxantes e excesso de remédios, que podem "viciar" o intestino a só funcionar com estímulo químico. Uma colher de aloe vera misturada a um copo de suco de laranja em temperatura ambiente ou morno, ou outros alimentos prebióticos uma hora antes de dormir, também promete sucesso. E, para sanar o problema de vez, dê prioridade aos alimentos naturais e ricos em fibras. Procure um nutricionista e ajuste a sua alimentação. Se conselho fosse tão bom as pessoas não davam, vendiam. Por mais que eu pesquise e compartilhe meus estudos, nada pode ser melhor do que um acompanhamento profissional competente.

Possíveis causas da prisão de ventre

1. Falta de fibra alimentar

Solução: aumentar o consumo de vegetais e sucos de vegetais – principalmente folhas verde-escuras –, frutas e frutas secas (ameixa e damasco, por exemplo), sementes de chia e linhaça, alimentos prebióticos, cereais integrais sem glúten etc. Diminuir o consumo de alimentos refinados.

2. Deficiência de secreção biliar

Solução: consumir azeite de oliva e kefir.

3. Insuficiência de hidratação e secura das fezes

Solução: aumentar a ingestão de água, cozinhar com manteiga ghee, que é um ótimo lubrificante.

4. Ansiedade, nervosismo e estresse

Solução: praticar atividades físicas, técnicas de respiração e meditação, e consumir alimentos antiestresse.

5. Deficiência de contração na musculatura abdominal

Solução: praticar exercícios respiratórios e abdominais, ioga etc.

O QUE PODE PROVOCAR DIARREIAS

Putrefação e fermentação causadas pela má combinação alimentar frequente; consumo excessivo de alimentos, bebidas alcoólicas e suplementos – chlorella, spirulina, probióticos, ágar-ágar, todos juntos e/ou em dosagens exageradas –; má digestão; fungos ou vermes; uso de medicamentos agressivos e estimulantes, como laxantes.

Como já vimos, esses distúrbios podem gerar consequências graves, como o desequilíbrio da microbiota intestinal, que se torna pobre em pluralidade e qualidade (bactérias favoráveis em quantidade inferior às patogênicas), provocando disbiose, que pode comprometer a saúde e o funcionamento do intestino e a sua impermeabilidade. No curso de cinco meses sobre medicina chinesa com a estudiosa Rachel Barros, fiquei surpresa ao saber que o intestino é o segundo cérebro do corpo. Para muitos antroposóficos, alguns nutricionistas e naturopatas, é o primeiro. É sempre importante destacar que dele depende o funcionamento do nosso sistema imunológico. Além disso, não só é responsável pela produção de 90% da serotonina (VER PG. 27), como possui cerca de 100 milhões de neurônios, e envia mais informações ao sistema nervoso central do que o inverso.

• • •

"A microbiota intestinal é, a cada momento, o espelho da saúde física e psicológica de um indivíduo."
Andre Passebecq

• • •

ENZIMAS

Podem ser exógenas (obtidas através da alimentação), ou endógenas (produzidas pelo organismo). Essas podem ser metabólicas ou digestivas, e são substâncias biológicas que contêm energia vital, indispensáveis ao bom funcionamento das células. São as facilitadoras da nutrição do nosso organismo, a partir da quebra molecular dos alimentos, transformando-os em estruturas químicas capazes de penetrar nas células que envolvem os tubos digestivos e os vasos sanguíneos para então serem absorvidos. As enzimas estão presentes em alimentos de origem animal e vegetal e, principalmente, nos alimentos crus, que promovem a renovação celular. Entretanto, os alimentos crus exigem ainda maior tempo de mastigação para serem absorvidos.

Como o corpo não consegue produzir sozinho todas as enzimas e vitaminas necessárias ao bom funcionamento do organismo, a alimentação é muito importante. Por exemplo, quando há uma deficiência enzimática para a digestão dos açúcares de determinado alimento você sofre de gases.

Como falaremos no capítulo de alimentos biogênicos, bioativos etc. (VER CAPÍTULO 4, PG. 59), os alimentos crus, preferencialmente os de origem vegetal, têm muitas enzimas. São eles, as sementes germinadas como o gérmen de trigo, os brotos como a grama do trigo, os fermentados, as verduras e legumes novos, os sucos de vegetais e as frutas. Estes alimentos fornecem às células toda a gigantesca vitalidade e as enzimas vivas que possuem: elas são moléculas de proteína repletas de energia que asseguram o desempenho das funções corporais fundamentais. A produção hormonal, por exemplo, conserva a juventude e a qualidade da pele, garantindo a renovação e a limpeza sanguínea, a renovação e a regeneração celular, a reparação dos tecidos, o bom funcionamento e a saúde dos órgãos. As enzimas atuam no processo de eliminação de toxinas e no funcionamento cerebral, controlando o peso corporal, promovendo a disposição e a energia, mantendo a imunidade e a resistência e prevenindo doenças. São muito frágeis e sujeitas à destruição com o calor (aproximadamente a 45ºC). Portanto, esses alimentos devem ser consumidos amornados ou crus.

Uma alimentação rica em enzimas pode ser surpreendentemente benéfica, principalmente em idade avançada, quando se torna ainda mais escassa e necessária a alimentação enzimática e a hidratação pela maior presença de radicais livres e etc. Pode contribuir para a saúde das artérias – inclusive, para manter a pressão estável, prevenindo doenças cardíacas –, dos ossos, dos dentes, das articulações, da pele, além de evitar cálculos nos rins e doenças degenerativas como o câncer. As enzimas ajudam na convalescença e, apesar de não haver nenhuma comprovação científica, até na cura.

Portanto, faça como eu: dê preferência à alimentação crua ou semicrua. Produtos pasteurizados e outros industrializados que tanto destroem as valiosas enzimas, as vitaminas e influenciam negativamente na metabolização das gorduras, proteínas e minerais têm pouquíssimo espaço na minha rotina alimentar. Espero que na sua também.

• • •

"O estado e o funcionamento do cólon condicionam a saúde do corpo."
Dr. G.E. Crowle

• • •

Eu sempre tive dúvidas quanto aos distúrbios intestinais, portanto segue abaixo uma pequena explicação sobre cada um deles:

COLITE

A colite ocorre quando há uma irritação permanente do cólon, provocada pelas toxinas. Em médio ou longo prazo, essa irritação pode causar úlcera e até câncer.

Apendicite

Como todas as "ites", a apendicite está relacionada a inflamações. Nesse caso, é uma consequência da irritação constante do intestino pelo excesso de toxinas provenientes da alimentação desregrada e desequilibrada, da prisão de ventre, da putrefação e da absorção de corpos estranhos, como caroços e sementes de frutos e frutas.

Vermes e parasitas intestinais

O açúcar e os restos de comida são os alimentos preferidos de vermes e parasitas, que "roubam" a nossa energia e a maioria dos nutrientes dos alimentos que ingerimos, causando enxaqueca, náuseas, fadiga e nervosismo. Liberam venenos perigosos ao organismo e ao sistema nervoso, que irritam as mucosas. Podem ser os maiores responsáveis por anemias, problemas de pele, alergias, hemorragias e até câncer.

Hemorroidas

Tanto a prisão de ventre como a estagnação da região do cólon podem causar a dilatação das veias do reto anal.

Fissuras e fístulas anais

As duas podem ser causadas por complicações das hemorroidas. A fístula é um pequeno abscesso e a fissura é uma rachadura ou ferida nas dobras do ânus que pode fibrosar.

Oclusão intestinal

Na oclusão, o intestino se paralisa totalmente e não elimina os dejetos. É extremamente dolorosa e pode ser fatal se a operação não for feita a tempo.

Pólipos

São tumores, geralmente benignos, que se implantam nas mucosas intestinais. Podem ser hereditários ou provenientes de irritações das paredes do intestino provocadas por maus hábitos alimentares.

Diverticulite

São pequenas hérnias no interior do cólon, onde se depositam toxinas e dejetos fecais. Em longo prazo podem desencadear câncer do cólon.

Câncer do cólon

É resultante de uma alimentação e de um estilo de vida baseados em toxinas. A alimentação rica em proteína animal, produtos refinados, químicos e industrializados, e pobre em fibras vegetais, pode ser, junto com a hereditariedade, a principal causa dessa doença.

> "O mau funcionamento intestinal e a autointoxicação permanente que ele provoca podem ter uma ação desastrosa no sistema nervoso."
> *Dr. Henry Picard*

> "A saúde depende da digestão perfeita."
> *Dr. Ruguê*

Dúvidas frequentes

Combino alimentos ou não?

As medicinas chinesa e ayurveda defendem que a combinação de alimentos é determinante para a digestão prazerosa e eficaz, sem esforço. Nossa capacidade energética, a qualidade do sistema imunológico e a saúde como um todo dependem dela. A digestão é primordial para o equilíbrio energético dos órgãos do corpo; portanto, procure não ingerir líquidos durante ou logo após as refeições.

É importante não misturar mais de uma fonte de proteína animal na mesma refeição (hábito frequente nos restaurantes a quilo, como por exemplo: atum com ovo ou filé mignon com camarão), ou ainda duas fontes de proteínas concentradas (coalhada e iogurte com oleaginosas/granola). Evite misturar também mais de um tipo de carboidrato (arroz, batata e massa) e proteína animal com alimentos com amido (arroz, massa ou batata como acompanhamentos de carnes); se for misturar carboidrato com proteína animal, prefira o peixe. A digestão desses dois tipos de alimentos é diferente, mas consumir uma salada com tais combinações pode amenizar.

Evite também leguminosas com proteína animal, acompanhadas ou não de arroz – o excesso de proteína na mesma refeição não é aproveitado pelo organismo, a exemplo da feijoada. Tampouco consuma fontes de gordura com proteína animal ou qualquer alimento vilão – em vez disso, prefira gorduras proteicas com vegetais sem amido; abacate com hortaliças ou aspargo; castanha-do-pará ralada com sopa de abóbora e não de batata. Frutas com outros tipos de alimentos ou iogurte com frutas ácidas causam fermentação. O consumo exagerado de proteína animal acidifica o sangue. Evite comer sobremesas logo após as refeições – prefira comer alimentos doces 20 minutos antes, principalmente se forem frutas. Evite comer três horas antes de dormir e à noite dê preferência aos legumes e aos vegetais sem amido.

A intolerância alimentar ocorre quando alguma substância num alimento intoxica o corpo, ou por não ser um nutriente, ou porque não dispomos da enzima digestiva necessária para assimilá-la. As mais comuns são: glúten, lactose (açúcar presente no leite e derivados), ovos, frutos do mar, mariscos, peixes e oleaginosas.

Deitar após as refeições faz mal?

Se você costuma ter refluxo, evite. Pode provocar azia e indigestão.

Ingerir líquidos durante a refeição é prejudicial?

Esse hábito diminui a lubrificação, atrapalha a absorção dos nutrientes e dilui a salivação, que tem enzimas digestivas. Os líquidos apagam o "fogo digestivo", causando diluição do suco gástrico e de sua acidez, que são os responsáveis pela alcalinização dos alimentos. Dessa forma, esse elemento tem de ser buscado no sangue, provocando cansaço e sonolência. A digestão demora mais e o gasto energético corporal é maior, o que não significa perda de calorias (quem dera!) e, como se não bastasse, comemos mais porque o líquido ajuda a "empurrar" a comida.

Ingerir sucos de frutas durante a refeição faz mal?

As frutas são alimentos pré-digeridos. Portanto, os alimentos que são ingeridos com as elas impedem sua digestão, podendo ocorrer fermentação e indigestão. E aí você me pergunta: "Quer dizer que não posso comer iogurte com frutas?" Pode, desde que não sejam frutas ácidas. Porque tanto o iogurte como a coalhada e o kefir também são alimentos pré-digeridos, porque foram submetidos à fermentação. Por isso, são alimentos alcalinos que podem se tornar indigestos na presença de alimentos ácidos.

Ficar sem comer por muitas horas emagrece?

Não. Quando isso ocorre o ritmo do metabolismo diminui para economizar o seu estoque de energia. E, quando finalmente você resolve ingerir algo, o seu organismo está tão desesperado e com medo da escassez que acaba absorvendo, como forma preventiva de reserva, as gorduras, as toxinas e outras substâncias que deveria descartar. Além disso, o corpo é inteligente e não sobrevive sem energia, portanto, vai retirá-la da massa magra/músculos, causando flacidez etc.

Capítulo 3

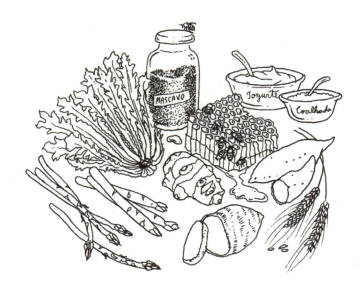

Saúde por dentro e por fora:
probióticos e prebióticos

> *"Seguir a verdade significa ouvir o chamado do seu coração. [...] Sem coragem você não será capaz de encarar a verdade. Procure identificar quando você ainda não pode ser honesto com você mesmo e com a vida; quando você tem que usar uma máscara e não pode ser autêntico e espontâneo; quando você tem que fingir que é diferente do que é. Dê uma olhada nas diversas áreas da sua vida [...]."*
>
> Sri Prem Baba, O equilíbrio e a harmonia: as 8 chaves da paz.

O funcionamento eficaz das nossas defesas – do sistema imunológico e do organismo como um todo – depende da saúde do intestino (como vimos no capítulo anterior). Aprendi isso na minha pós-graduação em gastronomia funcional, na literatura, em algumas palestras do médico suíço Christian Tal Schaller, em Paris, e nos cursos e consultas frequentes com nutricionistas e naturopatas.

A saúde desse órgão, por sua vez, está totalmente associada ao equilíbrio da microbiota intestinal – ou seja, a criação de bactérias "boas" em relação às agressoras (de potencial patogênico), além de fungos e outros – e à consequente produção de enzimas fundamentais ao excelente trânsito intestinal. Enzimas estas que também são benéficas à digestão, absorção, assimilação dos nutrientes e eliminação de resíduos tóxicos.

Mesmo pessoas com hábitos alimentares saudáveis, que consomem com frequência alimentos que promovem o equilíbrio da microbiota intestinal, podem sofrer de prisão de ventre, funcionamento lento do intestino, diarreias de repetição, gases e outros desconfortos ou distúrbios intestinais. Sem falar no acúmulo das desagradáveis gorduras abdominais, inchaços etc. Por isso, e por sempre ter tido uma região intestinal bastante sensível e frágil, uso métodos naturais como uma alimentação rica em enzimas: consumo prebióticos, alimentos ricos em probióticos e, em alguns momentos, utilizo suplementação supervisionada com probióticos, que dificultam o aumento das bactérias agressoras. Priorizo esses hábitos especialmente após o uso de antibióticos, anti-inflamatórios e outros remédios que podem sensibilizar, agredir ou desequilibrar a microbiota intestinal. Procure saber, em consulta com um profissional da saúde, o que é mais adequado a você.

A ingestão de bebidas alcoólicas, produtos industrializados (em especial o açúcar), antibióticos, anti-inflamatórios e laxantes, somados à idade avançada das células do intestino, podem ser os maiores causadores do desequilíbrio dessas bactérias que lá habitam. Tal desequilíbrio é conhecido como disbiose, e pode causar um aumento da permeabilidade intestinal, possibilitando o surgimento de desconfortos e processos inflamatórios. Em casos mais sérios, a penetração de toxinas na corrente sanguínea pode levar a patologias graves.

MAS, AFINAL, O QUE SÃO PROBIÓTICOS E PREBIÓTICOS?

Os probióticos são micro-organismos ou bactérias vivas e benéficas que habitam o intestino e que formam, junto com as bactérias agressoras, a microbiota intestinal – de quatrocentos a mil espécies, totalizando 100 trilhões. Quando as bactérias favoráveis são alimentadas por alimentos prebióticos, que garantem a eficiência da atividade das enzimas digestivas, mantendo a microbiota intestinal em equilíbrio, a regularidade das funções intestinais estão garantidas. Isso inclui a prevenção de prisão de ventre, de diarreias e outros distúrbios intestinais e possivelmente até câncer de intestino. Além disso, o bom funcionamento do órgão também assegura a produção de serotonina – neurotransmissor responsável pelas sensações de saciedade, bem-estar, disposição e outras –, e também o bom funcionamento do sistema imunológico e da absorção de cálcio e de outros nutrientes, beneficiando o organismo como um todo. Os iogurtes, as coalhadas, o kefir e outros fermentados (VER PG. 104) são ricos em probióticos.

Observação: pessoas com sistema imunológico debilitado devem evitar o uso de suplementos probióticos, exceto por prescrição médica.

Já os prebióticos são os alimentos dos probióticos, que os estimulam. Isso significa dizer que impedem o desenvolvimento das bactérias agressoras do corpo e, consequentemente, melhoram o equilíbrio e a saúde da microbiota intestinal. Os alimentos prebióticos são resultantes da fermentação/cozimento biológico, pelas bifidobactérias, dos açúcares dos carboidratos e das fibras, não digeríveis no intestino. A fermentação forma ácidos, enzimas digestivas, vitaminas, gás carbônico e outras substâncias, causando efeitos fisiológicos favoráveis ao organismo, tais como a eliminação de toxinas e do excesso de glicose, o fortalecimento do sistema imunológico e o controle dos níveis de colesterol. Além disso, os prebióticos ajudam na prevenção e na cura de doenças crônicas, como alergias, pancreatite crônica diabetes etc.

Alimentos prebióticos

Açúcar mascavo
O açúcar mascavo é um alimento prebiótico integral extraído da cana-de-açúcar e altamente nutritivo, possui cinquenta vezes mais minerais do que o açúcar branco. Apesar do aquecimento, não passou pelos processos químicos de refinamento e branqueamento, e não tem aditivos químicos, como enxofre e outros.

Adoça menos que o açúcar branco e tem alto teor de sacarose, o que eleva muito o índice glicêmico das elaborações. Além disso, ele influencia na coloração e possui sabor residual, podendo não ser uma boa opção em alguns casos. Mesmo contendo vitaminas e minerais, ainda é açúcar. Não exagere.

Observação 1: fique atento ao açúcar branco "pintado" ou "batizado" com corantes ou outros produtos que parecem açúcar mascavo, mas não são!

Observação 2: quanto mais escuro, mais nutrientes.

Alcachofra-de-jerusalém
Este tubérculo é rico em nutrientes e facilita o processo digestório e o metabolismo celular. É um alimento da família do girassol e da margarida e, na aparência, é uma mistura de batata-doce, inhame e gengibre, podendo ser violeta, marrom-clara, vermelha ou branca. Não confunda com a flor de alcachofra, que consumimos mais comumente.

A alcachofra-de-jerusalém possui muitas proteínas e fibras e contém poucos carboidratos. Assim como a chicória, é rica em insulina e, pelas mesmas propriedades, é altamente recomendada para diabéticos. Combate a fadiga e a anemia, por ser riquíssima em ferro. Ademais, ajuda a reduzir os níveis de ácido úrico, sendo indicada nos casos de distúrbios renais, gota, reumatismo etc.

Contém mais água do que a batata, por isso não demore a consumir – pode murchar e estragar com facilidade.

Observação 1: pode ser consumida como se fosse uma batata, cozida no vapor, fervida ou assada, em forma de purê, em sopas, refogados, ensopados e saladas. Combina com carnes, aves e peixes, como o salmão (defumado ou cru) e o atum, além de frutos do mar. Tempere com ervas, pimentas e mostardas, combina muito bem;

Observação 2: pode causar gases em algumas pessoas.

Alho e alho-poró
(VER PG. 217)

Aspargo
Além de ser de-li-ci-o-so e pouco calórico, o aspargo aumenta a produção de glóbulos vermelhos no sangue: os veículos responsáveis pelo transporte do oxigênio no corpo.

Assim como o centeio e a alcachofra-de-jerusalém, o aspargo é rico em insulina e fibras em geral, contribuindo para o bom funcionamento do metabolismo e do sistema imunológico e estimulando a eliminação de toxinas pelos rins, pelos pulmões e pelos intestinos.

Por ser um alimento prebiótico, alimenta as bactérias "boas" do intestino, contribuindo para o desempenho de suas funções e evitando a prisão de ventre e outros distúrbios. Além disso, auxilia nas dietas de emagrecimento. Fico surpresa com tanto material que encontro falando dos seus benefícios, entre eles: equilibram o sistema nervoso, estabilizam o humor e melhoram a qualidade do sono.

Os aspargos verdes são mais ricos em clorofila e têm mais nutrientes. Por serem alimentos diuréticos, diminuem inchaços. São antivirais e recomendados para quem sofre de bronquite, alergias e problemas respiratórios. Regulam os fatores de crescimento celular, são anti-inflamatórios e antioxidantes – combatem os radicais livres, o que os torna um aliado contra o envelhecimento precoce e o câncer, especialmente de intestino, bexiga, pulmão e próstata.

São altamente nutritivos e funcionais, ricos em vitaminas C e B6, minerais como o magnésio, o fósforo e o potássio, proteínas, betacaroteno e fibras. Ajudam a metabolizar as proteínas, prevenindo as doenças do coração, e os carboidratos, promovendo o equilíbrio dos níveis de açúcar no sangue e ajudando no controle dos níveis de colesterol. São indicados para diabéticos.

Observação 1: os aspargos podem ser roxos, brancos e verdes. Os brancos não ficam verdes porque são privados de luz durante o crescimento. São mais suaves que os verdes, mas demandam mais tempo de cozimento. Os roxos são menos fibrosos e contém mais açúcar; seu sabor é, portanto, mais adocicado;

Observação 2: na hora da compra, prefira os de aspecto mais brilhante, os firmes, os inteiros e os pés menos secos. Os aspargos verdes de talos mais finos são mais saborosos. Use um descascador de legumes para retirar um pouco da parte externa na região mais fibrosa. Tanto os verdes quanto os brancos gostam de ambientes frios, dessa forma, lave-os, seque-os e embrulhe-os até o final das pontas – a parte mais nobre – em papel toalha umedecido, dentro de um pote com tampa ou saco plástico que possa ser hermeticamente fechado. Guarde-os na parte mais baixa da geladeira. Duram cerca de cinco dias;

Observação 3: prefira os cozimentos curtos em água fervente ou no vapor. O ideal é provocar um choque térmico para reter e preservar toda a clorofila: quando a água estiver fervendo, coloque sal e os aspargos até ficarem *al dente*. Esfrie rapidamente em água, gelo e sal. A partir daí, você poderá aquecê-lo quantas vezes quiser, pois a cor verde e vibrante ficará preservada. Aproveite as partes inferiores, mais fibrosas, em sopas ou cremes, e as partes centrais e ainda um pouco fibrosas para elaborar deliciosas maioneses;

Observação 4: combinam deliciosamente bem com ovos, alcachofra, presunto ibérico ou de parma, folhas verde-escuras, cogumelos, risotos e recheios de massas, peixes, carnes, sopas, cremes, molhos, saladas, refogados etc.;

Aveia
(VER PG. 185)

Banana
(VER PG. 235)

Batata-doce

Este tubérculo é uma estrela da atualidade, principalmente nas mesas dos atletas. É uma ótima fonte de energia e fibras porque libera glicose aos poucos na corrente sanguínea, evitando picos e quedas bruscas de insulina. Retém gorduras, aumentando a saciedade e a massa muscular. Esta fonte de carboidrato foi desprezada por anos por conta da sua fama de causar gases. Pessoalmente, nunca sofri desses males. Rica em carotenoides, é antioxidante, promovendo a eliminação de metais pesados do organismo. Diminui o risco de doenças cardíacas, principalmente em diabéticos, e é altamente nutritiva, sendo rica em cálcio e nas vitaminas A e C (que ajuda a preservar o colágeno e a promover o bom funcionamento do sistema imunológico). Atua como anti-inflamatório e ajuda na prevenção e na recuperação de doenças como a anemia, câncer, derrames, além dos distúrbios oculares, gastrointestinais, entre outros. E, para completar, é indicada para fumantes pois, é um alimento antiestresse e ajuda no combate ao enfisema pulmonar.

Dosagem: ½ xícara de batata-doce 4 vezes por semana.

Observação 1: as batatas-doce alaranjadas são mais doces e mais ricas em vitamina A do que as brancas e as roxas;

Observação 2: escolha as mais lisas e firmes. Guarde em ambiente fresco e evite a geladeira, pois endurece. Para ficar doce, asse em forno lento. Para diminuir o sabor adocicado, cozinhe em água fervente ou no vapor;

Observação 3: combina muito bem com ervas aromáticas, noz-moscada, curry, pimentas, óleo e leite de coco, azeite de oliva e de trufas, manteiga ghee, agrião, acelga, espinafre, lula, bacalhau, hadoque, entre outros peixes.

Batata Yacon

Este tubérculo é crocante e tem um sabor levemente adocicado. Parece uma pera, pode e deve ser consumido em sucos. Ajuda a regular as taxas de colesterol, contém baixo índice glicêmico, reduz os níveis de açúcar no sangue e pode ser utilizado como ótima alternativa de adoçante pelos diabéticos: *in natura* ou em xarope, já encontrado nas lojas de produtos naturais. Uma delícia se consumida fresca em saladas e até em sobremesas, cortada em lâminas finas com a ajuda de um descascador de legumes. Outra opção de que gosto muito é consumi-la cortada em pequenos cubos (corte *brunoise*), em ensopados, feijoada vegetariana, acompanhando outras leguminosas, como ervilha, ou para servir de aperitivo com queijos.

BIOMASSA DE BANANA VERDE

Este alimento de sabor neutro pode ser usado como espessante. Fornece textura aveludada, ligeiramente aerada e cremosa, a molhos, bolos, pães, mingaus, preparações doces e salgadas. Bastante versátil, pode ser utilizada em substituição ao ovo, ao creme de leite ou ao leite condensado, especialmente em receitas para veganos.

A biomassa promove uma faxina no organismo: atravessa o intestino sem ser digerida, é fermentada e aumenta a produção de lactobacilos e outras bactérias benéficas, equilibrando a microbiota intestinal. A biomassa tem amido resistente na polpa e muitas fibras. Funciona como regulador de apetite, causa saciedade por tempo prolongado e promove o bom metabolismo em geral. Além disso, equilibra a glicose em nosso corpo, evitando os picos de insulina e prevenindo a diabetes do tipo 2. Aumenta a qualidade do trânsito intestinal e o bolo fecal, sendo muito recomendada nos casos de prisão de ventre. Tudo isso é fundamental para quem deseja perder peso e as desagradáveis gordurinhas abdominais. E quem não quer?

A imunidade também melhora, prevenindo o câncer de cólon. Entretanto, pode provocar excesso de evacuação (mais de três vezes por dia e/ou com fezes sem formato específico) podendo resultar na eliminação de nutrientes, por isso fique atento ao consumo exagerado.

Já o intestino preguiçoso talvez precise de alguns estímulos – o ideal é que sejam naturais como a biomassa, o psyllium e outros também menos agressivos do que os laxantes.

Observação 1: qualquer banana pode ser utilizada, preferencialmente a prata (em uma panela de pressão de tamanho normal cabem aproximadamente cinco ou seis bananas). A banana da terra e a nanica também são ótimas opções, mas, como elas são muito maiores e devem ser sempre cozidas inteiras e com o cabo, a panela de pressão deve ser maior ou você só conseguirá cozinhar duas bananas;

Observação 2: as bananas devem estar totalmente verdes; não podem ter sido climatizadas para adiantar o amadurecimento, porque os gases e a temperatura controlada desses ambientes transformam o amido em açúcar;

Observação 3: a biomassa é muito versátil e pode ser utilizada como ingredientes de várias receitas, como bolos, sucos e, principalmente, no feijão das crianças. A casca, desde que seja orgânica, pode ser consumida temperada e desfiada como se fosse carne de panela, em caponatas, recheios de pastéis, empadões, escondidinhos etc.;

Observação 4: se for usar a biomassa de banana verde congelada, descongele antes de colocar nos preparos, em banho-maria para voltar ao estado cremoso;

Observação 5: para substituir o ovo, use a proporção de aproximadamente 25 gramas ou uma colher (sopa) cheia de biomassa para um ovo;

Observação 6: recomenda-se não consumir mais de 100 gramas de biomassa por dia.

Cebola
(VER PG. 219)

Centeio
Este cereal é mais nutritivo do que a farinha branca refinada e estimula bem menos a produção de insulina, não causando altos picos de açúcar no sangue (indicado, portanto, para diabéticos). Apesar de conter glúten, é menos elástico, produzindo menos gases. O centeio estimula a flexibilidade das artérias, prevenindo a hipertensão e as doenças do coração, o câncer no intestino e de mama, os cálculos biliares, e pode ajudar a diminuir os efeitos da menopausa.

Chucrute e outros alimentos fermentados
(VER PG. 104)

Chicória
Este prebiótico é rico em nutrientes e altamente digestivo. Ajuda na reconstituição e na manutenção da microbiota intestinal. Por ser rico em inulina, estimula a reprodução de probióticos, melhorando a absorção de vitaminas e minerais como cálcio, magnésio e ferro, e ajudando a reduzir os níveis de colesterol e a glicose. Por isso, é indicada para diabéticos. Estimula a produção de bile, promove a eliminação de muco e cálculos biliares e contribui para a diminuição do risco de alergias e câncer de intestino. Auxilia nos casos de prisão de ventre.

Observação 1: prefira as folhas jovens e utilize-as em saladas, ensopados, refogados, com feijões e etc;

Observação 2: evite em casos de diarreia, pois pode ter efeito laxante;

Observação 3: experimente tomar infusões das folhas da chicória em jejum ou refogue suas folhas em um fio de azeite.

Mel
As abelhas conseguiram produzir o único alimento natural que não apodrece e não deixa resíduos no organismo. O mel é constituído basicamente de frutose e glicose (carboidrato), sendo duas vezes mais doce que o açúcar, e tem 35% de proteína. Além de conter traços de pólen e própolis, é uma grande fonte de energia e é ao mesmo tempo doce, amargo, ácido e picante.

O mel é nutritivo e rico em cálcio e potássio, o que facilita o controle da pressão arterial, entre outros minerais. Trata-se de um prebiótico que contém enzimas digestivas, mantendo o equilíbrio da microbiota intestinal. Como a manteiga ghee, ajuda a lubrificar os intestinos, melhorando o trânsito nesses órgãos (evite excessos em casos de intestino solto). É indicado em casos de doença de Alzheimer, é antioxidante e rico em carotenoides. Funciona como antibiótico natural, sendo bactericida, antimicrobiano e expectorante – ajudando a limpar os pulmões.

Entretanto, causa picos de glicemia, por isso procure associar o consumo de mel ao de alimentos ricos em fibras, gorduras e/ou proteínas. Prefiro o mel mais escuro, que é menos doce. Segundo a cultura popular, o mel novo pode engordar mais do que o mel velho.

Observação 1: escolha sempre o mel que não foi submetido à temperatura acima de 45ºC, não pasteurizado, filtrado ou processado industrialmente, evitando assim a toxicidade e a perda de suas propriedades benéficas, enzimas e outros. No caso de preparações sujeitas à temperatura, opte pelo melado de cana, xarope de arroz, estévia natural, rapadura ou açúcar mascavo, embora o mel ajude a reter a umidade em pratos assados;

Observação 2: Se o mel não cristalizar no frio é sinal de que foi adicionada glicose de milho. No Brasil permite-se adicionar até 15% de glicose ao mel;

Observação 3: o mel de acácia é recomendado para os que sofrem de insônia;

Observação 4: crianças de até dois anos de idade não podem ingerir mel, porque o organismo ainda não tem defesas contra a toxina botulínica;

Observação 5: o mel possui características antissépticas e cicatrizantes: pode ser aplicado localmente em cortes, feridas, queimaduras e cicatrizes; pode ser utilizado via oral, como reconstrutor de tecidos de mucosas, cartilagens e pele;

Observação 6: José Luiz Vazquez Seijas, apicultor, professor e membro da Associação Mundial de Apiterapia, sugere que, em pequenas doses, o mel não engorda e pode até ajudar a emagrecer se consumido com ½ copo de água morna antes de dormir;

Observação 7: o uso do mel na medicina ayurveda é milenar. Terapeutas receitam-no não só em tratamentos via oral, como também via nasal e intravenosa, no intuito de combater as hepatites B e C. O mel possui propriedades antibióticas, podendo ser absorvido tanto de forma intraintestinal, como através de massagens (que delícia!);

Observação 8: como já comentei, estudei medicina chinesa durante cinco meses com a naturopata Rachel Barros. Lá, descobri que o mel pode causar calor no fígado. Fiz o teste consumindo-o em um fatídico dia de ressaca e nem sei como descrever os calores e o desconforto que senti. Se arrependimento matasse! Não que a culpa seja do mel, é claro!

TEFF
(VER PG. 203)

TOMATE
(VER PG. 221)

ALIMENTOS PROBIÓTICOS

IOGURTE E COALHADA

O iogurte e a coalhada são alimentos fermentados e probióticos que podem ser consumidos *in natura* (de preferência com frutas não ácidas), utilizados para dar cremosidade ou ainda para fazer molhos e recheios. É importante garantir que sejam naturais, preparados com higiene e que não tenham sofrido aquecimento. O calor mata as bactérias benéficas, que podem ajudar a tratar e a evitar infecções gastrointestinais, renais e cardíacas, a diminuir o colesterol e a auxiliar na recuperação da diarreia. Estimulam a imunidade e ajudam a proteger o organismo dos efeitos danosos que os antibióticos podem causar. Previnem o câncer de intestino e a pressão alta.

Observação: Evite misturar com frutas ácidas (conceito da medicina ayurveda), consumir em jejum e após às 18 horas.

A kombucha, o rejuvelac, o kefir e outros fermentados também estão na lista dos alimentos probióticos (VER PG. 104).

Capítulo 4

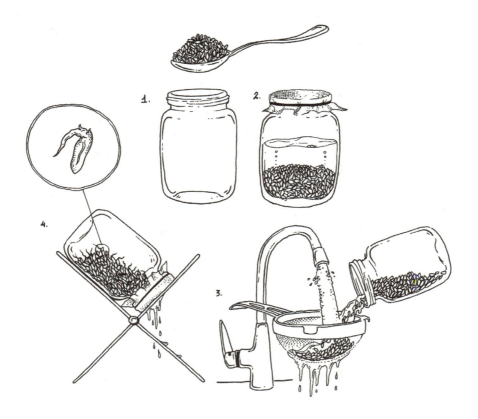

Alimentos biogênicos, bioativos, bioestáticos e biocídicos

> *"Quando você pode experienciar a presença, a sua energia cresce e você percebe o amor em você. Se puder sustentar esse estado de alerta, você terá a percepção de que tudo é sagrado e, a partir dessa percepção, poderá expandir a sua energia conscientemente na direção do outro."*
>
> Sri Prem Baba, O equilíbrio e a harmonia: as 8 chaves da paz.

Nós somos energia, tudo é energia. Quanto maior e melhor a disponibilidade energética do que você come, mais energia para o seu organismo. Depois do amor incondicional, o alimento é o maior patrocinador do equilíbrio, da harmonia, do entusiasmo e da saúde.

O Dr. Christian Tal Schaller, em seu livro *L'alimentation plaisir*, destaca, no capítulo sobre alimentação viva, a classificação dos alimentos em quatro categorias proposta pelo professor Edmond Bordeaux Szekely, segundo o grau de vitalidade de cada um deles:

ALIMENTOS BIOGÊNICOS (ALIMENTOS VIVOS QUE GERAM VIDA E QUE ALIMENTAM A ALMA)

Quanto mais jovens esses alimentos, maior a vitalidade e o poder de regeneração celular que eles possuem. Recebem luz solar e nos disponibilizam maior potência energética e nutricional. Os brotos, por exemplo, são alimentos que, após terem despertados na germinação, ainda são recém-nascidos, estão na "luta" pela sobrevivência, por isso fornecem nutrientes com maior biodisponibilidade e estimulantes biológicos ativos em maior quantidade e melhor qualidade. Eles nos hidratam com muita água de boa procedência e contém enzimas que nos são primordiais.

Os biogênicos possuem fácil digestão, absorção e assimilação, geram a conexão com a natureza interna e externa, a consciência, o equilíbrio e a expansão do Ser. Contêm baixo teor calórico e alto teor de fibras e são responsáveis pela desintoxicação natural do organismo. A ausência ou escassez desses alimentos em nossa rotina pode provocar desordens e desequilíbrios físicos, metabólicos e outros.

São eles: verduras, legumes, ervas aromáticas, geleia real, algas, ginseng e, especialmente, as sementes germinadas – cereais e grãos, leguminosas e oleaginosas. E os brotos, que são a evolução da germinação de algumas sementes, já em fase de crescimento.

Tantos os alimentos biogênicos quanto os alimentos bioativos podem e devem ser os nossos melhores aliados contra o câncer e as doenças degenerativas e cardiovasculares. Se formos pensar em termos de quantidade, tais categorias devem ser a base da nossa alimentação (60 a 80%). Se não forem, consuma esses alimentos no mínimo uma vez por dia ou algumas por semana, de modo que passem a ocupar pelo menos 25% dos seus hábitos alimentares.

ALIMENTOS BIOATIVOS (ALIMENTOS VIVOS QUE ATIVAM A VIDA)

Esses alimentos ajudam na desintoxicação e na eliminação de resíduos, ativam a vida e a saúde e fornecem energia. São alimentos que, apesar de poderem ter sofrido algumas alterações, nada de bom foi extraído ou eliminado e nada de ruim foi adicionado a eles, ou seja, são consumidos após deixados de molho ou crus.

Os alimentos bioativos, especialmente os vegetais, são compostos de substâncias biologicamente ativas: oxigênio, enzimas, nutrientes e hormônios de origem vegetal, que nutrem as células e são os melhores aliados na limpeza da quantidade exagerada de "sujeira" que ingerimos.

São eles: frutas frescas e secas, grãos e cereais integrais já maduros (preferencialmente os orgânicos), ervas aromáticas, verduras e legumes já crescidos, sementes, oleaginosas/frutos secos e leguminosas deixadas de molho por 24 horas, aproximadamente. Todos crus. Se não conseguir priorizar esses alimentos, faça um esforço para que eles ocupem ao menos 50% da sua alimentação.

Observação: evite os alimentos excessivamente maduros, que provavelmente, já estão em processo de acidificação.

ALIMENTOS BIOESTÁTICOS (ALIMENTOS QUE DEGENERAM A VIDA)

Além de sobrecarregar o organismo, esses alimentos "vazios" consomem o nosso estoque energético no processo de digestão. Diminuem a vida, contribuindo para o envelhecimento celular, especialmente por conta da falta de biodisponibilidade dos nutrientes. Ou seja, os bioestáticos perderam a maior parte da sua capacidade vital, ou por terem sido armazenados (sob refrigeração ou não), ou por terem sido sujeitos ao cozimento pelo calor ou frio – isso mesmo: o cozimento a frio implode as moléculas dos alimentos e os acidifica.

Carnes, peixes e frutos do mar, aves, ovos, leites de origem animal e derivados desgastam as células. Para que o corpo seja capaz de fazer as eliminações devidas, o ideal é que não superem 25% da rotina alimentar.

Em outras palavras, estes alimentos são aqueles que não promovem a vida e que ainda comprometem a qualidade da mesma. Não realizam o trabalho de nutrir as células, tendo ação comprometida em relação ao alimento fresco, que não foi manipulado, oxidado ou alterado enzimaticamente. Por conta desses fatores e pela perda de vitalidade e capacidade energética, a renovação e a regeneração celular ficam comprometidas.

ALIMENTOS BIOCÍDICOS (MATAM A VIDA)

Esses alimentos – se é que podemos chamá-los assim – infelizmente dominam o nosso cardápio, embora devessem ocupar apenas uma fatia mínima dele. São os patrocinadores do processo acelerado de envelhecimento celular. Além disso, consomem energia e reduzem a produtividade do organismo, o que pode provocar desequilíbrios mentais e emocionais, problemas digestórios e carências nutricionais.

Os biocídicos recebem esse nome porque são os grandes assassinos da vida. Foram plantados com o uso de adubos artificiais e químicos venenosos, passaram por processos físicos ou químicos de refinação, conservação ou preparo. Foram "enriquecidos" artificialmente ou expostos a campos eletromagnéticos e/ou à radiação. Causam envenenamento gradual das células, que vão morrendo a galope, além de atrapalhar a assimilação dos nutrientes e a eliminação de toxinas, aumentar a produção de glóbulos brancos e desgastar o organismo com o processo inesgotável de desintoxicação – que, como já falamos, debilita, enfraquece e sobrecarrega o sistema imunológico. O organismo fica mais vulnerável a putrefações, quadros inflamatórios, má circulação, doenças degenerativas, diabetes e outras doenças por conta do excesso de acidez e da viscosidade sanguínea causada pelos biocídicos.

São eles: açúcar, sal, farinhas de trigo e outras refinadas, que passam por processos químicos e que podem até bloquear temporariamente o paladar (VER CAPÍTULO 7, PG. 114). Os alimentos cozidos, refrigerantes, bebidas alcoólicas, creme de leite, frituras, produtos com glúten, industrializados e/ou sintéticos que contêm aditivos como conservantes, corantes e aromas artificiais, além de gorduras e óleos refinados e hidrogenados – olha a margarina aí, gente! Sem falar nos produtos ricos em cafeína (café, chá preto), no chocolate... São prazeres temporários, mas a que custo? No fundo, nem são tão saborosos assim, e alguns não passam de medíocres!

Para esclarecer a classificação proposta, tomarei a cenoura como exemplo. Se a cenoura for orgânica, estiver crua, não tiver sido armazenada por algum tempo nem submetida ao calor e ao frio, ela é bioativa. Se passou por cozimento ou tiver sido estocada, é bioestática. Se nela tiverem sido utilizados agrotóxicos e aditivos químicos (como conservantes, acidulantes e outros), é biocídica.

Observação: entendo perfeitamente a dificuldade em evitar o consumo desses alimentos. Entretanto, para que a alimentação seja o nosso melhor método preventivo de distúrbios e/ou doenças, é necessário que os biocídicos não ultrapassem 5% do total de consumo.

Se você priorizar os alimentos biogênicos e bioativos na sua rotina alimentar, o sistema digestório não sofrerá com a sobrecarga excessiva, facilitando a eliminação de toxinas e promovendo a revitalização completa do organismo. Os bioestáticos e biocídicos são estagnantes e roubam a energia do corpo. É essa alimentação intoxicante que nos distancia do Ser.

Fortalecendo o sistema imunológico

O corpo é uma "máquina" tão perfeita que já é concebido com mecanismos de defesa que vão se fortalecendo, preservando ou degradando ao longo da vida. É capaz de autolimpar as células, de se restabelecer e de se curar, mas é preciso que você o ajude. Se ele estiver sobrecarregado e "confuso" gastará toda a energia disponível na eliminação das toxinas e no processo de autoproteção e regeneração.

Existem várias formas de ajudá-lo: dormir à noite – o sono diurno é diferente –, acordar cedo, praticar atividades físicas no mínimo três vezes na semana (nem que seja andar, subir e descer escadas, fazer flexões de braço, agachamentos e abdominais em casa), e praticar atividades espirituais e mentais que levem à reflexão, ao autoconhecimento e à evolução (feche os olhos em meditação por alguns instantes, por exemplo). Além disso, convém evitar ficar muitas horas em jejum (a não ser que seja este o objetivo), para que a gula não tome conta de você em seguida tornando a ingestão demasiadamente rápida e sacrificando a mastigação.

Também é importante desacelerar e ter uma refeição tranquila, se possível, em família e com a TV e computadores desligados. Outros conselhos são: preferir alimentos crus ou amornados por no máximo três minutos; evitar bebidas alcoólicas, água muito gelada e refrigerantes; evitar fumar e estar em lugares enfumaçados e barulhentos; e não usar drogas. Tente diminuir drasticamente o consumo de açúcar e de produtos açucarados, como biscoitos, balas e bolos. Evite o excesso de cafeína e de outros estimulantes, além da ingestão excessiva de carne vermelha e de embutidos (peito de peru, por exemplo, a não ser que seja elaborado com peru de verdade), sal e sódio, leite e derivados, gorduras poli-insaturadas (óleo de milho etc.) e todos os demais produtos químicos e industrializados. No trabalho e em casa, evite estresse, discussões, julgamentos e críticas em excesso. Não consuma à noite (ao menos seis horas antes de dormir) alimentos indigestos ou "pesados", com açúcar ou termogênicos, pois ativam o metabolismo e podem atrapalhar o descanso.

Muitas queixas e doenças de repetição – como resfriados e problemas respiratórios, infecções, gastroenterites e alergias – podem estar relacionadas à baixa imunidade e a deficiências do nosso sistema de defesa. Sem essa proteção, o corpo fica exposto a mudanças climáticas, viroses etc. As crianças, que sempre apresentam esses sintomas pelo convívio com outras crianças, ficarão muito mais protegidas se consumirem alimentos dessa natureza. E elas adoram. Em viagem para visitar um casal de amigos finlandeses, testemunhei a alimentação das filhas deles, as lindas Maya e Devi. Ambas se divertiam e pareciam apaixonadas pela alimentação crua. A caçula, com apenas 3 anos, comia cenouras, pepinos e beterrabas como se fossem sorvete de chocolate. Tudo é questão de costume.

Alimentos crus/alimentação viva

Os judeus sempre destacaram a importância da alimentação viva para a saúde do intestino e o consequente bom funcionamento e equilíbrio do organismo. O cozimento acima de 45°C, por determinado tempo, pode destruir por completo as enzimas. Sem elas, os sais minerais podem não ser integralmente absorvidos e seu valor nutritivo não aproveitado. Isso pode facilitar o acúmulo de resíduos ácidos e tóxicos que podem ficar por longo tempo retidos secretamente nas articulações, nos tecidos, nos músculos e nos órgãos de eliminação, podendo provocar doenças, mesmo em adultos jovens.

É bem possível que o excesso de consumo de alimentos cozidos e industrializados provoque carência enzimática, obrigando o organismo a buscar, mesmo que insatisfatoriamente, fermentos digestivos em órgãos como o pâncreas, e assim gerar mais resíduos e ocasionar quadros favoráveis ao surgimento de patologias.

Como já falamos, os alimentos crus – frutas, sementes germinadas, brotos, vegetais – faxinam o organismo, evitando o acúmulo de gorduras e de toxinas provenientes do consumo exagerado de bioestáticos e biocídicos. Alimentos dessas duas categorias provocam o aumento da produção e a monopolização dos glóbulos brancos, nossos "soldados", que entendem que devem nos defender desses alimentos cozidos, vistos como invasores antinaturais, em vez de desempenharem a sua função primordial de defender o corpo de doenças. Entretanto, engolir o alimento cru **sem mastigar o suficiente**, até que fiquem minimamente pastosos também pode causar um leve aumento dos glóbulos brancos. Os alimentos levemente amornados ou aquecidos em banho-maria não costumam causar essa alteração.

A pesquisadora e estudiosa Ana Branco afirma que os alimentos vivos – sementes germinadas, brotos, bulbos, hortaliças e outros – têm um chip vivo: um **biochip**. A fervura ou o aquecimento do chip causa o rompimento da molécula de água presente nos alimentos, deteriorando ou eliminando as informações nutricionais nele presentes. Sua energia vital, vitaminas, proteínas, sais minerais, enfim, todas as suas propriedades nutricionais se perdem, parcial ou completamente.

São muitos os relatos de pessoas que melhoraram e até se curaram com a alimentação viva. Nódulos e tumores perdem espaço e recuperações surpreendentes acontecem. As defesas do organismo se fortalecem e as células se restabelecem.

Não estou sugerindo que você abandone a medicina tradicional, mas, **por favor**, dê a devida atenção à sua alimentação. Ela pode e deve ser a sua grande aliada na caminhada em direção à cura.

Os alimentos crus possuem uma textura mais crocante e sabores mais delicados. São os **verdadeiros** alimentos para os sentimentos e as emoções, para o corpo, a mente e o espírito. São alcalinos, têm um valor nutritivo altíssimo, são repletos de vitalidade e muito energéticos. Evitam a degeneração e promovem a saúde glandular e celular, ou seja, o rejuvenescimento – sexual e espiritual, inclusive.

Baseada em cursos e pesquisas, acredito muito no poder preventivo, curativo e regenerativo dos alimentos livres de agrotóxicos e crus. A alimentação viva é a melhor parceira da estética: hidrata a pele; renova e estimula a produção de colágeno, evitando rugas; estimula o bom funcionamento intestinal e, consequentemente, a boa digestão. Melhora a circulação sanguínea, hidrata, tem ação diurética, contribui para a boa saúde e para a desinflamação do organismo, aumentando suas defesas e prevenindo muitas doenças como a hipertensão arterial, distúrbios vasculares, cardíacos, das vias urinárias e renais, gastrites, úlceras e distúrbios digestórios, enxaquecas, doenças bucais e oculares, doenças respiratórias, diabetes, cálculos biliares, tuberculose e até epilepsia e câncer. Fortalecem os ossos e as articulações e seus efeitos são benéficos contra o reumatismo.

Indivíduos que convalescem de câncer devem priorizar esse tipo de alimentação, desde que de acordo com a recomendação do médico especialista. São muitos os relatos de pessoas que se beneficiaram e acreditam ter se curado graças à alimentação viva. Entretanto, cada caso é um caso.

APOSTE NOS ALIMENTOS CRUS!

Se sua refeição for composta por alimentos crus e cozidos, comece pelos crus. Eles não só vão evitar que a sua gula induza você a comer além da conta, como vão estimular as enzimas digestivas e aumentar a biodisponibilidade dos alimentos (capacidade de absorção e assimilação dos nutrientes do solo, das vitaminas C e outras), além das vantagens energéticas da energia solar.

A transição deve ser realizada aos poucos. Já ouvi relatos sinceros de que, após uma semana de alimentação viva – talvez com um pouco de carne vermelha e peixe, caso você não seja adepto da alimentação vegetariana –, é perceptível um aumento da leveza, energia, disposição e do bem-estar generalizado, com efeitos positivos inclusive no campo psicológico.

As sementes germinadas são os super-heróis dos alimentos, pois contêm valor nutricional e biodisponibilidade potencializados, entre 300 e 1200%. Os alimentos cozidos perdem cerca de 75% do potencial nutricional.

Observação: sugiro passá-los levemente pelo calor ou abrandá-los, amassando ou rompendo as fibras dos ingredientes finamente ralados ou rasgados com as mãos. Adicione sal e limão, para realçar o sabor, e forme uma pasta vegetal. Assim, o processo digestório e a absorção mais efetiva demandarão menos esforço do organismo. Este método funciona muito bem, principalmente com os idosos, cuja capacidade enzimática é menor, e com quem, como eu, tem dificuldade na digestão de fibras em excesso ou *in natura*.

As melhores panelas são as de pedra, barro ou ferro. Elas ajudam a conservar a temperatura – e não são prejudiciais à saúde (as de ferro não devem ser utilizadas em excesso). O melhor método de amornar os alimentos é colocando-os numa dessas panelas e mexer com um ingrediente vivo (cenoura ou pepino, por exemplo) ou com as mãos, o que permite controlar bem o aquecimento. A temperatura corporal humana é de mais ou menos 37°C. Então, procure fazer com que os ingredientes não superem os 40, pois, como já vimos, a função das enzimas e a metabolização começam a ficar comprometidas e os alimentos deixam de ser tão nutritivos.

Se seu objetivo é aumentar o consumo de fibras, tome o suco verde/vivo sem coar ou parcialmente coado. Se sua intenção é absorver os nutrientes imediatamente, use o coador (de preferência de tecido voal com elástico).

Para os praticantes da alimentação viva, o óleo de coco, a polpa do coco, o coco desidratado, assim com as oleaginosas e o abacate são muito indicados como fontes de calorias e de gordura boa e de qualidade. Mas o excesso, mesmo que seja de fontes de gorduras "do bem", não é indicado.

OBSERVE SEU RITMO

A alimentação viva libera nossos canais energéticos, inibindo as limitações que a mente poderia provocar e, permite maior compreensão do funcionamento do nosso organismo, observe-se! Observe o seu ritmo e capacidade digestórios, quais os alimentos nutrem você com mais energia e disposição e os que lhe causam cansaço, sono, alterações no sistema nervoso e na temperatura corporal, hipersensibilidade alérgica etc. Lembre-se que o maior desperdício de energia pode ser causado pela digestão. Evite-o. Respeite sua individualidade bioquímica em cada momento da sua vida sem a obrigatoriedade de seguir apenas um tipo de alimentação e/ou conceitos radicais.

SUGESTÕES DE ALIMENTOS PARA VARIAR O CARDÁPIO

Alface crespa, alface americana, dente-de-leão, folhas de beterraba e de mostarda, endívia, escarola, espinafre, acelga, repolho, couve-chinesa, couve crespa, couve-de-bruxelas, funcho (erva-doce), aipo, alcachofra, alcachofra-de-jerusalém, palmito, berinjela, nabo, pimentão, abóbora, pepino, beterraba, inhame, vagem, milho, edamame, lentilha, trufas brancas e pretas, cogumelo paris e outros como o portobello, shiitake, shimeji, brotos (bambu, feijão, alfafa), aspargo trigueiro, tomate, abobrinha, alho-poró, cebola roxa, chalota, rabanete, cenoura, batata-baroa, batata-doce, batata yacon, ovas de salmão, arenque, bacalhau, cherne, camarão, langostim, sardinha, caranguejo, lagosta, frango, codorna, galinha d'angola, peru, porco, vieira, mexilhão, ostra, ovo orgânico, grão-de-bico, cebolinha francesa, cerefólio, coentro, louro, manjericão (verde e roxo), salsa, sálvia, trigo, cevada, aveia, amaranto, cuscuz, arroz (integral, negro, selvagem e outros), tapioca, massas de arroz, painço, quinoa, azeitona, estragão, hortelã, orégano, alecrim, tomilho, cravo, canela, cominho, curry (verde, vermelho e amarelo), baunilha, anis estrelado, açafrão, gengibre, cúrcuma, cardamomo, pimenta-do-reino, pimenta caiena, semente de mostarda, amêndoa, avelã, nozes, macadâmia, castanha-de-caju, castanha-do-pará, pistache, damasco seco, figo seco, ameixa seca, tamarindo, tâmara, gelatina de algas, melado, mel, estévia, açúcar mascavo, fermentados (iogurte, coalhada, kefir, chucrute, rejuvelac). Frutas como maracujá, abacate, lima-da-pérsia, mamão, lichia, manga, uva, abacaxi, maçã, pêssego, coco, limão, melão, grapefruit, ameixa, pera, figo, morango, amora, cereja, mirtilo, framboesa, tangerina, melancia, nectarina, acerola, laranja-lima, banana, caju, graviola, noni, entre outras.

GERMINADOS

As sementes germinadas são os alimentos que acabaram de despertar! A quantidade de nutrientes encontrada neles é absurdamente maior e mais rica do que em qualquer outro. São os verdadeiros superalimentos, no auge do potencial e vigor, pré-digeridos, repletos de enzimas, portanto absorvidos e assimilados mais facilmente pelo organismo (também pela eliminação de fatores antinutricionais durante o processo, pela presença de antioxidantes, de hormônios de natureza vegetal e de estimulantes biológicos, com baixo índice glicêmico). Os alimentos cozidos necessitam de muito mais enzimas para serem digeridos.

COMO GERMINAR?

1. Deixe de molho de um dia para o outro (oito a doze horas, aproximadamente) num pote de vidro, com tampa ou coberto com voal ou filó e preso com um elástico (para evitar que entrem insetos), fora da geladeira. A semente da alfafa, por exemplo, necessita de apenas quatro horas de molho e do enxágue descrito no passo a seguir. A semente do trigo, do grão-de-bico e da lentilha podem ficar de seis a nove horas; se tiver tempo, lave e/ou borrife água a cada três horas (três dias são suficientes para germinar e consumir);

2. No dia seguinte, despreze a água e enxágue generosamente sob água corrente, com a ajuda de uma peneira, até que a água saia limpa; cubra a boca do vidro com o tecido escolhido e volte a prender com um elástico;

3. Em um escorredor de pratos, incline o vidro a 45°, aproximadamente. Cubra com um pano. Lave duas vezes ao dia, de manhã e à noite com a ajuda de uma peneira – sempre de plástico, sob a água corrente. De dois a cinco dias, as primeiras germinações aparecerão.

Observação 1: a germinação normalmente segue três etapas: na água (despertar das sementes), no ar e na terra, a partir da plantação dos ingredientes germinados. As que germinam com mais facilidade são os de alfafa, agrião, centeio, girassol, feijão e trigo;

Observação 2: as sementes germinadas combinam muito bem com saladas, sanduíches, sucos, smoothies, finalização de sopas etc.;

Observação 3: o broto de trigo é o mais potente de todos. É indicado como adoçante natural para diabéticos, pois tem um sabor adocicado. No entanto, deve ser consumido assim que começar a germinar, quando tiver no máximo uma a duas vezes o tamanho do grão;

Observação 4: o broto do girassol também é muito rico e possui um toque adocicado que se assemelha ao sabor pungente do agrião. O da linhaça e o alpiste, quando germinados, devem ser consumidos antes de o "narizinho" germinado aparecer. Caso contrário, podem ficar amargos;

Observação 5: os grãos de hortaliças, legumes e leguminosas devem ser consumidos 72 horas após a primeira germinação, quando tiverem de 5 a 7cm de comprimento;

Observação 6: sementes com pele germinam, como gergelim com casca, girassol e linhaça. Sementes sem pele, como nozes e arroz, não germinam; apesar de despertarem. Antes de cozinhar arroz, outros cereais e feijões, deixe-os de molho, você economizará tempo de cozimento e, com a eliminação do ácido fítico, a absorção dos nutrientes será melhor, provocando menos gases;

Observação 7: as sementes de leguminosas – feijão, soja, grão-de-bico – não devem ser colocadas em sucos, já as de gergelim, girassol e linhaça são ideais;

Observação 8: não exagere na quantidade de germinados em sucos – talvez você não goste do sabor e poderá criar uma resistência ao consumo;

Observação 9: evite guardá-los na geladeira, lembre-se de que são alimentos vivos, biogênicos! Assim, devem permanecer em temperatura ambiente para fornecer todos os benefícios.

BROTOS

Os germinados em estágio avançado se tornam brotos com aproximadamente oito a 10cm de altura. Eles têm poucas calorias e aminoácidos essenciais fundamentais para que o corpo possa produzir proteína, muito mais presentes nas plantas em crescimento.

Ricos em fibras, são ótimos para o bom funcionamento do intestino, do fígado e dos demais órgãos de eliminação de toxinas. Como já vimos, são antioxidantes, regeneram células, tecidos e órgãos, podendo ser, como outros alimentos vivos, parceiros fiéis da prevenção ao câncer e a outras doenças. São recomendados após procedimentos cirúrgicos e/ou traumatismos e, além de tudo, promovem saciedade. Meus preferidos são a grama do trigo e os brotos de cevada, de alfafa, de aveia, de feijão e de girassol. O broto de ervilha é riquíssimo em vitamina C.

Observação 1: escolha os que não estejam molhados (escuros) e murchos. Consuma imediatamente ou lave, seque bem e guarde num saco plástico fechado na parte inferior da geladeira;

Observação 2: são mais crocantes, saborosos e suaves que os alimentos mais desenvolvidos. Normalmente são consumidos crus.

DÚVIDAS FREQUENTES

COMER O ALIMENTO CRU ANTES OU DEPOIS DO COZIDO?

A comida cozida eleva consideravelmente a produção de glóbulos brancos. É como se eles tivessem de estar permanentemente em alerta, defendendo nosso corpo de "elementos" estranhos, numa reação inflamatória defensiva. Além disso, o cozimento pode arruinar a vitalidade natural dos alimentos, diminuindo ou até destruindo as enzimas neles contidas. Portanto, prefira os crus. Mas, se for consumir crus e cozidos, consuma nessa ordem, ajudando a reduzir a fome e a estimular o processo digestivo.

POR QUE VARIAR O CARDÁPIO?

Um dos motivos é para evitar que o organismo se acostume tanto com um alimento que passe a não absorvê-lo como deveria. Outro fator importante é que o corpo só lhe pede o que ele conhece e sente falta. Se você nunca comeu biscoitos recheados e frituras no bar da esquina, ele nunca vai pedir isso a você. Portanto, varie com qualidade.

QUAL É A MELHOR PANELA?

Com certeza as minhas preferidas são as de pedra-sabão e barro sem revestimento, ajudam a manter o calor por mais tempo e podem atingir temperaturas altíssimas. Portanto, fique atento. Também gosto muito da de vidro refratário, mas é difícil de achar. As de aço inox também podem ser uma alternativa, desde que contenham fundo duplo de qualidade. As de ferro são aconselhadas nos casos de anemia e para sua prevenção. Cuidado com a ferrugem – use pouca água, coloque para secar dentro do forno e, antes de guardar, passe um papel toalha com óleo ou azeite. As de cerâmica, sem revestimento e de boa qualidade são ótimas. Alumínio jamais, pois podem causar distúrbios cerebrais, podendo até contribuir para a doença de Alzheimer. O mais grave é deixar um alimento esfriando ou armazenado em recipiente feito com este metal pesado – formas de pizza, bolos, pães etc. A panela a vapor também pode ser muito útil.

Eu recomendo uma boa frigideira grande antiaderente ou de cerâmica. Além dessas, também tenho uma de 20cm, especialmente para os ovos – aconselho passar um papel toalha com azeite antes de guardar e jamais lavar.

Para o preparo de chás, prefira as chaleiras de ferro, ágata, cerâmica ou inox. Para o peixe na chapa ou frigideira, certifique-se de que a superfície não está riscada e coloque a pele para baixo primeiro. No caso do bacalhau confitado, coloque a pele para cima. Se seu tempo é curto, use panelas maiores que distribuam melhor o calor. Caso só disponha de panelas, grelhas ou frigideiras antiaderentes muito velhas e quer evitar que os alimentos grudem, cubra o fundo com sal fino e deixe esquentar até que saia fumaça. Então, jogue o sal fora e utilize em seguida. Esse truque costuma funcionar.

QUAL É A MELHOR ASSADEIRA?

As assadeiras de aço inox e com um bom fundo são boas opções. Apesar de serem bastante populares, com preços acessíveis, cuidado com o alumínio, principalmente se estiver riscado. Vidro, barro e pedra podem romper com facilidade com contraste de temperatura. As de barro e de pedra mantêm bem a temperatura quando aquecidas. As de cobre também, mas há possibilidade de soltarem sabor metálico, principalmente em contato com preparações ácidas.

Quando for assar biscoitos e bases para aperitivos, utilizar as assadeiras viradas para baixo, o calor fica mais bem distribuído, mas atenção ao colocar e retirar do forno para não derrubar tudo. As pedras de sal e outras podem ser usadas para carnes, peixes, pizzas, pães. Elas ajudam a eliminar a umidade das massas e são as melhores para manter e distribuir o calor.

QUAL É A MELHOR FACA?

Sem dúvida, minhas preferidas são as de cerâmica. São resistentes a germes e não perdem o potencial de corte em contato com alguns alimentos, como berinjela, limão etc. Não "corta" o valor energético dos alimentos, não oxida e nem altera sabores. Você só não pode deixá-las cair, elas quebram! Evite facas cegas ou mal afiadas, pois são mais perigosas e podem escorregar, provocando cortes e acidentes. Se você optar pela de metal, escolha as facas em que a lâmina adentra pelo cabo. Pessoalmente, gosto das mais pesadas, que dão mais firmeza, segurança e facilitam o trabalho. Acho as de cabo de metal muito escorregadias, sugiro as de materiais mais anatômicos. Basicamente, se você quer ter apenas uma faca de qualidade, escolha a faca do chef, que é um coringa e pode servir para quase tudo. Ela tem aproximadamente 20cm de comprimento e de 2 a

3 dedos de altura. Você vai precisar também de uma faca pequenina e pontuda que pode ser usada para alimentos menores, para cortes mais desenhados ou simplesmente para descascar. Convém ter em casa uma faca de pão, comprida e com serras, e uma faca para queijos (aquela que tem umas partes mais fundas no metal para que o queijo, a goiabada e outros alimentos desgrudem com mais facilidade). Eu também adoro a mandolina, para cortes mais finos e precisos. Se não tiver prática, cuidado com o manuseio: nunca pegue uma faca no ar e maneje sempre pelo cabo. Prefira sempre guardá-las em gavetas separadas dos outros utensílios ou num porta-facas de ímã preso na parede. Quando estiver utilizando com a tábua, procure afastar o alimento com a lateral não cortante, evitando gastar o fio da faca.

QUAIS SÃO OS OUTROS UTENSÍLIOS QUE PODEM SER NECESSÁRIOS?

Descascador de legumes, moedor de sal e pimenta-do-reino, tábua de corte (no mínimo uma para legumes e frutas – um lado para cada um –, uma para carnes e frangos e uma para peixes), espátulas de silicone que suportam calor, um batedor de arames (*fouet*), um jogo de xícaras medidoras ou, ao menos, um copo medidor, um coador panela furada ou voal (higienizar bem), um coador/peneira de metal, uma tesoura de cozinha, um ralador (de preferência da marca Microplane), um abridor de latas, um abridor de vinhos, uma bisnaga dessas de ketchup (para preparar e colocar molhos de salada), um borrifador de plantas (para colocar o azeite, é supereconômico), um secador de saladas, uma balança, um liquidificador potente, uma batedeira, um processador de alimentos, uma panela elétrica de arroz e panela para cozimento em banho-maria, uma panela de pressão, tupperwares, formas de gelo, potes/bowls de metal de tamanhos variados, tabuleiros, forma de bolo, potes/bowls de trabalho, ramequins e pirex de 2 tamanhos. Ademais, papel-manteiga, papel absorvente, plástico filme, recipientes próprios para o congelamento e panos de prato.

COMO CONGELAR E O QUE CONGELAR?

Devemos escolher alimentos frescos para congelar – eles não melhoram com o congelamento, pelo contrário: perdem vitalidade e sofrem modificação molecular. O alimento deve estar bem fechado em embalagens apropriadas e etiquetados com nome do produto e data de congelamento. Procure congelar os alimentos organizadamente, sem amontoar.

Alimentos ricos em água (como cebola, rabanete, tomate, pepino, nabo, batata yacon etc.) e molhos – que correm o risco de ter o meio aquoso separado do oleoso – não são apropriados para o congelamento. O descongelamento deve ser feito na geladeira, de um dia para o outro, ou diretamente do congelador para o forno.

DÚVIDAS NO PROCESSO DE GERMINAÇÃO?

Se no processo de germinação aparecerem bolhas na água é porque, provavelmente, ficaram tempo demais submersas e podem estar mortas, com gosto e aroma desagradáveis. Prove depois de enxaguar e, se for o caso, descarte. Se no processo de germinação você esquecer algum enxágue, elas podem ficar com aparência amarelada e podre, não coma e recomece o processo. Em climas exageradamente quentes e úmidos, como última opção germine na geladeira ou evite germinar. Sementes e grãos velhos ou demasiado secos não são indicados, pois dificilmente germinarão.

Capítulo 5

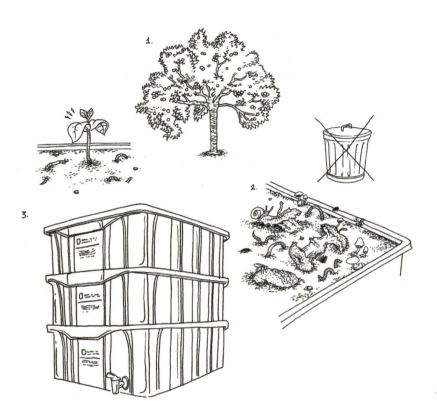

Alimentos orgânicos:
permita-se

"Se estivermos vigilantes, não passará um só dia sem que aconteça um milagre em nossas vidas. Podemos inverter essa proposição, dizendo que, caso não nos aconteça um milagre em qualquer dia de nossa vida, será simplesmente porque o teremos perdido de vista."

Rudolf Steiner

ESCOLHA CONSCIENTE, ECONÔMICA E INTELIGENTE

Esses alimentos são provenientes de uma filosofia de produção que privilegia a vida – respeitando a natureza que permanece em equilíbrio e promovendo a conservação ambiental do planeta e a nossa qualidade de vida. São alimentos mais saudáveis e mais seguros para o consumo e contribuem para o desenvolvimento sustentável, protegendo a terra, seu potencial energético e nutricional.

A produção agrícola obedece a um sistema que fortalece e mantém a qualidade do solo, incluindo as plantas, o eco e o biossistema, os animais, os insetos etc. A biodiversidade e as culturas mistas são preservadas, impedindo o desaparecimento das espécies.

Não há utilização de poluentes, como a energia petroquímica, aditivos e fertilizantes industriais, adubos sintéticos e transgênicos de sementes geneticamente modificadas, nem de agrotóxicos que já estão proibidos em muitos países, como herbicidas, fungicidas, pesticidas, inseticidas e outros venenos, produtos criados para matar criaturas vivas. Mas e nós, o que somos?

Esses venenos fixam-se nos tecidos gordurosos, afetam a saúde física e mental e podem gerar disfunções cognitivas, alterações no sistema nervoso e doenças graves. A boa e velha desculpa de que esses produtos salvam muitos da fome não é sustentável. Grande parte desses cultivos têm menor produtividade, sem falar das pragas que tornam-se cada vez mais resistentes e, por consequência, a quantidade aplicada de agrotóxicos é cada vez maior. Isso não é lucrativo para ninguém, muito menos para o produtor, que se verá cada vez mais refém do sistema de envenenamento e de suas consequências.

Já os solos vivos, que têm micro-organismos saudáveis, são fertilizados e balanceados com adubos e estimulação de predadores naturais, evitando a degradação e a erosão dos mesmos. A saúde e o bem-estar dos trabalhadores rurais e de nós, consumidores, são mantidos a salvo. O valor e a qualidade biológica e nutricional dos alimentos são incomparáveis: o alimento é praticamente 100% superior, fontes abundantes de energia vital, antirradicais livres e superiores em cor, aroma, sabor e durabilidade. Quanto mais rico o solo, mais rico o alimento. Os ingredientes que compro da agricultura orgânica duram ao menos duas vezes mais, inclusive as ervas aromáticas e as folhas verdes. São, portanto, uma escolha muito mais inteligente e mais econômica.

ECONOMIA DE ENERGIA E REDUÇÃO DO AQUECIMENTO GLOBAL E DA CONTAMINAÇÃO DA ÁGUA

Quando há emprego de produtos naturais, o solo não libera quantidades assombrosas de gases tóxicos, nitrogênio, gás carbônico, óxido nitroso e outros no meio ambiente. Eu também não tinha noção, mas a produção de fertilizantes consome mais energia do que a utilizada no plantio e na colheita das safras.

O solo contaminado com substâncias químicas responsáveis pelo envenenamento das pragas e dos "alimentos" contamina as fontes de água do planeta que poderiam matar a nossa sede. Precisamos de um argumento melhor do que esse? Eu desejo que meus filhos tenham água para beber e tomar banho, e você?

Aproximadamente 50% da pecuária brasileira não é controlada e nem certificada, e são usados, indiscriminadamente, antibióticos e outros remédios com ação estrogênica. Eles desestabilizam nossos hormônios e nossas defesas. Isso para não citar as superbactérias, que estão se desenvolvendo a galope! Muitas vezes é imperceptível, mas se formos pensar, ingerimos venenos por meio de todos os "alimentos", inclusive metais pesados, como mercúrio e outros.

COMO SABER SE UM PRODUTO É ORGÂNICO?

Atualmente, todos os produtos orgânicos têm um selo, que só é concedido quando a produção foi realizada com o uso responsável do solo e de todos os demais recursos. Os animais são alimentados com plantas naturais e são criados livremente, são vacinados e não tomam vermífugos artificiais e outros remédios como antibióticos, hormônios etc.

Até pouco tempo, antes de visitar uma fazenda de orgânicos, achava que esses produtos eram aqueles que simplesmente não haviam sido produzidos com o uso de adubos artificiais e químicos, agrotóxicos etc. Mas é preciso muito mais: conhecimento ecológico, rotação de culturas e integração total entre a flora e a fauna.

Tudo isso tem um custo que nos é repassado, é claro. Entretanto, os valores da agricultura não orgânica só fazem subir por conta da evolução das pragas, das pesquisas e da criação de sementes cada vez mais resistentes, da escassez de recursos etc. De forma indireta, esses custos também se tornam mais altos, por meio de gastos com médicos e remédios para sanarem problemas de saúde relacionados à falta de nutrientes e à baixa biodisponibilidade dos alimentos. A única solução viável e efetiva é impulsionarmos o consumo de alimentos orgânicos e dos produtores locais, estimulando a produtividade e a baixa dos preços.

PONTOS RELEVANTES

Nutrir a terra sem o uso de sintéticos: os alimentos retiram nutrientes do solo, que deve ser preservado e tratado com produtos naturais e orgânicos, como adubos, caldas e extratos contra pragas e insetos indesejados;

A água é fundamental: a irrigação deve ser feita com água de qualidade – a limpeza dos produtos também;

Os animais são o que comem e absorvem, exatamente como nós. Portanto, a alimentação deles, bem como a forma como são criados, é de extrema relevância.

Alguns alimentos sofrem maior contaminação: se não forem orgânicos, evite pimentão, morango, pepino, alface, cenoura, abacaxi, abobrinha, beterraba, couve, mamão, uva, tomate, laranja, maçã, arroz, feijão, repolho, manga, cebola e batata.

Outros alimentos que merecem o consumo orgânico: milho, fubá de milho, banana, melão, tangerina, ameixa, mirtilo, maracujá, cereja, framboesa, goiaba, pêssego, figo, pera, nectarina, espinafre, caqui, pitanga, abacate, acerola, jabuticaba, coco, tangerina ponkan, brócolis, couve-flor, champignon, aspargo, berinjela, abóbora, ervilha e rabanete.

Quais os riscos da alimentação com agrotóxicos? Existem, realmente, consequências para a saúde e para o bem-estar? As mesmas que qualquer outro veneno poderia causar: reações alérgicas, dores de cabeça recorrentes, fraqueza imunológica, doenças crônicas (como o câncer dos mais variados tipos), problemas no sistema nervoso central, alterações no DNA, infertilidade, esterilidade, comprometimento das funções vitais, neurológicas, endócrinas e mentais (Parkinson, hiperatividade, falta de concentração, depressão e outras), problemas no coração, no fígado, nos rins, nos pulmões etc. Isso sem falar no acúmulo de alimentos nas paredes do intestino, que comprometem a absorção dos nutrientes e desencadeiam desequilíbrios hormonais relacionados ao estresse, à qualidade do sono e ao bem-estar.

E nosso meio-ambiente, a água que nos banhamos e as árvores que garantem a qualidade do ar que respiramos?

"Os agrotóxicos contaminam a cultura, o solo, as plantas e os animais, os rios, lagos, cachoeiras e lençóis freáticos, chegando a atingir até o oceano, que já apresenta elevados níveis de agentes poluentes oriundos da agropecuária, tendo sido detectado DDT[3] em pinguins, baleias e focas. No entanto, não são tão eficazes no combate às pragas, como propalado pelas indústrias. Além disso, o DDT está relacionado à degeneração gordurosa do coração e fígado." Dr. Marcio Bontempo, livro *Receitas para ficar doente*.

Não se esqueça de que mesmo sendo orgânicos, a escolha de fornecedores confiáveis é válida, assim como a limpeza dos alimentos e fazer bom proveito das cascas também. No caso dos alimentos não orgânicos, prefira sempre os produtos da estação, nacionais e locais. E, nesse último caso, procure higienizá-los muito bem, descascá-los – para se livrar das ceras que contêm fungicidas etc. – e retirar as folhas externas. Lave as folhas separadamente e deixe-as de molho por 15 minutos em uma solução de 1 litro de água com 1 colher de sopa de suco de limão ou vinagre ou bicarbonato de sódio, e enxágue. Tente diversificar as hortaliças e as frutas. Dr. Lair Ribeiro faz uso de uma técnica que ele assegura limpar os alimentos de agrotóxicos: deixar de molho por, aproximadamente 1 hora em uma solução de 5ml de tintura de iodo a 2% com 1 litro de água mineral ou filtrada em recipiente tampado. Não reutilizar esta água.

O HIDROPÔNICO É SAUDÁVEL? É ORGÂNICO?

Não tem nada a ver uma coisa com a outra. Os produtos hidropônicos são feitos em estufas, suspensos e com emprego de tecnologia. Essa horticultura é realizada sem contato com a terra, luz natural e o consequente processo de fotossíntese, isto é, o alimento contém possivelmente menos nutrientes. Todos os fatores necessários para o cultivo são artificiais. São utilizados fertilizantes químicos e até mesmo agrotóxicos. Não recebe nutrição do solo de boa qualidade, que é naturalmente filtrado e equilibrado. A única vantagem mesmo é a linda aparência dos produtos, o que não representa saudabilidade.

E OS TRANSGÊNICOS?
O QUE HÁ DE ERRADO COM ELES?

São produtos que têm sua estrutura genética manipulada em laboratório para que fiquem mais resistentes a insetos, vírus e bactérias e, como consequência, agrotóxicos. São, teoricamente, mais resistentes também às pragas, o que evitaria a perda de produtividade. No entanto, as pragas, como todos os seres da natureza, como já vimos

---

3 Diclorodifeniltricloroetano (DDT) é o mais conhecido dentre os inseticidas do grupo dos organoclorados.

– também encontram formas de se fortalecer, e as sementes transgênicas já não estão mais imunes.

Isso significa que o consumo de produtos transgênicos fomenta o desenvolvimento de agrotóxicos ainda mais fortes. E o que pode ser ainda mais grave é o cruzamento natural, isto é, sem a intervenção do agricultor, de plantas transgênicas com plantas não transgênicas.

Apesar dos quadros alérgicos e da resistência humana a remédios antibióticos terem sido verificados, ainda não existe comprovação científica sobre todo o mal que os transgênicos podem causar e seus efeitos na saúde humana. Mas o que é mais que sabido é que são mais resistentes aos agrotóxicos – isso quer dizer que estes são aplicados nas plantações das sementes transgênicas e vão diretamente para o nosso prato e o nosso corpo.

Irradiação de alimentos

Vou apenas explicar a título de informação, porque me recuso a desperdiçar tempo com algo tão antinatural e químico. Essa técnica é usada com material radioativo, visando exterminar pragas e possíveis organismos nocivos e potencialmente prejudiciais ao lucro, para dar "liquidez" aos alimentos. Contudo, é difícil acreditar que essa irradiação mate apenas esses organismos, não é?

Vegetarianismo

O vegetariano pode ser vegano, aquele que não faz uso de nenhum produto de origem animal; lactovegetariano, que consome leite e derivados, ou ovolactovegetariano, que, como o nome sugere, acrescenta ovo à alimentação lactovegetariana.

Alguns estudos defendem que o homem é frugívoro, pela formação dos dentes – nos carnívoros os dentes são afiados e agudos – e, principalmente, pelo tamanho do tubo digestivo, que é aproximadamente quatro vezes maior que o dos carnívoros, de três a cinco vezes o comprimento do corpo (entende-se da boca até o ânus e não da cabeça aos pés). A medida do tubo digestivo dos frugívoros determina uma digestão mais lenta e trabalhosa por conta do trânsito intestinal mais longo – mais um motivo pelo qual a mastigação é importante. Essa configuração faz com que a digestão dessas proteínas demore muito mais: trinta horas é o tempo aproximado para que esse trânsito se cumpra por completo. Além disso, e complementando a justificativa, os nossos ácidos estomacais são vinte vezes mais suaves do que o dos carnívoros, que têm um poderoso ácido clorídrico no estômago para digerir e processar a carne.

A produção exacerbada de CO_2, a utilização absurda de água potável (1500 litros para 500 gramas de carne bovina), o desflorestamento, a desertificação do solo e o esgotamento da terra, que impossibilitam o crescimento de qualquer vegetal, são cruéis e irreprimíveis na destruição do **nosso meio ambiente**. Não há possibilidade de resistência ao consumo indiscriminado de carne, e quem **sofre somos nós e o nosso planeta**. Nos países menos desenvolvidos as consequências são ainda mais graves, porque a quantidade de bocas para alimentar é maior e a produção pecuária é muito pouco fiscalizada.

De acordo com o departamento de agricultura dos Estados Unidos, até 90% de todos os cereais produzidos é destinado à alimentação de animais. Imagine que são necessários 7 quilos de cereais – que poderiam alimentar famílias inteiras – para a extração de míseros 500 gramas de carne bovina!

Por melhor que seja a procedência da sua carne, e é claro que isso faz toda a diferença, um animal morto começa a entrar em putrefação pela ação dos germes/bactérias. E, contrariando o que muitos acreditam, submeter a carne a baixas temperaturas – refrigeração e congelamento – não as mata, apenas dificulta ou impede temporariamente que elas se desenvolvam. Quando as carnes voltam à temperatura ambiente, a putrefação volta a atuar com mais força, devido ao aumento de volume de água nos tecidos dos animais. Para retardar o processo de putrefação, nitritos e nitratos são utilizados logo após a morte dos bichos, e estes permanecem no nosso organismo por muito tempo.

A eliminação total das bactérias só acontece quando essas carnes são submetidas à temperatura e ao cozimento completo, o que não agrada aos verdadeiros gourmets de plantão, eu me incluo.

Os elementos químicos, os tranquilizantes, os antibióticos e talvez até os hormônios que os animais começam a ingerir antes mesmo do seu nascimento, acabam dentro do nosso corpo. Provocam intoxicação e saturam os órgãos (fígado, rins, coração etc.), que sofrem esgotamento ao ter de funcionar até três vezes mais do que os órgãos de um vegetariano para neutralizar as toxinas. Você estressa o seu organismo, sem falar no cansaço que esse processo provoca.

A presença elevada de ácido úrico, procedente do consumo exacerbado de carnes fica retida nos tecidos e nas articulações, o que pode causar gota, artrite etc. Nem muita ioga, pilates e alongamento salvarão você da sensação de estar "travado". A carne acidifica o sangue, deixando o caminho aberto para inflamações, parasitas, vermes e várias outras patologias. A melhor forma de consumir a carne para aliviar um pouco essa acidificação é com uma saudável salada crua, que, como a carne, necessita do meio ácido para ser digerida.

Importante destacar que a carne é o alimento que mais apodrece dentro do organismo. Agora, eu pergunto a você: lixeira é depósito de lixo ou de saúde? O corpo não é lixeira e não devemos tratá-lo como tal. O desgaste para a eliminação das toxinas e a deterioração e desnutrição das células são determinantes para a nossa saúde.

E os peixes, os frutos do mar e as aves? Os peixes de cativeiro comem ração que pode estar recheada de glúten, soja transgênica, aditivos químicos etc. Os frutos do mar funcionam como filtro das águas e já não têm mais tempo de se autolimparem, de tanta sujeira e metais pesados. As aves chamadas "caipiras", criadas em liberdade com alimentação natural e livres de antibióticos e outros químicos utilizados na criação bovina, estão cada vez mais raras.

O *foie gras* é uma covardia sem proporções, sem falar que está longe de ser saudável comer o fígado de qualquer animal, ainda mais inflado de gordura. Pior é que nem sempre é saboroso. Muitos acham que sabem prepará-lo *comme il faut*, isto é, devidamente, só que não! A verdade é que a grande maioria dos *foie gras* é de procedência e elaboração de péssima qualidade. Eu já disse que não sou a favor de radicalismo, procuro ter consciência das minhas necessidades – não estou falando de vontade e capricho – e, quando percebo a carência de proteína animal, não me nego ao consumo. Entretanto, tem certas questões que beiram o exagero, a insensibilidade e a insanidade, e não me negarei em divulgá-las.

Está mais do que claro que alimentação vegetariana pode ser mais saudável, pois além de nutrir o físico, nutre o psíquico – o mental e o emocional. Esse tipo de alimentação tem tudo para suprir as necessidades nutricionais e para contribuir para a redução e para a prevenção de doenças graves, crônicas e degenerativas.

Não se trata de se tornar um vegetariano radical – faça isso apenas se você tiver a percepção de que esta alimentação é a ideal para o seu corpo e para o seu estilo de vida. Mas, de qualquer forma, vale a pena repensar o exagero no consumo de proteína animal.

Há seis anos, me dei conta de que estava consumindo carne vermelha quase todos os dias, duas vezes ao dia. Eu era escrava do consumo animal e muita gente que conheço é também.

Eliminei a carne e o frango, e comecei a priorizar os vegetais, as hortaliças, as frutas, as sementes e as fontes vegetais de proteína. Isso me permitiu observar algumas alterações no meu corpo e na minha disposição. Comecei a notar mudanças no meu funcionamento intestinal, no odor do meu corpo (que passou a estar mais alcalino), na leveza e fluidez mental. Não me arrependo e estou me sentindo muito melhor e mais disposta.

Outro fato relevante diz respeito à questão ética e espiritual, o karma, como veremos com profundidade no capítulo TRATAMENTOS HOLÍSTICOS E PRÁTICAS ESPIRITUAIS (VER PG. 312). A produção de uma espécie de camada energética viscosa e de baixa vibração, que altera negativamente a consciência e pode estimular depressão e irritabilidade, é devido à violência e à crueldade – marretadas na cabeça e outros golpes – com que esses animais são criados e abatidos. Todo o sofrimento e toda a carga emocional ficam armazenados nas células dos animais, que são levados a corte, até chegarem às mesas de nossas famílias e de milhões de outras. Por esse e outros motivos, algumas práticas como a ioga e a meditação, e certas organizações cristãs e religiões como o hinduísmo e o budismo, são a favor do vegetarianismo.

E os vegetais, não sentem nada? Diferente dos animais, as plantas ainda não têm emoções, racionalidade ou consciência. Entretanto, na minha humilde opinião, o ideal mesmo é viver de luz. Mas como tornar essa filosofia possível no mundo em que vivemos? Como não abrir mão de um dos maiores prazeres da vida sem acabar com a água que bebemos e contaminar o próprio ar que respiramos? Equilíbrio, consumo consciente e não se deixar "consumir".

As dúvidas mais recorrentes são: não vou ficar carente de proteína animal? O que devo comer para substituí-la e não ter deficiência de vitaminas e nutrientes?

Que tal parar de comer doces descontroladamente e aumentar o consumo de missô e tofu orgânicos, brotos e germinados, vegetais e hortaliças cruas (especialmente as verde-escuras), oleaginosas (como nozes, castanhas-do-pará, castanha-de-caju, amêndoas etc.) e outras fontes de gorduras boas, sementes como o gergelim, algas, cogumelos, cacau, arroz integral, gérmen de trigo, leguminosas como a lentilha, feijões e grão-de-bico etc. Lembrando que, mesmo de origem vegetal, o excesso de proteínas não é recomendado.

Conheço vários lactovegetarianos que não comem carne de origem animal, mas que "enchem a cara" de queijo. Contudo, o queijo vem da vaca que, para produzir quantidades enormes o suficiente para a megapopulação atual, tem de ser mantida prenha continuamente (ou com pouquíssimos meses de descanso) e são afastadas dos seus filhotes. Ao ficarem doentes esses animais têm as suas tetas injetadas com antibióticos e outros remédios que vão sem escala para dentro do nosso corpo. Já imaginou viver a vida toda grávida, ingerindo remédios? Sem falar que o consumo exagerado de leite e derivados pode sobrecarregar o fígado, os rins etc., e ainda atrapalhar a absorção de cálcio, ferro e outros minerais. Olha aí a anemia e outras queixas possíveis.

Para descobrir sua necessidade diária de proteína basta multiplicar o seu peso por 0,8g. Em alguns momentos, seu corpo pode precisar de doses maiores, como em casos de hemorragia, períodos de estresse, gravidez e amamentação, por exemplo. Em caso de problemas renais, a quantidade deve ser diminuída. Portanto, só um nutricionista ou profissional da sua confiança poderá calcular as suas necessidades nutricionais. A análise será mais completa levando em consideração seu organismo e seu estilo de vida como um todo. Entretanto, recomenda-se aos vegetarianos com mais de 65 anos a suplementação com vitamina B12 – incluindo outros suplementos ricos nessa vitamina, como a geleia real, por exemplo –, seguindo orientação médica.

Estamos na era da unidade e, por mais que alguns nunca tenham parado para pensar ou se importado, inconscientemente estamos todos nos encaminhando para a era da luz e do despertar da consciência – as crianças de hoje em dia já estão nessa jornada. Graças a Deus. É cada vez mais frequente perceber que muitas pessoas já não ignoram e até se preocupam com a forma como se sentem após noites mal dormidas, refeições malfeitas, consumo de produtos que provocam distúrbios e mal-estar. Também tenho reparado que a reflexão, mesmo que modesta, está ocorrendo. Apesar de alguns ainda serem completamente indiferentes aos maus tratos e ao fato de respirarem o ar que (in)diretamente poluem e de se alimentarem do sofrimento dos semelhantes, já percebo interesse pelo assunto frente às atrocidades relacionadas ao meio ambiente e suas consequências na alimentação e vice-versa. O crescimento espiritual e a limpeza do karma pessoal e coletivo dependem disso. A saudabilidade dos nossos corpos físico, mental e emocional também.

> "Sou, por princípio, fervoroso seguidor do vegetarianismo. Acima de tudo, por razões afetivas e morais. Creio firmemente que, por seus efeitos físicos, o sistema de vida vegetariano influirá de tal maneira sobre o comportamento do homem que em muito melhorará o destino da humanidade."
>
> "Nada aumentará de forma tão significativa nossas chances de sobrevivência na Terra do que a mudança para uma alimentação vegetariana."
>
> *Albert Einstein*

Agricultura Sintrópica de Ernst Gotsch

Para Ernst Gotsch não há terra ruim. A agricultura sintrópica é um conceito integral, que parte do simples para o complexo propondo soluções ambientais regenerativas trabalhando a dinâmica de sucessão natural vegetativa em larga escala. Não só evita o esgotamento de recursos naturais, como enriquece-o, estimulando a sincronia e o equilíbrio energético positivo no sistema a partir do mecanismo florestal. Assim, a natureza é a maior aliada "tecnológica" da própria natureza em prol do planeta, sem "agressão" e impactos negativos.

A agrofloresta e agroecologia são inspiradas nela, preservando e revertendo as dificuldades, como as debilidades do solo, as mudanças climáticas etc. Mas como? De um modo geral, ocorre a fomentação de material orgânico para o solo – adubação natural, onde a poda das árvores é a estimuladora do metabolismo do processo produtivo em que a fotossíntese é acentuada, o clima é mais ameno e as plantas passam a ter raízes mais ativas, que absorvem mais água e sais minerais, se adubando naturalmente em uma engrenagem contínua que gera abundância e respeito com os trabalhadores rurais e o meio ambiente.

O melhor de tudo é que essa técnica/prática agrícola desenvolvida por Ernst, que une conhecimento científico e sensibilidade, é tão genuína e sofisticada que pode ser replicada em qualquer lugar.

Safra dos Alimentos

Janeiro
Legumes, verduras etc.
Abóbora, abobrinha, agrião, alho-poró, almeirão, aspargo, batata-inglesa, berinjela, beterraba, brócolis, catalonha, cebola, cebolinha, cenoura, chicória, cogumelo, couve, espinafre, inhame, jiló, mandioca, mandioquinha, maxixe, milho verde, mostarda, nabo, palmito, pimentão, quiabo, rabanete, repolho, rúcula, salsa, salsão (aipo), tomate, vagem.
Frutas
Abacaxi, ameixa, banana-d'água, banana-maçã, caju, figo, goiaba, jaca, laranja-pera, limão-taiti, limão-galego, maçã, manga, maracujá-azedo, maracujá-doce, melancia, melão, pera, pêssego, uva-itália.

Fevereiro
Legumes, verduras etc.
Abóbora, abobrinha, agrião, alho-poró, aspargo, batata-inglesa, berinjela, beterraba, cebola, cebolinha, cogumelo, couve, inhame, jiló, mandioca, mandioquinha, maxixe, milho-verde, mostarda, palmito, pimentão, quiabo, rabanete, repolho, salsa, salsão (aipo), tomate.
Frutas
Abacate, abacaxi, ameixa, banana-d'água, banana-maçã, caju, caqui, figo, fruta-do-conde, goiaba, jaca, limão-taiti, limão-galego, maçã, maracujá-azedo, maracujá-doce, melancia, melão, pera importada, uva-itália, uva-isabel.

Março
Legumes, verduras etc.
Abóbora, abobrinha, alho-poró, aspargo, batata-inglesa, berinjela, cará, cebola, cebolinha, chuchu, cogumelo, inhame, jiló, mandioca, mandioquinha, maxixe, milho-verde, palmito, pimentão, quiabo, rabanete, repolho, vagem.
Frutas
Abacate, banana-d'água, banana-maçã, caqui, figo, goiaba, jaca, laranja-lima, lima-da-pérsia, limão-taiti, limão-galego, maçã, maracujá-azedo, maracujá-doce, melancia, melão, uva, uva-itália, uva-isabel.

Abril
Legumes, verduras etc.
Abóbora, abobrinha, aspargo, batata-inglesa, berinjela, cará, cebolinha, chuchu,

cogumelo, inhame, jiló, mandioca, mandioquinha, maxixe, milho-verde, palmito, pimentão, quiabo, rabanete, repolho, vagem.
Frutas
Abacate, banana-d'água, banana-maçã, caqui, figo, goiaba, jaca, laranja-seleta, laranja-lima, laranja-pera, lima-da-pérsia, limão-taiti, limão-galego, maçã, maçã argentina, mamão-bahia, maracujá-azedo, maracujá-doce, melancia, tangerina, uva.

Maio
Legumes, verduras etc.
Abóbora, abobrinha, alface, batata-inglesa, berinjela, cará, chuchu, cogumelo, inhame, jiló, mandioca, mandioquinha, pimentão, quiabo, rabanete, rúcula, salsa, tomate, vagem.
Frutas
Abacate, banana-d'água, banana-maçã, banana-prata, jaca, laranja-seleta, laranja-lima, laranja-pera, lima-da-pérsia, limão-taiti, maçã argentina, mamão-bahia, mamão-amarelo, maracujá-azedo, maracujá-doce, melancia, tangerina, tangerina-poncã.

Junho
Legumes, verduras etc.
Acelga, alface, batata-inglesa, brócolis, cará, chuchu, cogumelo, ervilha, inhame, mandioca, mandioquinha, rúcula, salsa, tomate.
Frutas
Abacate, banana-d'água, banana-maçã, banana-prata, jaca, laranja-seleta, laranja-lima, laranja-pera, lima-da-pérsia, limão-taiti, maçã argentina, mamão-bahia, mamão-amarelo, maracujá-azedo, maracujá-doce, melancia, tangerina, tangerina-poncã.

Julho
Legumes, verduras etc.
Abóbora, acelga, alface, batata-inglesa, brócolis, cará, cenoura, erva-doce, ervilha, espinafre, inhame, mandioca, mandioquinha, mostarda, nabo, rúcula, salsa, tomate.
Frutas
Abacate, abacaxi, banana-d'água, banana-prata, laranja-seleta, laranja-lima, laranja-pera, lima-da-pérsia, limão-taiti, maçã argentina, mamão-bahia, mamão-amarelo, maracujá-azedo, melão, morango.

Agosto
Legumes, verduras etc.
Acelga, agrião, alface, almeirão, beterraba, brócolis, cará, catalunha, cebola,

cenoura, chicória, couve, couve-flor, erva-doce, ervilha, espinafre, inhame, mostarda, nabo, rúcula, salsa.
Frutas
Abacaxi, banana-prata, caju, jabuticaba, laranja-lima, laranja-pera, lima-da--pérsia, maçã argentina, melão, morango.

SETEMBRO
Legumes, verduras etc.
Acelga, agrião, alface, alho, almeirão, beterraba, brócolis, catalonha, cebola, cenoura, chicória, cogumelo, couve, couve-flor, erva-doce, espinafre, mostarda, nabo, repolho, salsa, salsão (aipo).
Frutas
Abacaxi, banana-prata, caju, jabuticaba, laranja-pera, maçã argentina, morango, nêspera.

OUTUBRO
Legumes, verduras etc.
Acelga, alcachofra, alface, alho, alho-poró, almeirão, beterraba, brócolis, catalonha, cebola, cenoura, chicória, chuchu, cogumelo, couve, couve-flor, erva-doce, espinafre, mostarda, nabo, repolho, salsa, salsão (aipo), vagem.
Frutas
Banana-prata, caju, jabuticaba, morango, nectarina, nêspera.

NOVEMBRO
Legumes, verduras etc.
Alcachofra, alface, alho-poró, almeirão, beterraba, catalonha, cebola, cebolinha, cenoura, chicória, couve, espinafre, mostarda, repolho, salsa, salsão (aipo), vagem.
Frutas
Caju, jabuticaba, manga-rosa, morango, nectarina, pêssego.

DEZEMBRO
Legumes, verduras etc.
Alcachofra, alho, alho-poró, almeirão, beterraba, catalonha, cebola, cebolinha, cenoura, couve, repolho, salsa, salsão (aipo), tomate, vagem.
Frutas
Abacaxi, ameixa, manga rosa, melão, pêssego.

Dúvidas frequentes

Por que os alimentos orgânicos têm a aparência mais feia?

Principalmente porque não são usados meios artificiais para "maquiarem" sua aparência real. Independente da beleza exterior, com certeza, eles são mais saudáveis e mais biodisponíveis, mais ricos em sabor e em nutrientes. E mais econômicos! Isso mesmo: se armazenados apropriadamente, eles duram mais.

Com ou sem casca?

Antigamente a casca tinha mais nutrientes. Hoje em dia tem mais "veneno". Portanto, se não for orgânico, descasque. Alimentos orgânicos podem ser consumidos com a casca, porque ela contém fibras e isso evitaria o desperdício de alimentos que podem e devem ser aproveitados, desde que muito bem higienizados com ajuda de uma escovinha.

Devemos evitar alimentos brotando ou gêmeos? Como eles são?

Os primeiros são aqueles alimentos em que você vê novos "galhos" brotando, como se fossem filhotes. Muito comum em cebolas e alhos. Eles podem causar fermentação, gases e outros desconfortos. Gêmeos são aqueles dois ou três alimentos que nascem grudados, como a cenoura com duas "pernas", por exemplo. Esses alimentos, se não forem orgânicos, podem ser sinal de excesso de agrotóxicos. Muito comum também em morangos, que todos tendem a achar graciosos.

Como escolher as frutas, verduras e sementes?

Descarte as que estiverem encharcadas e moles, com manchas esbranquiçadas e odor estranho, prefira sempre as frescas e firmes. As verduras também. As melhores frutas são as maduras ou que amadureçam naturalmente. As maduras sempre exalam um aroma adocicado, principalmente as frutas de pele fina como o morango, a uva e outras, que devemos priorizar o consumo orgânico. O ideal é deixar amadurecer fora da geladeira e, se tiver pressa, dentro de um saco de papel, nunca de plástico. Nunca compre as sementes a granel – podem conter fungos e/ou estarem oxidadas –, prefira as que estão embaladas a vácuo ou vendidas em potes herméticos. E opte pelas hortaliças cujos cabos quebram facilmente, significa que estão frescas e crocantes, evitando as amareladas e com manchas.

Qual é a importância de consumir produtos locais? E produtos que estão de acordo com a sazonalidade?

Ao consumirmos produtos locais poupamos o meio ambiente e não comprometemos em demasia a biodiversidade. Gastos exagerados com transporte de longa distância são evitados, poupando combustível e diminuindo a poluição e a oxidação dos produtos, por exemplo. Os produtos da estação não necessitam de meios externos para serem plantados e colhidos. O valor de mercado é mais justo e a qualidade, infinitamente superior. Caso não sejam orgânicos, durante o período sazonal, o uso de agrotóxicos é menor. Quanto mais tempo os ingredientes levarem da plantação ao seu prato, menor será o valor energético desses alimentos.

Se eu não comer carne fico fraco?

Não. Mas, se não comer proteína, sim!

Qual é a melhor forma de higienizar os vegetais?

O hipoclorito de sódio é recomendado pelo Ministério da Saúde. Entretanto, mesmo sem comprovação científica, existem profissionais que acreditam no aumento dos radicais livres no corpo humano. Portanto, prefiro a água oxigenada 10 volumes – ¼ do copo para 1 copo de água mineral ou filtrada – ou 2 colheres de sopa de vinagre de maçã para 1 litro de água. Esfregue um pouco os alimentos com as mãos, deixe-os de molho por 30 minutos e depois enxágue – retire-os sem que a água escorra por cima deles e a sujeira também. Esses métodos não matam os possíveis bichos, que ainda podem ser encontrados, mas fazem com que saiam para a superfície e a sujeira fique depositada no fundo do recipiente.

Ingredientes transgênicos fazem mal?

Não gostaria de entrar nessa polêmica, mas, segundo estudos, não chegaram nem perto de descobrir todas as consequências de sua utilização – como as alergias. O que sabemos, sem dúvidas, é que são genes cruzados em laboratório criados para serem resistentes ao uso de agrotóxicos usados para **matar** pragas. Precisamos de mais alguma explicação?

Capítulo 6

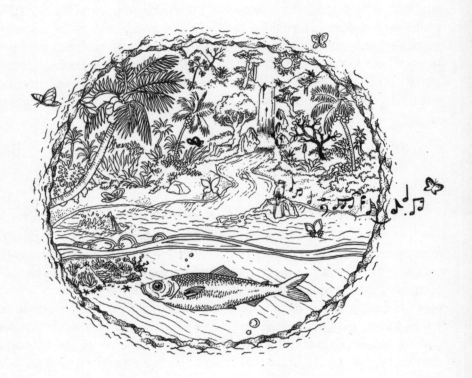

Anjos da Guarda:
eles existem

"O que eu posso ser, fazer, ter, criar ou gerar que tornaria a minha vida e o mundo um lugar melhor?"

Gary Douglas

ÁGUA

Sem água, não há vida. Ela é a própria fonte da vitalidade e da energia vital. Entretanto, temos de estar atentos à sua procedência, às quantidades de cloro e flúor, ao pH, ao material em que são engarrafadas (plástico impróprio pode conter a presença de bisfenol), à presença de substâncias estrogênicas e etc.

Os tecidos do corpo são formados por grupos de células, que são mais líquidas do que sólidas. Somos compostos de água nos tecidos musculares, no sangue e no cérebro, na proporção de, aproximadamente, 50% quando idosos e 90% quando bebês. No processo de amadurecimento e envelhecimento vamos perdendo água, o que provoca ressecamento das juntas, enrugamento da pele, diminuição do ritmo do metabolismo etc. Além disso, na idade avançada os mecanismos de equilíbrio interno já não respondem tão bem, não indicando quando há desidratação. Ao não beberem água por um longo período, alguns idosos podem até sofrer queda de pressão e confusão mental súbitas, seguidas ou não de ataques fatais.

Esse é um dos motivos pelos quais precisamos, ao longo da vida, ir aumentando o consumo de alimentos ricos em enzimas e em energia orgânica, alimentos germinados e fermentados, frutas, verduras, legumes crus e outros. Para consumo, não existe água melhor do que a presente nesses alimentos. Quando ela penetra nas sementes, as faz despertar e brotar em direção ao solo e à luz do sol, ocorrendo o vigoroso processo de germinação. A água é uma substância biodisponível, coloidal, rica em minerais e boas bactérias, e se comunica diretamente com a água presente em nosso corpo, nas células e no sangue, promovendo regeneração e limpeza.

A água hidrata, purifica e nutre. Funciona como um "desinfetante", estimulando e provocando a eliminação de impurezas, de toxinas e de células mortas. Absorve energia, podendo ainda ser um poderoso instrumento de cura se você colocar boas intenções nas águas que utiliza para beber, cozinhar e se banhar. Isso ocorre em muitos templos de luz, como nas igrejas e nos centros de meditação e de reuniões para elevação e limpeza espiritual. Dentre eles, podemos citar os centros espíritas kardecistas, a Casa Dom Inácio de Loyola criada por João de Deus, em Abadiânia, e em tantos outros, conforme veremos num capítulo posterior (VER CIRURGIAS ESPIRITUAIS, PG. 319).

Degustando a água, permitimos que seus nutrientes sejam absorvidos pela mucosa da boca. Tome calmamente, desfrutando gole a gole. E em pequenas porções, várias vezes ao dia. Tome o primeiro copo antes mesmo de levantar da cama, despertando seu organismo e metabolismo. Dessa forma, você poderá extrair a maior parte dos seus benefícios, obtendo, inclusive, efeitos terapêuticos, prevenindo e até mesmo contribuindo para a cura de algumas patologias ou queixas tais como gripes, resfriados e outros problemas respiratórios, dores de cabeça, entupimento de veias, problemas e disfunções dos rins, do coração, do estômago, dos intestinos, além de infecções, dores articulares e na coluna provocadas por vértebras desidratadas etc.

O desempenho das funções vitais necessárias ao perfeito funcionamento do organismo depende da água. Ela é indispensável para o transporte de oxigênio e para a nutrição celular, garantindo quantidade suficiente de sangue para o direcionamento dos nutrientes ao seu destino e a correta absorção pelas células. A boa hidratação garante o controle da temperatura corporal, a amamentação e a proteção do feto durante a gestação. Sentimos mais falta no verão e nos dias mais quentes, mas não podemos nos esquecer do outono e da primavera, quando o clima sofre mudanças cada vez mais bruscas, provocando desidratações imperceptíveis, que podem contribuir para processos alérgicos, gripes e resfriados.

Portanto, sugiro dar a devida prioridade a esse alimento, pois, se existe um bem determinante para a boa saúde, é a água. Atenção ao filtro que compram e à água que bebem. Para mim, beber água da torneira sob o argumento de que é "permitida", controlada, ultratestada e gratuita é desperdiçar a própria saúde. Os encanamentos são testados? Cálcio, cloro e outros químicos não orgânicos são utilizados no tratamento das águas, propiciando o acúmulo nas artérias, dentes e outras regiões do corpo, o que **atrapalha** o importante equilíbrio da microbiota intestinal.

Conheço pessoas que consomem menos de dois copos de água ao dia ou apenas ao sentir sede, principalmente nas estações mais frias. Acontece que, quando a sede aparece, ela já é um indicador de carência de hidratação e, nesses casos, pode haver um comprometimento do desempenho das atividades renais e cerebrais, já que a pressão do sangue perde força, exigindo mais esforço do coração para bombeá-lo.

No campo metafísico, podemos ter de lidar com as terríveis sensações de desânimo, pessimismo, ansiedade, angústia e medo. A partir disso, já não seria necessário argumentar muito mais para concluirmos a importância do consumo de água e da recuperação da perda de líquidos. Eliminamos água pela urina, pela pele (suor), pela respiração e pelas fezes. Nas diarreias e vômitos a eliminação é maior, chegando a ultrapassar a quantidade de dois litros ao dia. Aliás, a urina é um ótimo indicador. Se estamos desidratados ela será mais densa e mais escura e terá odor mais pronunciado. Considere que na prática de exercícios físicos perdemos sais minerais, portanto lembre-se de se hidratar e de se reabastecer, garantindo o desempenho e a qualidade das atividades musculares e das articulações. Já a urina em excesso (número de vezes e volume) e a sede exagerada podem ser indicadores de quadro de diabetes. Algumas dietas também podem aumentar a eliminação de água. Fique atento!

Algumas pessoas parecem não sentir falta e não gostar muito de tomar água. Nesses casos um bom truque é passar um pouco de água na boca, umedecendo os lábios para chamar a vontade.

Como a água é o nutriente mais abundante do corpo humano, ela precisa estar em movimento, fluindo dentro do nosso corpo para renovar e não estagnar a energia. Ela hidrata o cérebro e o organismo como um todo e causa a sensação de saciedade. Evita dores de cabeça, problemas respiratórios, infecções urinárias e virais, ajuda no funcionamento dos intestinos que, ao desenvolver melhor as suas funções, aumentam e moldam o bolo fecal. Estimula o metabolismo e a drenagem natural dos tecidos, melhorando a circulação sanguínea e a eliminação do sódio, e prevenindo a retenção de líquidos (consequentemente, previne as celulites). Auxilia também na formação das fibras de colágeno e nos processos de emagrecimento. A água influencia na qualidade e na saúde da nossa pele, cabelos e unhas. Água em excesso não é recomendada, mas não engorda e não incha.

Há algum tempo tenho tomado apenas banho frio e a água fria melhora tanto a circulação que chego a sair coçando do banho. Prepare-se para dizer adeus às celulites – eu já estou me despedindo delas. E, como não consegui instalar filtro no chuveiro, sempre deixo uma garrafa de água mineral no banheiro para o último enxágue do rosto e do cabelo. Desde então, o brilho no cabelo é outro e a minha circulação sanguínea também. Mas, se você estiver tenso ou com dores musculares, nada melhor do que uma ducha com água morna ou um delicioso banho de banheira, por aproximadamente 20 minutos, com alfazema e/ou algas – e, em seguida, "fabrique" sua sauna seca particular e cubra-se com um edredom por meia hora, finalizando com uma chuveirada. Outra opção é alternar ducha quente pelo período de 3 minutos, seguida de ducha fria por um minuto por sete vezes seguidas (também pode ser feita apenas como escalda-pés com água até a altura do joelho). Caso você prefira um método mais rápido e, possivelmente, menos efetivo, opte apenas por alternar as duchas quente e fria sem tempo específico, finalizando com esta última – a famosa ducha escocesa, 2 em 1.

Segundo pesquisa da Universidade Virginia Tech, para queima calórica, experimente dois copos de água gelada aproximadamente trinta minutos antes das refeições, pois vão promover uma sensação de saciedade e acelerar o metabolismo, provocando queima/ação termogênica (VER CAPÍTULO 12, PG. 239). Entretanto, evite fazer isso durante as refeições, pois dilui as enzimas digestivas e, ao contrário de promover a saciedade, pode "empurrar" os alimentos, diminuindo a mastigação assim como a umidificação dos alimentos, fazendo com que você coma mais do que o necessário, além de "reduzir" o fogo digestivo. A água gelada também promove energia de ação. Se você estiver cabisbaixo, precisando de um estímulo, experimente tomar um belo copo para levantar o ânimo. Contudo, se não tiver isso em vista, prefira consumir água na temperatura ambiente, evitando o inchaço abdominal.

A água ajuda a manter a pressão arterial estável e, como já falamos, garante um organismo autolimpante e desintoxicado por meio dos rins, da pele e dos outros órgãos de eliminação. Ela exerce um papel fundamental na digestão, no transporte da glicose e dos nutrientes (na absorção e assimilação) e na purificação do sangue. Protege o meio celular, garante a performance do sistema imunológico, sendo um dos patrocinadores da neutralização e da eliminação dos radicais livres, que podem não só causar como agravar vários tipos de doenças – principalmente se você é daqueles que se entope de carne vermelha, açúcar, enlatados e outras toxinas.

A maioria dos líquidos consumidos – águas filtradas de baixa qualidade, refrigerantes e bebidas alcoólicas, sucos, chás e mates industrializados, café, achocolatados e outras bebidas que prometem ser "naturais" – é extremamente açucarada, inflamatória, oxidante e acidificante. No lugar de hidratar, podem ser as maiores causas de desidratação. Lembre sempre que os refrescos, os sucos e os chás, mesmo que naturais, não substituem a água, apesar de contê-la.

Você sabia que, se o corpo perder apenas 10% do volume total de água, podemos sofrer alguns sintomas desagradáveis como cansaço, fadiga, ressecamento, dores de cabeça, náuseas, constipações, toxemia, possíveis cálculos renais, sem falar na pele flácida, sem viço e com celulites? Pois 20% de perda pode até matar! Suportamos aproximadamente 28 dias sem comer, mas apenas três sem beber água. Apesar de tudo, é preciso estar atento aos excessos, que podem causar efeito contrário, sobrecarregando os rins e eliminando sais minerais fundamentais.

A título de curiosidade, também é relevante saber que a maioria das águas minerais que consumimos no Brasil tem o nível de magnésio inferior ao que deveríamos consumir, 25mg por litro. E que os alimentos produzidos em solo brasileiro também não são ricos nesse mineral, pois ele é majoritariamente encontrado em solos vulcânicos. Somado a isso, os alimentos processados e refinados têm menos de 80% da quantidade de magnésio, podendo provocar aumento de AVCs, inflamações no corpo, hipertensão, doenças cardíacas, diabetes etc. O excesso de sódio desses produtos e o consumo de água inferior ao necessário são possíveis causas de problemas nas articulações, edemas, aumento dos sintomas da TPM, enxaquecas e, é claro, pressão alta.

Observação 1: pasme, mas a água também tem prazo de validade. E deve ser guardada sempre ao abrigo da luz e do calor. Atenção com águas em garrafas plásticas expostas ao sol. Elas já andaram muito até chegar a você;

Observação 2: a quantidade recomendada do consumo de água varia de pessoa para pessoa. Entretanto, em geral seis a dez copos diários são indicados. Uma dica boa para facilitar o consumo é tomar um copo em jejum (antes mesmo de levantar da cama. Em caso de prisão de ventre, amorne a água), dois copos trinta minutos antes do lanche matinal, um copo trinta minutos antes do almoço, dois copos trinta minutos antes do lanche vespertino, um copo trinta minutos antes do jantar e um copo trinta minutos antes de dormir. Já existem estudos que indicam que esse consumo pode reduzir em até 80% as dores nas costas e nas juntas e alguns tipos de câncer, como o de intestino e o de mama;

Observação 3: o ponto de ebulição da água no nível do mar é 100°C. Nessa temperatura os micro-organismos não resistem. Mas saiba que as moléculas das águas que atingem essa temperatura já não estão mais vivas; é, portanto, uma água de "qualidade" inferior. Para cozinhar prefira sempre a água filtrada;

Observação 4: o ideal é armazenar a água em garrafas não rachadas de vidro, cristal, inox, barro ou cerâmica. Evite o alumínio, sempre! Cuidado com alguns filtros de água feitos com esse metal, principalmente nos casos de pessoas que sofrem de males como a doença de Alzheimer;

Observação 5: se tiver conhecimento de que a sua água é muito ácida, contém muito cloro, chumbo etc., ou se está viajando e não confia na origem e na qualidade da água, dê preferência aos cozimentos no vapor. Ferva e/ou purifique sua água;

Observação 6: quando já tiver seus cubos de gelo, retire-os das formas e coloque em potes ou sacos fechados para não absorverem aromas indesejados.

FILTROS DE ÁGUA

Fiquem atentos porque não são todos os filtros que fazem o que prometem, como fornecer propriedades terapêuticas que podem ajudar na prevenção de distúrbios, alergias e desconfortos como acne, micoses, queda de cabelo, retenção de líquidos etc.

Contudo, algumas empresas afirmam que determinados filtros aumentam a capacidade de desintoxicação do organismo, de memória e de reflexo motor, diminuindo os riscos de doenças degenerativas, como o Alzheimer; além da osteoporose, de problemas na tireoide e do câncer. Os que ionizam e alcalinizam a água podem ajudar a promover o equilíbrio do pH do organismo, que se vê regularmente alterado pela enorme presença de alimentos acidificantes que, para serem devidamente neutralizados, eliminam cálcio e outros minerais do organismo além de "minarem" o funcionamento das células também. Alguns filtros existentes no mercado fazem uso de tecnologias especiais de reutilização da água, retirando impurezas sólidas, orgânicas e químicas. Outros têm luz ultravioleta, que afirmam agir contra bactérias e vírus, impossibilitando a reprodução de ambos e esterilizando a água, além de combater radicais livres e contribuir para a concentração de oxigênio nas células. Existem, ainda, os que utilizam peneiras de carbono e cerâmica que garantem hidratar seis vezes mais, tendo eficiência bacteriológica (inclusive com comprovação pelo Inmetro). Vale a pena pesquisar para escolher o seu. Ainda não tenho experiência suficiente para recomendar nenhum deles.

Uso filtro de vela na pia da cozinha e, se a pressão da água do meu chuveiro permitisse, também teria no banheiro. Vários desses filtros não estão ao alcance financeiro de muitos e, para a minha grata surpresa, encontrei relatos, especialmente no livro *The Drinking Water Book*, do escritor Colin Ingram, que o bom e velho filtro de barro, que também utilizo, está entre os melhores do mundo e possui aproximadamente 95% de eficácia na retenção de metais pesados, cloro, agrotóxicos e parasitas. Isso porque a filtragem é executada lentamente, aproveitando a lei da gravidade, gotejando da parte superior para a inferior, onde se encontra o filtro. Todavia, é muito importante a troca da vela quando estiver suja.

ALOE VERA OU BABOSA

Existem mais de duzentos tipos e costumo chamá-la de planta divina. É altamente alcalina, anti-inflamatória e antioxidante. Ela ativa o metabolismo e diminui os radicais livres, é regeneradora celular, rica em nutrientes e em substâncias bioativas, fortalecendo o sistema imunológico e defendendo o organismo dos mais variados tipos de câncer. Neutraliza, inclusive, os efeitos colaterais da quimio e da radioterapia e promove a eliminação das células mortas.

A babosa auxilia nos processos de emagrecimento, pois ajuda a eliminar resíduos tóxicos, especialmente do fígado, do intestino e da gordura abdominal. Devido ao seu alto teor de fibras, auxilia no controle dos níveis de açúcar no sangue, de colesterol e da diabetes. Promove a boa circulação sanguínea – o alívio de varizes, a hidratação da pele e a redução da queda de cabelo.

Dosagem: de 2 colheres de sopa a 100ml diários de gel de aloe vera. Utilizo o da marca Forever Living.

Observação 1: as plantas mais indicadas para aplicação local são as de espessura mais "gordinha", não muito grandes e mais pontudas nas laterais. Para obter seus melhores efeitos, cortar do pé na parte da manhã ou à noite;

Observação 2: o sabor amargo não me impede de tomar diariamente meio copo, meia hora após a minha dose de água com limão ou antes do meu suco verde. Ajudou a curar minha gastrite (ela cicatriza o estômago) e a melhorar o funcionamento do meu intestino (suas enzimas facilitam a digestão e a absorção dos nutrientes). Pode atuar na prevenção e na cura da síndrome do intestino irritável. Caso o gosto seja muito desagradável para você, consuma junto com o suco da sua preferência. Para uma intensa higiene interna indica-se tomar quatro doses diárias v um período mínimo de sete dias;

Observação 3: nas minhas várias queimaduras resultantes das longas horas na cozinha, ou quando abuso do sol, utilizo o gel de aloe vera localmente. Pós-depilação utilizo puro ou bem misturado com um pouco de óleo de coco (na proporção de 3 de babosa para 1 de óleo de coco), o que costuma aliviar bastante, hidratando a pele. Também pode ser usado em assaduras.

Observação 4: é indicada para inflamações em geral, como artrite, artrose etc. Como é antisséptica, fungicida, bactericida e cicatrizante é ideal para uso tópico em picadas de insetos, machucados, frieiras, acne, eczemas etc. Eis a receita de tintura de babosa: 1 folha de babosa picada, 1 copo de 250ml de álcool e 50ml de tintura de iodo deixados de molho durante 5 dias em pote hermeticamente fechado; passar localmente com o algodão 3 a 4 vezes ao dia. Para micose de unha utilize uma combinação de 60ml de óleo de babosa, 30ml de cravo e 30ml de óleo de copaíba. Passe com o algodão 2 vezes ao dia após higienizar o local com vinagre de vinho branco;

Observação 5: para verificar uma possível alergia à babosa passe uma pequena quantidade atrás da orelha. Se não causar alergia utilize à vontade;

Observação 6: no caso de hemorroidas congele um galho e, no momento (para evitar a oxidação) da utilização, descasque e coloque um pedaço sobre o local.

INHAME

Se você está pretendendo viajar para o meio do mato, floresta ou outro paraíso repleto de mosquitos, farte-se de inhame antes, durante e logo após a viagem (só para garantir). Mas essa característica está longe de ser o único grande benefício desse vegetal. Ele é anti-inflamatório, riquíssimo em vitaminas do complexo B, promove a limpeza do sangue, a eliminação de toxinas pelos órgãos de eliminação – pele, pulmões, intestinos, rins e fígado e fortalece o sistema imunológico.

Aplicação: no seu livro *Boca feliz & inhame inhame*, da escritora Sonia Hirsh e em outras literaturas, encontra-se sugestões da utilização do inhame em casos de queimaduras, acne, furúnculos, cistos, hemorroidas, unhas encravadas, inflamações e outros. O ideal é cobrir o local com o inhame ralado, o mais fino possível, podendo acrescentar gengibre na proporção de 10% da quantidade do inhame. Coloque uma gase por cima e amarre com ela, jamais utilize plástico filme ou tecidos de fibras artificiais. Deixe por aproximadamente duas horas, ou até que esteja seco. Nem as farpas e as bolhas resistem a ele, o corpo as expulsa e as cicatriza respectivamente. Também diminui inchaços. Como o inhame ajuda a extrair impurezas, é indicado também a aplicação desse emplastro sobre a região de tumores que estejam visíveis através da superfície da pele.

Observação 1: o mais indicado é o menor e cabeludo;

Observação 2: mulheres pensando em engravidar podem abusar desse vegetal, principalmente nas duas primeiras semanas do ciclo que se inicia com o período menstrual em si, pois a presença de um fito-hormônio e a sua riqueza em vitaminas e minerais estimulam a fertilidade;

Observação 3: se ele provoca coceira é melhor evitar comê-lo cru pois, é possível que contenha oxalato em excesso, podendo atacar os rins e atrapalhar a absorção de alguns nutrientes, além de ser indigesto.

Sol

O ideal é o sol das 10 às 11 horas, por apenas 15 minutos, nos braços e nas pernas, sem necessidade de expor o rosto. E o melhor horário para despertar é com os primeiros raios de sol, quando há uma frequência luminosa com maior energia vital. Sem o sol o organismo não produz e não fixa a vitamina D, fundamental para a saúde do coração e do sistema cognitivo, para a memória, para a formação óssea (importante para a fixação do cálcio) e muscular, para o aumento da libido, para o fortalecimento do sistema imunológico e nas dietas de emagrecimento (pois contribui para a queima de gordura). A escassez de vitamina D pode provocar sobrecarga do pâncreas que, por ter de produzir mais insulina (atenção, diabéticos!), pode gerar maior acúmulo de gordura, desencadear processos inflamatórios e, como se não bastasse, aumentar o apetite. O sol é a melhor fonte natural de energia que existe. Ele estimula a produção dos hormônios associados ao sono e ao descanso de boa qualidade, à disposição e à sensação de bom humor e bem-estar (serotonina, dopamina etc.).

O ideal é dar banhos de sol diários nas águas de beber, filtrando-a, alcalinizando-a e alimentando-a naturalmente com energia prânica[4]. Mas procure fazer isso com as águas em garrafas de vidro fino, preferencialmente transparentes e tampados com um voal permitindo a eliminação de gases e agentes de contaminação. Assim como a água, a energia do sol é fundamental para a qualidade de todos os alimentos.

Alguns sintomas podem sugerir excesso de vitamina D no organismo, como a boca seca e sensação recorrente de sede, dores de cabeça, depressão, diminuição do apetite, enjoos e outros distúrbios digestivos etc.

Oxigênio

O ar nos fornece oxigênio e é o maior e mais democrático bem compartilhado pela humanidade e por todos os seres vivos do planeta. Inspiramos e expiramos o mesmo ar, sem distinções. Nele estamos conectados, em unidade. O oxigênio é indispensável para transformar o alimento em energia (glicose), por isso defendo que ele é, antes mesmo da glicose, o maior combustível do corpo e o maior reflexo dos estados das nossas emoções e saúde.

---

[4] Ver mais informações em método de solarização da água – SODIS, UNICEF.

É essencial para as células e para o sangue; junto com a hidratação e com os alimentos ele nos fornece a energia necessária às atividades vitais. Se há má oxigenação do sangue pela má qualidade do ar respirado, pela falta de práticas físicas ou por algum distúrbio estamos sujeitos à intoxicação ou ao agravamento de algum sintoma ou patologia. Pode parecer óbvio, mas é válido lembrar que o ser humano aguenta ficar dias sem comer e sem beber, mas não sem respirar. Os órgãos entram em colapso na falta de oxigênio.

Todos nós, não apenas Buda, nos alimentamos de *prana*, energia cósmica presente no ar, força vital do universo. Normalmente respiramos de forma equivocada, pouco e muito menos profunda do que deveríamos, travando e retendo o ar. Se estamos agitados, a respiração também estará e vice-versa. A respiração profunda, pausada e consciente tem uma responsabilidade enorme na tranquilidade mental e emocional e, consequentemente, na qualidade da saúde. Observe sua respiração. Ela é uma forte aliada contra o medo, a ansiedade e o estresse, ela acalma, promove serenidade – tão importante para as práticas espirituais e para a clareza mental –, tonifica a mente e a torna mais produtiva e conectada com o nosso corpo, beneficia o processo digestivo, diminui a formação de gases, diminui a possibilidade de doenças respiratórias e controla a pressão sanguínea nas artérias. Beneficia os órgãos como o cérebro, o coração, o fígado e os rins, e melhora o funcionamento do sistema imunológico.

Praticar atividades físicas regularmente influencia muito positivamente na qualidade da respiração. Quando o pulmão está comprometido, ele não consegue eliminar toxinas, conduzindo-as principalmente ao coração. Se você não tem o importante hábito de se exercitar, procure ao menos subir e descer escadas, pular corda ou simplesmente caminhar em ritmo acelerado – a oxigenação do seu cérebro agradece, assim como os neurônios e as células nervosas nele presentes! Respirar pelo nariz, melhorando a qualidade do ar que vai para os pulmões (para evitar dores de garganta e resfriados), tentar manter sempre uma postura ereta, meditar ou focar em dez respirações profundas e tranquilas antes de se levantar da cama e, se possível, manter-se longe do fumo, das fumaças e de ambientes sem circulação de ar e com excesso de poluição são boas dicas. Especialmente no momento sagrado da refeição, seja uma fruta ou um jantar, sozinho ou acompanhado.

Quando possível, inale profundamente até encher por completo os pulmões. Armazene o ar por alguns instantes e vá soltando pouco a pouco, puxando a barriga para dentro (soltando o ar), e para fora (inalando), num movimento contínuo. Outro exercício é sentir o ar entrar e sair, prendendo-o pelo dobro de tempo que o ar demorou para entrar. Repita por volta de oito vezes e estou certa de que você vai sentir a diferença. Existem outras práticas respiratórias, principalmente nas iogas de vários tipos e nas meditações, que podem até promover curas. Informe-se e pratique. Garanto que os efeitos são surpreendentes. "Inspire, expire, respire, não pire!"

Sono

Como já sabemos, a natureza é sábia e a noite foi feita para dormir. Você sabia que dormir bem emagrece e contribui para a beleza e a saúde da sua pele? Se os nossos dias fossem menos estressantes e usássemos mais nossa alimentação, inclusive no que diz respeito à alimentação da mente e do espírito, para nos nutrirmos, com certeza dormiríamos melhor. O desempenho físico e o metabolismo teriam outra qualidade e sofreríamos menos com desconfortos como a fadiga e a ansiedade. As forças que mantêm a "máquina" funcionando a pleno vapor devem ser recuperadas durante o descanso do corpo/órgãos, da mente e da alma.

À noite o corpo produz substâncias que restabelecem o equilíbrio e patrocinam as sensações de bem-estar e prazer, que podem provocar maior saciedade e diminuir o apetite em geral, inclusive a compulsão por doces. Também utiliza as calorias que ingerimos ao longo do dia e promove queima de gordura, estabiliza os índices glicêmicos – importante fundamentalmente para os que sofrem de diabetes – e libera o hormônio do crescimento, reparador das fibras musculares e dos tecidos, importante para os praticantes de exercícios que exigem esforço muscular intenso: crossfit, corridas, musculação e pelo crescimento em si, é claro. A melatonina, hormônio que induz ao relaxamento e ao sono, é produzida pelo nosso cérebro do anoitecer até o amanhecer. Já o cortisol, chamado o hormônio ou o "alerta" do estresse, vai diminuindo durante esse período.

De acordo com João Eduardo Nunes Salles, diretor da Sociedade Brasileira de Endocrinologia e Metabologia, "diversas pesquisas indicam que quem dorme menos de cinco horas, em longo prazo, ganha um sobrepeso de 36% em comparação a quem dorme duas ou três horas a mais".

O sono é fundamental no combate ao câncer de mama, próstata, entre outros. Segundo pesquisadores da Universidade de Rochester (NY), durante o repouso o cérebro descarta células mortas e moléculas acumuladas que inviabilizam as conexões entre os neurônios, o que pode provocar a doença de Alzheimer. O sono regenera as células e limpa o sangue.

Nem preciso dizer o quanto as noites viradas e de festas intermináveis podem acabar com sua beleza e saúde. O descanso é tão fundamental quanto a prática de atividades físicas (e até nessas práticas o relaxamento muscular entre uma atividade e outra é necessário). O sono é reparador e restaurador do sistema nervoso, e não é uma perda de tempo. É a recarga devida e necessária de energia destinada a revigorar o organismo, para que as funções cognitivas e as capacidades de aprendizado e memória, por exemplo, estejam em dia e em plena forma.

No livro *Natureza: médico de Deus*, de Juan Alfonso Yépez, há uma citação do Dr. Sergio Tufik, chefe do departamento de psicobiologia da Escola Paulista de Medicina e coordenador do Centro de Pesquisa do Sono: "O sono é tão importante que, se uma pessoa for privada dele durante duas semanas, entra em surto psicótico com alucinações e delírios." Segundo Juan Alfonso, quem dorme apenas quatro horas por três noites consecutivas pode reduzir em até 30% as atividades do sistema imunológico, podendo, inclusive, aumentar o armazenamento de gordura.

A qualidade do sono é melhor antes da meia-noite, especialmente se conseguirmos entrar em fase de relaxamento ao menos 1 hora antes desse horário – sem falar muito, sem celular, computador ou televisão (eles mantêm o cérebro ativo e a luz desregula o sono). Assim, a qualidade do descanso será ótima para sua saúde.

Não ajuda nada ingerir à noite refeições pesadas e alimentos em grandes quantidades, excitantes ou termogênicos como café e alguns chás com teína, refrigerante, chocolate, sem falar no fumo. Tampouco ir dormir logo após o treino, a não ser que seja leve. Após a atividade física leve à noite, sugiro um suco de frutas vermelhas com abacate e leite de arroz, aipim cozido com ghee, entre outras receitas, para recuperação muscular e um descanso prazeroso.

Mas, e como fazer para dormir quando o sono não vem? Refeições leves, dormir em lençóis frescos e com pouca roupa da cintura para cima, com a temperatura do ambiente amena (entre 16 e 20°C), tomar chás de efeito calmante (valeriana, camomila e erva-doce) antes de deitar-se e praticar meditação são extremamente eficazes. Não levar problemas para a cama também ajuda. Escaldar os pés com água de flor de laranjeira funciona como um ótimo chamariz para o sono; o suco de 16 folhas de alface com uma maçã também. Mas, se você sofre com gases evite o consumo excessivo de alfaces e prefira outras alternativas.

Tenho certeza absoluta de que, mesmo que eu use o melhor argumento do mundo para explicar que remédios para dormir não são soluções mágicas saídas da lâmpada do gênio, vocês não acreditarão. Especialmente se você lembrar daqueles momentos em que a vontade de dormir é desesperadoramente proporcional à capacidade nula de pegar no sono. Entretanto, a qualidade de descanso **não** é a mesma, os processos hormonais e revigorantes **não** são iguais; o sono é induzido, como se fosse um desmaio. Como tudo na vida, com parcimônia pode até ser que não cause dependência e nem comprometa o metabolismo, mas eu não arriscaria sem consulta prévia ao médico.

Quando nosso descanso e nosso relógio biológico são desrespeitados, o corpo libera mais cortisol, que pode ocasionar, como já vimos, o acúmulo de gorduras e o impedimento da produção de colágeno, comprometendo a qualidade e a elasticidade da pele (pele envelhecida e sem viço, rugas e olheiras). Além disso, ocorre aumento de pressão e problemas cardíacos, fadiga, refluxos digestivos e desatenção, gerando a possibilidade de acidentes, impaciência, intolerância, irritação, agressividade, angústia, depressão, confusão mental, déficits de concentração e memória, de foco e de agilidades mental e física, além de obesidade, diabetes, cansaço físico e tendência a vícios. É como estar bêbado, letárgico, drogado sem a "onda" da droga, só com o desgaste. Também pode afetar a produção de leite em mulheres em fase de amamentação.

Alguns distúrbios do sono são muito comuns e outros nem tanto. Eles influenciam na qualidade do descanso e no nosso processo de regeneração. Insônia e síndrome das pernas inquietas logo antes de dormir podem levar à sonolência durante o dia, ao bruxismo, ao sonambulismo e ao ronco.

A insônia tende a ocorrer em noites de lua cheia[5] e/ou quando você está de cabeça quente, preocupado e ansioso. Também pode acontecer quando o fígado está estressado por conta de problemas emocionais ou sobrecarga alimentar. Nesse caso, ela virá provavelmente acompanhada de agitação mental, pensamentos repetitivos e obsessivos, ideias fixas, depressão e muita exaustão. Se a insônia for reincidente, abandone por um tempo os alimentos termogênicos, picantes e excitantes (como cebola e alho crus, café, álcool e proteínas de origem animal). Não economize no consumo de alimentos bioativos, principalmente uva roxa, maçã, pera e pão integral (mas evite as frutas cítricas à noite). Mingau de aveia com leite vegetal ou água e consumo de outros cereais integrais (arroz, cevada etc.), desde que não consumidos acompanhados de proteína, são indicados. A cereja também.

O bruxismo é o ato de ranger os dentes durante a noite, desgastando-os. Ele pode causar dor facial e consequentes dores de cabeça, de dentes etc., podendo, claro, alterar a qualidade do sono. Uma boa saída é diminuir o consumo de produtos açucarados, que tendem a agravar o bruxismo, assim como de bebidas alcoólicas. Isso mesmo! O álcool é açúcar líquido.

Até que o bruxismo seja realmente curado o ideal é procurar um dentista para fazer uma placa dental protetora, evitando danos maiores. Muitas vezes o próprio dentista identifica o bruxismo. Médicos e terapeutas – como os que fazem leitura corporal, por exemplo – podem ajudar a encontrar a causa.

O sonambulismo é mais comum na infância, onde os pequenos resmungam, conversam e andam dormindo. Fique atento às crianças à sua volta que sofrem desse distúrbio e procure ajuda profissional. Pode ser perigoso porque há possibilidade de quedas e outras situações de risco.

O velho conhecido ronco pode ser provocado por problemas respiratórios e obesidade, além de cansaço extremo ou alto consumo de álcool. Ele pode ser indicador de possíveis doenças do coração, derrames e até aparecimento de tumores no futuro.

E quanto devemos dormir?

---

[5] Experiência pessoal e, apesar de nenhuma comprovação científica, vale a pena conferir os termos científicos Zeitgeber e Zeitgeber lunar e as pesquisas do psiquiatra americano Arnold Lieber sobre os efeitos lunares, as chamadas "marés biológicas".

> A Fundação Nacional do Sono dos EUA (National Sleep Foundation) recomenda as seguintes doses diárias de sono:
> Recém-nascidos: 14 a 17 horas
> 4 a 11 meses: 12 a 15 horas
> 1 a 2 anos: 11 a 14 horas
> 3 a 5 anos: 10 a 13 horas
> 6 a 13 anos: 9 a 11 horas
> 14 a 17 anos: 8 a 10 horas
> 18 a 64 anos: 7 a 9 horas
> Mais de 65 anos: 7 a 8 horas

Qual a melhor posição? De lado, com o pescoço reto. Nem muito para cima, nem muito para baixo. Para prevenir o aparecimento de rugas, a sabedoria popular de algumas senhoras bem conservadas indica dormir de frente com o pescoço esticado, nem muito inclinado para frente, nem para atrás.

Se você adora prolongar o seu dia e costuma trabalhar durante a madrugada achando que você "funciona" melhor à noite, saiba que a conta chegará mais tarde. Seu metabolismo e sua saúde poderão sofrer consequências, e a mais "light" pode ser o aumento de peso!

Lembre-se: a qualidade é tão importante quanto a quantidade. Demorar a dormir, ter o sono agitado e fragmentado, em ambientes barulhentos e com muita luz, e sentir-se cansado e indisposto ao levantar, são péssimos sinais e podem denotar má qualidade de sono e descanso não reparador. E, nesse caso, Charles E. Sexton e outros pesquisadores da Universidade de Oxford no Reino Unido concluíram que podem causar encolhimento do cérebro. Ao envelhecer, o volume cerebral diminui mais rapidamente, aumentando a dificuldade para dormir.

AMOR

A essência da existência é o amor. Ele é a estrutura. É no coração que está a nossa verdadeira identidade. Quando realizamos um ato de caridade, estamos movimentando o amor, atraindo prosperidade e pensamentos saudáveis, vivendo em comunhão, no auge das nossas potencialidades e na plenitude do nosso **Ser**. No amor e no compartilhar, nos identificamos entre si e estamos em unidade uns com os outros e com a natureza. Buscamos o que nos proporciona saúde emocional, física e mental naturalmente. Nos sentimos amparados no amor, seguros e serenos, prontos para o grande aprendizado que é a vida e propensos a nos desapegar de nossos julgamentos e problemas.

Fé

A ansiedade é um poço de expectativas. Como diz o Dr. Sérgio Felipe de Oliveira[6], o ansioso é aquele que quer – e aí eu me incluo –, controlar o mundo. Quer que as pessoas, as coisas e as situações sejam do jeito que ele deseja. E isso é um forte indicador da falta de fé e de comunhão com a nossa divindade interna, com Deus. Segundo os ensinamentos do Dr. Sérgio, se o amor é a estrutura, a fé é a força impulsora.

A fé nutre o **Ser** de esperança e vice-versa. Quem tem fé nunca está sozinho e desconectado. Quando você acredita com o coração, sem expectativas e com convicção, independente dos prognósticos adversos que a vida lhe apresenta, você se aproxima da realização. A fé pode ser em Jesus Cristo, em santos e divindades, em guias ou líderes espirituais, em pessoas que estão vivas no campo espiritual, em religiões, na mãe natureza, em objetos sagrados que cremos ter uma força que nos apoia e protege e, é claro, em nós mesmos. A crença na energia divina que todos somos, fortalece o espírito e nos preenche de coragem para seguir sempre em frente, tomando decisões com consciência e boas intenções, aceitando os desafios como grandes oportunidades e as experiências como grandes lições. Não é fácil e, muitas vezes nos momentos de assumir posições, tendemos a perder a fé mas, como o Dr. Sérgio sempre cita em suas palestras, "Deus ajuda a quem tem coragem", e também a Bíblia, Mateus 7:7-8, "buscai, e achareis", e a passagem em que Jesus Cristo delega à fé a força de cura: "(...) A tua fé te curou."

Perdão

• • •

"...Sem perdão a família adoece. O perdão é a assepsia da alma,
a faxina da mente e a alforria do coração.
**Quem não perdoa não tem paz na alma, nem comunhão com
Deus. A mágoa é um veneno que intoxica e mata. Guardar mágoa
no coração é um gesto autodestrutivo. É autofagia.
Quem não perdoa adoece física, emocional e espiritualmente.
É por isso que a família precisa ser lugar de vida e não de morte;
território de cura e não de adoecimento; palco de perdão e não de
culpa. O perdão traz alegria onde a mágoa produziu tristeza;
cura onde a mágoa causou doença."**

Papa Francisco

• • •

---

[6] Dr. Sérgio Felipe de Oliveira, médico e mestre em ciências pela USP. Atua na área de Neurociências e Psiquiatria e é diretor-clínico do Pineal Mind Instituto de Saúde e coordenador do projeto Uniespírito.

É quase impossível haver convivência sem perdão. No entanto, se não nos sentirmos ofendidos, magoados e maltratados, o que é provavelmente impossível, não há necessidade de perdão. Gandhi dizia nunca ter perdoado alguém: "Para perdoar a alguém temos de nos sentir ofendidos e, como jamais me senti ofendido por quem quer que fosse, não tive a necessidade de perdoar." E completava: "O fraco jamais perdoa: o perdão é uma das características do forte."

O ato de perdoar é salvador. Quando perdoamos nos aliviamos, fazendo algo extremamente libertador por nós mesmos. O perdão é o "detox" da alma e do coração.

Limão

(VER PG. 167)

Música

Ela penetra no mais íntimo do nosso **Ser**. E, sem pedir licença, entra em contato com nossos sensores mais profundos, de forma positiva ou negativa, dependendo da música. Há muito tempo estudos médicos de culturas milenares fazem uso da música de boa qualidade, harmônica e com melodias suaves em tratamentos de ordem física/mental, emocional e espiritual. Ela pode aliviar dores, melhorar a circulação, equilibrar o metabolismo, contribuir para a boa digestão, para o bem-estar, acalmar os ânimos, ajudando a combater o estresse e a ansiedade, estimular o convívio social, promover equilíbrio, ativar a memória – especialmente a emocional – e o melhor, faz sonhar acordado e possui o fantástico superpoder de teletransportar.

Eu tenho o hábito de dormir ao som de mantras e percebo as influências positivas na qualidade do meu sono.

Além da musicoterapia, várias terapias utilizam música, imagens, técnicas de escuta etc. como recurso. Acredita-se que a música pode beneficiar lesões cerebrais, habilidades cognitivas, pessoas em convalescença etc.

No seu livro *Manual da Medicina Integral*, o Dr. Marcio Bontempo cita a relevância dos efeitos positivos dos instrumentos musicais, dos cantos e da musicalidade da natureza no tratamento de doenças psicossomáticas. "São conhecidos os efeitos das valsas, das polcas e das mazurcas no combate à preguiça. São conhecidos também os efeitos psíquicos de alguns instrumentos, como a harpa, que combate a irritação nervosa; o violino, contra a insegurança; o piano, contra a depressão e a ansiedade. (...) A musicoterapia é indicada principalmente nos casos de traumas emocionais e distúrbios afetivos, experiências negativas introjetadas, conflitos internos e similares. E também várias indicações para problemas físicos, como por exemplo o som da flauta doce, pelo seu efeito analgésico no tratamento da fase aguda da dor ciática."

Observação: no mesmo livro, Dr. Bontempo destaca que a música agitada produz ansiedade, a desarmônica desperta as emoções negativas – medo, raiva, rancor, descontrole etc. O jazz, o rock e o samba podem gerar inquietação, resultando em falta de foco e desconcentração.

FERMENTADOS E LACTOFERMENTADOS

A lactofermentação é realizada antes mesmo de Cristo e até hoje é muito consumida, principalmente no oriente e no norte e no leste europeu. Geralmente é feita com sal, soro do leite, infusões com açúcar mascavo ou melado ou coberta com gotas de limão ou vinagre em legumes, verduras, frutas, kombucha, coalhadas, iogurtes etc. – sempre dando preferência às elaborações caseiras, porque as industriais podem eliminar os efeitos benéficos.

A palavra fermentação em latim significa "ferver", pelo surgimento de bolhas gasosas resultantes da ação de colônias de micro-organismos, bactérias e leveduras. O percentual enzimático dos alimentos crus aumenta, transformando-os em alimentos "pré-digeridos" a partir do cozimento biológico. Nesse processo, os açúcares e o amido dos legumes e do leite são fragmentados em moléculas menores com a ajuda de fungos e bactérias do bem, transformando-se em ácido lático e outros ácidos. Assim, o conteúdo proteico, o teor e a potência dos nutrientes existentes é aumentado, o que ajuda ainda na produção de novos nutrientes e enzimas, melhorando a digestibilidade e a respectiva assimilação.

O ideal é que esse método se torne, em pouco tempo, muito popular, já que ele promove o aumento de bactérias benéficas do intestino, ajuda a reduzir a obesidade e a desintoxicar o organismo, por metais pesados inclusive. Fornece uma qualidade antioxidante aos alimentos fermentados como o repolho, a cebola, o pepino, a batata, a beterraba, a cenoura, e funciona como método de conservação, estendendo o prazo de validade dos alimentos – especialmente em locais sem geladeira. É indicado para pessoas que sofrem com distúrbios intestinais e carência enzimática, pois fortalece o sistema imunológico, melhora o aspecto da pele e ajuda a combater as inflamações causadas por bactérias agressoras.

A fermentação tem como característica a alteração de sabor, aroma e textura dos alimentos e é indicada para a maioria das pessoas que sofrem de alguma intolerância ou alergia ao glúten, à lactose e outros. Os fermentados da soja são ótimos exemplos que aumentam, inclusive, a biodisponibilidade do cálcio: missô, tempê e shoyu.

O kefir é um verdadeiro tônico vital, como toda elaboração fermentada. É um alimento vivo, repleto de micro-organismos que elevam substancialmente o número de bactérias benéficas no intestino, promovendo uma digestão mais fácil e eficiente e equilibrando a microbiota intestinal. Fornece inúmeros benefícios nutricionais e terapêuticos e funciona como antiviral, antifúngico e potente antibiótico natural. Essa bebida previne e combate distúrbios intestinais, ansiedade, depressão, problemas respiratórios, problemas renais, circulatórios, cardíacos, acne, colesterol alto, enxaquecas, baixa produção de bile, acidez estomacal, osteoporose e aterosclerose, hepatite, tuberculose, desordens metabólicas, candidíase de repetição e até câncer.

Pode ser de água ou de leite de cabra, vaca ou ovelha. O de leite se alimenta do açúcar do leite (lactose), e tarda um mês ou mais para dobrar de volume. Tem aparência semelhante à de uma couve-flor encharcada e apresenta textura gelatinosa, com valores nutricionais bem mais altos que os derivados do leite, como a coalhada, o iogurte e outros. O de água consiste em pequenas bolinhas transparentes e delicadas que se alimentam da glicose do açúcar mascavo/rapadura, mel, frutas secas ou rodelas de limão, e que aumentam três vezes o seu volume diariamente, preferindo ambientes escuros.

Tanto o de água quanto o de leite devem ser compartilhados, não vendidos, essa é a filosofia. A doação é composta da parte líquida e da parte sólida, que exigem cuidados diários tais como:

1. Peneirar o kefir, retirando a parte líquida, que estará pronta para o consumo direto, em qualquer horário, em sucos, água de coco, iogurtes, geleias, smoothies etc.

2. Lavar a parte sólida, colocar em um pote de plástico ou de vidro limpo e sem tampa e repor com a mesma quantidade de líquido anterior (água com mel, rapadura ralada/açúcar mascavo ou leite, conforme o kefir).

3. Cobrir o pote com um guardanapo de pano ou com um tecido de algodão com elástico até o dia seguinte e repetir a operação diariamente sem deixar que exceda o prazo máximo de 24 horas.

Observação 1: nenhum material de metal pode ser utilizado, nem a colher para mexer. Tampar apenas com tecidos;

Observação 2: o kefir precisa de cuidados diários conforme explicação acima e **nunca** deve ser guardado na geladeira, pois isso mataria os micro-organismos e as bactérias benéficas. Em situação extraordinária e para que o kefir não "morra", ele pode ser guardado na parte mais fria da geladeira com água e açúcar por até trinta dias. O kefir de leite pode ser armazenado no congelador por até dois meses, lavado e seco, em um saco plástico totalmente coberto por leite em pó;

Observação 3: se o kefir for de leite, recomenda-se o uso entre refeições (em sucos, por exemplo), não em jejum.

O rejuvelac é um probiótico e, como o próprio nome sugere, rejuvenesce. Essa bebida tônica é um elixir, e poderíamos chamá-la de kefir descartável, pois é preparada a partir da germinação seguida da fermentação de cereais integrais (trigo, quinoa, aveia etc.), mas sua validade é de no máximo três dias. A nata branca que se forma deve ser desprezada e o líquido levemente adocicado com aroma fermentado pode ser consumido em jejum ou junto com outras elaborações cruas. Há quem diga que ao longo desse período você pode repor o líquido sem jamais terminá-lo por completo (eu reponho apenas uma vez). O rejuvelac é sensível às energias da casa, à luz, ao barulho e, principalmente, às temperaturas. Jamais o coloque na geladeira e o mantenha sempre ao abrigo da luz e coberto com tecido de voal preso por um elástico, ou coador de pano.

O kombucha, como os demais probióticos, aumenta as bactérias boas e ajuda a eliminar as patogênicas, sendo um grande parceiro no combate ao câncer. Ele é riquíssimo em enzimas, vitaminas do complexo B e antioxidantes que ajudam a eliminar gorduras.

Você já o conhece? Trata-se de uma bebida tônica e desintoxicante milenar que ganhou popularidade nas culturas japonesa, chinesa e russa. É resultante da fermentação dos chás verde ou preto ou da infusão de hibisco adoçada com açúcar cristal ou demerara. O açúcar do chá e/ou infusão adoçados, quando já estiverem em temperatura ambiente, alimentará a colônia simbiótica de micro-organismos, a partir do fungo que é o kombucha em si. Após, aproximadamente 5 a 14 dias, a bebida probiótica fermentada estará pronta para o consumo. Ela lembra um refrigerante e é uma alternativa espetacular para o mesmo, tendo sabor levemente ácido e aroma particular.

O kombucha vai se reproduzindo e aumentando de tamanho, mas jamais deve ser consumido puro. É a bebida fermentada resultante desse processo que deve ser ingerida. A cultura de micro-organismos – que se parece com uma espécie de gelatina em estado firme – para manter-se viva, deve estar sempre embebida em um pouco do líquido preparado (conforme descrito acima), na quantidade suficiente para cobrir com folga o kombucha (por volta de 250ml).

Assim como o kefir, a cultura deve ser compartilhada ou passada para um recipiente de vidro maior, onde poderá ser novamente completada com outras doses de chá ou infusão. Nunca a jogue fora, ela é a grande responsável pela fermentação – e é justamente a cultura que pode ser doada, fortalecendo os vínculos sociais.

O kombucha pode ser usado para reduzir sintomas de ansiedade e depressão, prevenir reumatismo, fibromialgia e doenças degenerativas como o câncer, esclerose múltipla e outras.

Dosagem: o ideal são três copos diários – o primeiro antes do café da manhã, o segundo após o almoço e o terceiro antes de dormir. Entretanto, sugiro começar consumindo meio copo por dia e ir aumentando gradativamente.

Elaboração: ferver 1 litro de água para fazer o chá ou a infusão da sua preferência e concentrado, segundo o seu gosto. Deixar amornar e misturar com aproximadamente 125 gramas de açúcar até dissolver por completo. Normalmente uso o demerara, entretanto, nesse caso especificamente, o açúcar branco é ainda mais eficaz na fermentação. Quando o chá ou a infusão estiverem em temperatura ambiente, passar para o vidro onde já estava o kombucha e o líquido anterior no qual se encontrava embebido, na razão 90% de líquido para 10% de kombucha. Tampar o recipiente. Recomenda-se o descanso em lugar protegido da luz e toxinas por 5 (se estiver calor) a 14 (se estiver frio) dias (geralmente deixo de 8 a 10 dias). Você, então, terá a sua bebida deliciosamente saudável e naturalmente gasosa que deve ser coada ou não, conforme o gosto, para uma garrafa de plástico maleável que permita efetuar uma pressão (não sou fã mas, nesse caso, as garrafas pet são as ideais). Amasse a garrafa, procurando expulsar todo o ar antes de fechá-la para evitar que o gás seja eliminado.

Observação 1: nunca utilizar materiais de metal, ou tocar ou retirar o cultivo com uma colher de metal. E lembre-se de deixar sempre um pouco do chá no recipiente do kombucha;

Observação 2: de vez em quando procure retirar a cultura e o líquido para esterilizar o pote de vidro em que se dá a fermentação;

Observação 3: é possível aromatizar o kombucha com limão, gengibre, canela e outras especiarias.

Já a fermentação dos grãos, como leguminosas e arroz, ajuda a neutralizar o ácido fítico que eles contêm, evitando que atrapalhem a absorção das propriedades nutricionais desses alimentos e aumentando a capacidade de assimilação pelo organismo e seu conteúdo proteico. A fermentação promove o equilíbrio e a saúde da microbiota intestinal e, portanto, o perfeito funcionamento do intestino, que inclui a produção dos hormônios relacionados ao bem-estar e à boa digestibilidade.

Em alguns lugares no oriente e no ocidente, cereais e leguminosas já eram comumente fermentados. Na África, há mingaus como o ogi – elaborado com o milho e o amaranto fermentados – e o pão Injera, feito a partir da fermentação por muitos dias do grão teff. Na Índia, arroz e lentilhas são fermentados por dois dias, transformando-se em idli e dosa. No México, há o famoso bolo pozol fermentado na folha de bananeira. Na Europa, há uma predileção por fermentações naturais, como a do repolho e a de outros vegetais.

Eu costumo deixar o arroz de molho por 12 horas e as leguminosas – feijões, lentilha, grão-de-bico e outras – de um dia para o outro ou, no máximo, por 24 horas, com no mínimo, duas trocas de água, lavando entre uma e outra. Uso sempre água filtrada ou mineral, morna, com algumas gotas de limão, ou soro de iogurte, ou coalhada naturais. Se não disponho das 12 horas, deixo de molho por menos tempo em água morna com algumas gotas de limão e algumas trocas de água. Quando há tendência a muitos gases, além do processo acima, sugiro desprezar a água da primeira fervura e até da segunda fervura – especialmente no caso do feijão preto. Normalmente evito cozinhar as leguminosas na panela de pressão e as cozinho com a panela destampada.

GORDURAS BOAS

Sem gordura não tem jeito. É isso mesmo! Somos compostos de aproximadamente 60% de gordura e elas são as nossas maiores fontes de energia. Necessitamos de gordura para a absorção dos nutrientes e para garantir o bom funcionamento dos órgãos, especialmente o cérebro, e consequentemente o sistema nervoso central. As gorduras boas ajudam as células a entender as agressões a que estão sujeitas sem que entrem em processo de degeneração.

Portanto, é importante estarmos bem informados para a escolha das gorduras e para as dosagens corretas, que promovem o melhor desempenho mental, cognitivo, hormonal e metabólico.

Cabisbaixo, desanimado, com tendência à depressão e o raciocínio lento? Pode ser falta de fontes de gorduras do bem. Elas são as maiores patrocinadoras da saúde do coração, do bom humor e da boa forma. Além de serem repletas de enzimas que prezam pela boa digestão.

O óleo de peixe lidera a lista, assim como os azeites de oliva não submetidos à alta temperatura, as azeitonas, o abacate, a polpa do coco verde e o coco desidratado, o açaí, o cupuaçu, o buriti e o baru, a quinoa e todos os alimentos ricos em ácidos graxos ômega 3 são fundamentais para fazer a cabeça funcionar. Esses alimentos se unem às células e ao sistema endócrino, promovendo o bom funcionamento do organismo e do metabolismo. São antioxidantes e podem contribuir para a prevenção e o alívio de uma série de sintomas, queixas de ansiedade, alergias, dores nas articulações/artrite reumatoide, asma, psoríase, pressão alta, deficiências visuais, enxaquecas, derrames, doenças cardiovasculares/ataques cardíacos, esclerose múltipla e até câncer de mama, intestino e outros.

A proporção superior de ômega 3 em relação ao ômega 6 pode reduzir processos inflamatórios e a retenção de líquidos, que podem ser resultantes do próprio excesso de ômega 6 no organismo.

Por suas qualidades altamente anti-inflamatórias e anticoagulantes, o ômega 3 pode ser um grande aliado no pós-operatório, diminuindo as chances de derrames. Sem falar que ele evita a proliferação microbiana no intestino, previne doenças por falta ou inadequada metabolização das gorduras, protege o fígado, contribui para o equilíbrio dos níveis de colesterol e pode proteger o organismo contra o desenvolvimento de diabetes tipo II.

O ômega 3 está presente especialmente nos alimentos de origem animal, como os peixes gordos de água fria (hadoque, salmão selvagem, arenque, atum fresco, sardinha e cavalinha). Também é encontrado nos vegetais de folhas verde-escuras, como a rúcula, no óleo de cânhamo, em nozes e castanhas, na semente e no óleo de linhaça e chia, no tofu orgânico, no gérmen de trigo, no azeite de oliva e nos óleos orgânicos de linhaça e soja, prensados a frio, extravirgem e virgem.

Sugiro, entretanto, ficar muito atento aos peixes com possibilidade de contaminação por mercúrio e parasitas. Os que mais oferecem perigo são os peixes grandes (atum, por exemplo) e predadores que têm vida longa e comem outros bichos que também estão sujeitos à contaminação. Alguns exemplos são o peixe-espada, o tubarão, o cação e os atuns brancos. Portanto, prefira os peixes com escamas e de água salgada, de pequeno ou médio porte, de que você saiba minimamente a procedência, sempre frescos ou congelados ainda bem frescos. O ideal é ter um fornecedor de confiança.

Observação 1: a importância do consumo de alimentos ricos em ômega 3 e 6 está no fato de que o corpo precisa absorvê-los da alimentação já que não é capaz de produzi-los sozinho. 100 gramas de peixes de duas a três vezes na semana é mais que suficiente para cobrir suas necessidades de ômega 3. Não é nenhum sacrifício, né? Os japoneses que o digam. Lá, ao contrário de muitos países das Américas, o percentual de infartes e mortes por doenças coronárias e tumores malignos é muito menor;

Observação 2: para obtenção de boas doses de ômega 3 por meio da linhaça ou chia, recomenda-se 1 colher de sopa ao dia das sementes hidratadas e trituradas;

Observação 3: na compra, prefira os peixes menores – têm menos risco de contaminação por mercúrio – e os inteiros, evitando os que já estejam fracionados. Dessa forma, é mais fácil identificar se os peixes são frescos: pele firme, guelras e vísceras de cor vermelho vivo e não opacas. Olho e pele brilhantes;

Observação 4: peixes de cativeiro? Provavelmente pouco terão de ômega 3 (ou nada) e, para piorar, as rações podem ser "ricas" em antibióticos, sementes transgênicas (milho e soja), corantes, glúten (atenção, celíacos!), e outras substâncias que de naturais não têm nada;

Observação 5: onde quer que você compre, peça para que embalem com gelo e sem envergar o animal. Peixes são delicados e merecem ser tratados como tal. Se tiver como colocar num recipiente com gelo – não em contato direto –, na geladeira, faça isso. Ou então, procure ao menos guardá-los na parte mais fria da geladeira e retirá-los da refrigeração imediatamente antes de sua manipulação. Não deixe os ingredientes fora da geladeira horas antes de cozinhá-los, sem nenhuma razão específica (a maioria das pessoas, especialmente cozinheiras domésticas, têm esse costume). Isso pode significar que um verdadeiro festival de bactérias irão para dentro de você!

Observação 6: se for congelar, embale em papel-manteiga antes do plástico filme para evitar a contaminação por substâncias contidas no plástico (bisfenol e outras);

Observação 7: para obter todas as propriedades benéficas do ômega 3 dos peixes, evite fritar e consuma-os frescos, crus com temperos, ao vapor, ao forno ou cozidos;

Observação 8: se for consumir peixes em conserva, leve em consideração que não são ótimas fontes de ômega 3. O atum em água, quando escorrido, o perde. E em azeite de oliva mais ainda. O fresco de boa qualidade é claramente a melhor opção;

Observação 9: atenção às sardinhas – assim como o espinafre e a couve, podem contribuir para a formação de cálculos renais, principalmente se você já tem tendência;

Observação 10: na fase inicial da gestação o consumo de alimentos ricos em ômega 3, ou suplementação, desde que de acordo com a orientação do seu médico, pode melhorar a capacidade motriz e visual dos bebês. No entanto, grávidas devem evitar o consumo excessivo de linhaça, pois pode aumentar o fluxo sanguíneo;

Observação 11: amêndoa e gergelim são ótimas fontes de ômega 9;

Observação 12: o excesso de ômega 6, além de provocar retenção de líquidos e inflamações, como já comentado, pode causar doenças degenerativas, Alzheimer, aumento da pressão arterial etc. Por isso, preste atenção no equilíbrio do consumo de alimentos ricos em ômega 3 e 6. Ele até é necessário, ajuda a reduzir o colesterol que pode desequilibrar os níveis do mesmo, mas, diferente dos ômegas 3 e 9, não aumenta o colesterol HDL (bom);

Observação 13: por questões inflamatórias, de transgenia e possíveis alergias e espessamento sanguíneo, sugiro evitar o uso de margarinas e de alguns óleos como os de milho, amendoim, soja e outros (VER CAPÍTULO 7, PG. 114);

Observação 14: todas essas substâncias podem oxidar com facilidade, portanto, tenha cuidado ao armazená-las. Faça-o, de preferência, na geladeira, em potes hermeticamente fechados e escuros;

Observação 15: em caso de disbiose na microbiota intestinal, a suplementação com ômega 3 é normalmente desprezada pelo organismo;

Observação 16: o excesso de consumo de óleos e azeites de forma isolada pode causar sobrecarga hepática.

Nota importante: já vi algumas pesquisas salientando que o ômega 3 é encontrado apenas em fontes de origem animal. Portanto, pelo sim, pelo não, priorize os peixes listados acima.

ÓLEO DE LINHAÇA
(VER PG. 195)

CASTANHAS
(VER PG. 196)

PÓLEN
(VER PG. 199)

LÊVEDO DE CERVEJA
(VER PG. 238)

ALGAS
(VER PG. 181)

GHEE

Os indianos o chamam de óleo real, é uma gordura sagrada para eles. Na Índia essa gordura purificada e saturada é utilizada há milênios, sendo proveniente da clarificação por sete vezes da manteiga de vaca. Aqui encontramos a manteiga clarificada, que é similar, mas não é a mesma coisa. Durante esse processo constante em que a manteiga é submetida à temperatura são eliminados os resíduos sólidos e tóxicos, as bactérias e a lactose presentes no soro, isto é, no meio aquoso da manteiga. De acordo com a milenar medicina Ayurveda, a manteiga ghee é anti-inflamatória, ajuda a restaurar e desinflamar a mucosa estomacal, lubrifica os intestinos (promovendo a boa digestão), ajuda no desempenho muscular e das articulações, na alcalinização do sangue e na saúde dos pulmões. Não afeta a circulação, uma vez que não tem sal, é antioxidante o que ajuda a proteger as células contra os radicais livres. Além disso, estimula o metabolismo, turbinando o cérebro e contribuindo para a iluminação espiritual.

Observação 1: a manteiga ghee pode ser utilizada em massagens como forma de hidratação e prevenção de rugas;

Observação 2: tem um aroma similar ao da pipoca;

Observação 3: sem dúvida a manteiga ghee está, junto com o azeite de oliva e o óleo de coco, em algumas elaborações, entre os meus preferidos para cozinhar e untar;

Observação 4: cuidado com o consumo excessivo no verão, pois ela esquenta o corpo. Em jejum com café pode ser ótimo pré-treino (pesquise dieta *bulletproof*);

Observação 5: o ideal é armazenar num pote redondo e hermeticamente fechado para não criar resíduos. Não precisa ser guardada na geladeira.

GERMINADOS
(VER PG. 67)

ARROZ INTEGRAL
(VER PG. 234)

MISSÔ
(VER PG. 171)

CLOROFILA

O consumo de alimentos ricos em clorofila permite a absorção imediata da energia do sol pela corrente sanguínea, o que nos enche de vitalidade. Junto com a água, ela lidera o ranking dos alimentos desintoxicantes do organismo (metais pesados e drogas, inclusive). Purifica o sangue e promove a eliminação de resíduos e toxinas pelos órgãos responsáveis, além de ajudar a tonificá-los.

Repleta de oxigênio e nutrientes – vitaminas, betacaroteno, proteínas etc. –, ela ajuda a filtrar as toxinas inaladas e entra direto na corrente sanguínea, faxinando as células e os tecidos do corpo e do cérebro, oxigenando e regenerando todo o complexo celular, ativando a circulação.

A clorofila é o pigmento verde responsável pela coloração dos vegetais de folhas verde-escuras e das ervas aromáticas. As maiores fontes de clorofila são a chlorella (VER PG. 184) e os brotos germinados, em especial o broto germinado do trigo.

Quanto mais verdes, mais clorofila, e, consequentemente, maior valor energético vital proveniente da luz solar e maior poder desintoxicante. A clorofila é antibacteriana, promove a regularização do período menstrual, beneficia o trânsito intestinal e diminui a fermentação e os gases incômodos, ajudando também na recuperação de cirurgias e de quimio e radioterapias. Além disso, promove cicatrização e desinflamação, aumenta a lactação e a quantidade de ferro no leite materno e é indicada nos casos de anemia. Ajuda a regular os picos de glicemia no sangue e a pressão arterial, atua na prevenção e no combate de doenças cardíacas. Contribui para a eliminação dos odores indesejados no corpo (mau hálito e outros) e alivia hemorroidas.

Assim como os sucos de vegetais, o ideal é consumir os sucos ricos em clorofila imediatamente após o preparo. Mas, como a rotina é corrida, costumo fazer sucos concentrados, com o mínimo necessário de água de coco, ou simplesmente água filtrada ou mineral, e folhas verde-escuras (rúcula, salsa, agrião, couve ou outras), e congelo em formas de gelo para utilizar no momento do preparo dos meus sucos diários. Também costumo ter de reserva alguns concentrados de clorofila comprados prontos. O suco da grama do trigo germinada é um supertônico antioxidante e uma potência nutricional – inclusive no que diz respeito à redução da pressão arterial e a problemas de pele como acne, psoríase e eczemas.

Observação: brotos de alfafa, trigo germinado e folhas de trigo, de aveia, de tanchagem, de couve e outras são ricas em clorofila. Contudo, preste especial atenção à procedência dos brotos de alfafa, pois podem estar contaminados com salmonela.

Extratos vegetais ou "leites" vegetais

A produção dos leites vegetais não agride você nem o planeta. É um alimento integral e cru, antioxidante, altamente energético, rico em fibras, proteína e ferro – mais do que o leite de origem animal, sendo uma alternativa deliciosa a este.

Não há o que dizer com relação às quantidades de proteína presentes no leite animal, que são de fato maiores – mas também superiores às quantidades que conseguimos metabolizar, o que muitas vezes pode sobrecarregar o organismo. As proteínas contidas no "leite" vegetal suprem as nossas necessidades e ainda evitam os sintomas de intolerância, ou alergia, à caseína ou à lactose que são difíceis de identificar, como a fadiga, a depressão, os inchaços abdominais, os gases e as diarreias, o desconforto nas articulações etc. Com relação ao cálcio, se a fonte desse mineral escolhida por você for o leite de vaca, ele deve ser de procedência confiável e **integral**, isto é, **com gordura**. Caso contrário, recomenda-se o consumo de "leites" vegetais e de alimentos ricos em cálcio, como as leguminosas, oleaginosas, os vegetais verde-escuros, o gergelim, o figo, o nabo etc.

Se você acha os extratos vegetais normalmente insossos, faça uso de ervas aromáticas e especiarias como hortelã, canela, gengibre, noz-moscada, cúrcuma, cravo, cacau, capim-limão, cardamomo, baunilha orgânica ou cumaru (a baunilha brasileira, mais frutada e perfumada), o melado, o açúcar mascavo ou o demerara, a rapadura ralada, passas, ameixas secas, tâmaras ou outras frutas secas levemente hidratadas, além de frutas frescas ou congeladas, peles de frutas cítricas raladas etc.

Se você implica com a consistência, ou se o acha muito ralo, pode acrescentar polpa de coco verde ou óleo de coco. Ou, então, diminuir a quantidade de água em relação às sementes, para obter um creme.

Para adoçar, sugiro o açúcar de coco, a estévia ou o melado orgânico, as frutas secas ou frescas. Lembre que um toque de sal sempre realça o sabor.

Você pode prepará-los em casa, é muito simples! Se preferir comprá-los prontos, saiba que não são baratos. Mas, quanto vale a sua saúde?

Observação: a validade dos "leites" vegetais é de aproximadamente três dias na geladeira.

Capítulo 7

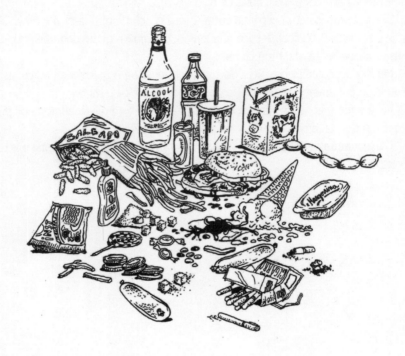

Vilões:
eles também existem

"Onde há quietude, surge potencial. Onde há potencial, surgem possibilidades. Onde há possibilidades, existe escolha. E onde há escolha, existe liberdade."

Gabriel Goddard

Os vilões são produtos que viciam o paladar e o organismo. Isso não é exagero, são vícios como quaisquer outros.
É preciso ter consciência de que a dificuldade em ter hábitos alimentares saudáveis está totalmente relacionada à dependência de alguns produtos, como o açúcar, o glúten, produtos industrializados que contenham aditivos químicos, defumados e embutidos (peito e blanquet de peru, presunto, salsicha e outros), leite e derivados e proteínas de origem animal (principalmente a carne vermelha, na forma de churrasco e carnes na brasa).

Enfim, são vilões todos os produtos que acidificam os órgãos e que atacam as defesas naturais do corpo, debilitando, enfraquecendo e destruindo o sistema imunológico, promovendo "ambientes" favoráveis a doenças.

ALERGIAS E INTOLERÂNCIA ALIMENTAR

A falta ou a deficiência da produção de alguma enzima necessária à digestão e à desintoxicação de alimentos pode gerar a absorção parcial e/ou intolerância alimentar, que é uma desordem metabólica. O sistema imunológico reage a algumas proteínas que não reconhece e que tem deficiência ou incapacidade em digerir. Apesar de muito comum hoje em dia – segundo pesquisas, uma em cada três pessoas são alérgicas e/ou intolerantes –, a maioria desconhece sofrer dessas desordens.

Os processos inflamatórios começam, mas os sintomas não são imediatos ao consumo, ocorrendo até 72 horas depois, por isso, muitas vezes, os desconfortos e as dores estão presentes sem que os padrões de intolerância e/ou alergia sejam identificados. Normalmente, no caso da alergia, o corpo exterioriza estados patológicos preexistentes, entendendo certos alimentos como invasores e se armando de anticorpos para combatê-los. Os campos de defesa do organismo ficam saturados e reagem. Em alguns casos, como no choque anafilático, essas reações podem até ser fatais. Isso já não ocorre no caso da intolerância. E, na metafísica, esses fatores podem indicar que você está assumindo o que não lhe diz respeito.

Bebês e crianças na primeira infância ainda estão em processo de formação do paladar e do sistema digestório. O consumo exagerado de glúten, o "monoconsumo" de alimentos e o excesso de produtos industrializados (temperos artificiais, refinados, sal, açúcar e outros) podem viciar as nossas papilas gustativas, promover fadiga, alergias e distúrbios intestinais (como inchaços e diarreias de repetição) e alterações no crescimento.

Mas, quais são os alimentos que lideram o ranking? Segundo meus estudos, leite e derivados (especialmente para as pessoas com sangue tipo A), glúten (proveniente principalmente da farinha de trigo branca), amendoim (pela presença de fungos), nozes, alguns peixes, frutos do mar, produtos industrializados e seus aditivos químicos, fermentos, frutas cítricas, tomate, produtos com agrotóxicos, carne vermelha, soja e derivados, milho e derivados, ovos etc. Todos eles são especialmente danosos na primeira fase da vida.

Possíveis sintomas

Letargia, memória fraca, falta de foco e determinação, depressão, indisposição e impaciência, eczemas e urticárias, problemas gastrointestinais (vômitos, coceiras na boca, diarreias, dores abdominais e outros), problemas renais etc. Além disso, todas as "ites" (sinusite, rinite e outras inflamações), problemas do sistema nervoso, dores de cabeça, asma, hiperatividade, epilepsia etc.

Glúten

Em latim significa cola. Ele pode grudar/aglomerar as boas bactérias do intestino assim como alguns alimentos durante o trânsito intestinal, fazendo com que virem muco e/ou fermentem e apodreçam sem ser digeridos, o que pode causar lesões na parede do intestino. A permeabilidade intestinal aumenta, o que propicia a penetração de toxinas no organismo que, não sendo eliminadas, podem causar desconfortos, distúrbios, alergias e até doenças. Além disso, a absorção de água e de alguns nutrientes fica comprometida, o que pode acarretar desnutrição, anemia, inchaços e retenção de líquidos.

O glúten é uma substância presente nos grãos de alguns cereais, sendo composto de duas proteínas com valor nutricional zero: gliadina e glutenina. O organismo percebe a gliadina como um invasor e se arma com anticorpos contra ela, enfraquecendo o sistema imunológico, além de estimular o apetite. É relevante destacar que o trigo e alguns outros cereais não vêm originalmente de regiões tropicais como o Brasil. Também não são os mesmos de cinquenta anos atrás, tendo em vista a manipulação genética e a utilização de técnicas químicas.

As proteínas do glúten precisam de líquido para agir e de calor para coagular. Quando ocorre a fermentação o glúten deve ser trabalhado, mas não por muito tempo, para a formação de uma teia de fibras elásticas que vai capturar gases e os manterá retidos, crescendo e "inflando" as elaborações. O calor ajuda a transformar os açúcares fermentáveis das massas em gás carbônico e álcool, que, ao evaporarem no forno, deixam suas marcas em formas de bolhas, dando o aspecto que desejamos às elaborações – elas ficam flexíveis, consistentes, macias, leves, elásticas e resistentes. Esse processo confere sustentação e estrutura, auxiliando no suporte dos ingredientes pesados, como açúcar, ovos, óleo, manteiga etc. É isso que deixa pães, massas e bolos "fofinhos".

Apesar disso, se comparados ao açúcar, às frituras e às gorduras más e trans – principalmente se a intolerância ou a alergia (doença celíaca) não forem o seu caso –, o glúten pode ser menos nocivo à saúde. Afinal, alguns cereais integrais que o contêm podem ser ricos em fibras e vitaminas. Mas, atenção, as vitaminas podem se perder quando submetidas ao cozimento.

Como identificar se somos intolerantes ou até alérgicos a essa substância? Alguns sintomas podem indicar isso: tontura/falta de equilíbrio, fadiga/confusão mental, cansaço, impaciência (fiquei mais paciente quando cortei o consumo), muco intestinal e respiratório, sinusite, dores de cabeça regulares, alergias, diarreia ou prisão de ventre, vômito, má absorção dos nutrientes (desnutrição), atraso no desenvolvimento do crescimento, hipotrofia muscular, dores nas articulações e nos ossos, anemia, sobrepeso (principalmente na região abdominal), fermentação/gases, dores de estômago e na barriga, distensão abdominal, abortos de repetição, esterilidade, queda de cabelo, dermatite, coceira e empolamento.

O glúten provoca um estado inflamatório constante no intestino delgado, atrapalhando o bom funcionamento do organismo, comprometendo o metabolismo e roubando a nossa preciosa energia para efetuar a digestão. Sem falar que todos os vilões acidificam os órgãos e, consequentemente, influenciam no pH do sangue, enfraquecendo o sistema imunológico e a saúde celular, deixando-nos vulneráveis a doenças crônicas e autoimunes (artrite reumatoide, esclerose múltipla, lúpus, psoríase e outras). Além disso, são responsáveis pela perda de massa óssea, obrigando o corpo a extrair cálcio dos ossos para retomar o equilíbrio alcalino/ácido.

Portanto, se você deseja se desintoxicar, evite consumir glúten por um tempo – é notável a melhora do humor e da disposição quando diminuímos ou eliminamos seu consumo. Apesar de não haver comprovação científica, existem relatos de que algumas crianças autistas apresentaram alguma melhora quando o glúten foi retirado da rotina alimentar. Segundo a nutricionista Michele Cecchin, no Primeiro Congresso Digital de Nutrição e Alergias Alimentares, o sistema imunológico fica mais resistente e comportamentos agressivos, choro persistente e irritabilidades são minimizados.

Tanto a intolerância como a alergia podem ter predisposição genética. Fatores ambientais ou de estresse/sistema nervoso também podem fazer com que a doença e o desconforto apareçam. O mais comum é que os sintomas surjam na primeira infância, mas podem aparecer tardiamente, na fase adulta.

Eliminar o glúten da alimentação emagrece?

Quando um indivíduo deixa de comer glúten, ele emagrece como consequência da exclusão do consumo de alimentos que podem provocar retenção de líquidos, inflamações e, consequentemente, gordura localizada. O trânsito intestinal também melhora muito, porque as bactérias do intestino param de metabolizar e de absorver "alimentos" equivocados, que geralmente são causadores de gases e outros sintomas.

Mas, cuidado com as substituições dos alimentos com glúten por aqueles que não o contêm. Não ache que pode comê-los à vontade só pelo fato de serem livres de glúten. Alguns são altamente calóricos, além de conter outros produtos que podem não ser tão saudáveis.

Doença celíaca

Trata-se de uma intolerância frequente e permanente. O consumo de alimentos que contêm glúten provoca essa doença autoimune em indivíduos geneticamente predispostos. Os fatores imunológicos e ambientais também contribuem para o aparecimento da doença.

Os exames de sangue, de fezes (que costumam ser claras), ou de uma amostra retirada do intestino delgado, podem reconhecer a intolerância e a doença celíaca. Mas, se você não sofre nenhum desconforto ou não é alérgico nem intolerante, apenas cogite reduzir um pouco o consumo, pelos muitos motivos acima descritos.

- **Alimentos com glúten:** todos que contêm trigo ou sua farinha (gérmen, farelo etc.), semolina, cuscuz, espelta, cevada, malte, centeio, aveia (apenas por contaminação cruzada), achocolatados e chocolates, sorvetes, a maioria dos pães, bolos, tortas, quiches, salgadinhos, torradas, produtos à milanesa e tempurás à base de farinhas que contenham glúten, biscoitos, bolachas, pizzas, carnes processadas, cerveja (lêvedo de cerveja, inclusive), chope, uísque, vodca, gim e outros alcoólicos que tenham esses cereais (é importante sempre ler os rótulos antes do consumo). Condimentos, temperos industrializados, maioneses, molhos, embutidos, frios e enlatados podem conter.

- **Alimentos que não contêm glúten:** arroz e derivados (farinha, cremes etc.), milho e derivados (fubá, canjica etc.), polvilho (cuidado com o excesso de sódio e de gordura hidrogenada dos biscoitos prontos), mandioca (por extensão, a tapioca), batata e derivados, inhame, cará, quinoa, leguminosas (como soja e grão-de-bico), legumes, verduras, frutas, hortaliças, trigo-sarraceno, teff, painço, araruta, aveia (quando não há contaminação cruzada), cana-de-açúcar, sementes de amaranto ou girassol, chia, linhaça, óleos, azeites e outras gorduras, gelatina, queijo (verificar sempre os rótulos), saquê, vinho, champanhe e espumante, cachaça, cafés (sem cevada), sucos de frutas naturais etc. Já existem no mercado opções de pães, massas (de pizza, inclusive), biscoitos, torradas, bolos, granolas e outros produtos sem glúten.

ATENÇÃO! Quando você consome um pão francês, 30% dele vai se transformar em gordura, porque é caloria vazia, isto é, um produto que tem muitas calorias e poucos ou nenhum nutriente. Quando ocorre o refino da farinha do trigo, ele perde a casca, o farelo e o gérmen, e junto com eles as fibras, vitaminas e minerais em quase toda a sua totalidade. Refrigerantes, bebidas alcoólicas, pirulitos, balas, chicletes, salgadinhos e a maioria dos alimentos industrializados estão nessa lista de calorias vazias.

Se você come um pão francês no domingo, ele se transforma em gordura compacta na quarta-feira. A consequência imediata é a retenção de líquidos. Antes, a sua dieta semanal era de sete dias; agora são dois! Durante os dois dias do final de semana você consumiu alimentos vilões e seu corpo vai precisar de três dias só para conseguir limpar esse lixo.

Menos glúten, mais saúde!

Apresento aqui algumas substituições possíveis ao glúten, características e dicas para um melhor resultado, lembrando que é sempre importante o teste, para chegar à proporção ideal:

- **Polvilho doce:** gomosidade, viscosidade, flexibilidade e sabor neutro;
- **Polvilho azedo:** gomosidade, viscosidade, formação de crosta e sabor característico com toque azedo;
- **Fubá:** dá volume e estrutura; entretanto, deixa a elaboração bem seca e com sabor de milho;
- **Amido de milho:** dá volume, estrutura, leveza e tem sabor neutro;
- **Araruta:** dá liga e textura, é espessante, tem sabor neutro (mais leve que o polvilho e o amido de milho);
- **Fécula de batata:** dá volume, estrutura, leveza e tem sabor neutro;
- **Farinha de arroz:** dá estrutura e tem sabor neutro;
- **Farinha de arroz integral:** dá volume e estrutura e é fonte de fibras (cuidado para que as fibras não deixem a elaboração seca e pesada), tem sabor neutro e pode conter duas vezes menos gorduras do que a farinha de trigo; por ser rica em fibras, ajuda a não aumentar o índice glicêmico das elaborações;

- **Farinha de sementes** (linhaça, chia, quinoa em flocos ou em grãos, amaranto, gergelim): nutritiva e funcional, sendo uma boa fonte de fibras e de ômega 3, por exemplo. Pode ter um sabor residual amargo;

- **Farinha de oleaginosas:** dá volume, estrutura e gordura, tendo o sabor característico de cada uma (amêndoas, macadâmia, avelã, castanha-do-pará e outras);

- **Farinha de grão-de-bico:** dá volume, estrutura, fibras e coloração, sendo ótima para untar e dar liga. Comparada com a farinha de arroz, é mais úmida e tem índice glicêmico mais baixo, o que a torna uma boa alternativa; pode ser utilizada em conjunto na elaboração de quiches, pastéis de forno etc.

- **Farinha de chia:** confere umidade, podendo substituir o ovo em algumas elaborações. A proporção é de 1 colher (sopa) de chia hidratada em forma de gel para 1 ovo.

As farinhas se complementam em volume, maciez/leveza, estrutura, crocância, sabor, liga e outras características. Portanto, tenha em mente misturar os amidos e as féculas com as farinhas de oleaginosas, leguminosas, grãos, sementes e goma xantana (ver abaixo).

Outros ingredientes que normalmente são utilizados nas elaborações sem glúten e sem lactose, e suas funções:

- **Xantana:** goma espessante, estabilizante, aglutinante e flexibilizante; dá elasticidade, estrutura e liga. Em pães, bolos e elaborações mais molhadas, o ideal é a quantidade de 2% em relação ao total das farinhas. Em tortas e biscoitos de massa menos úmida, 1% em relação ao total das farinhas;

- **Clara de ovo:** dá volume e estrutura; a clara em neve pode ser substituída pela água de cozimento do grão-de-bico batida na batedeira. Este método chama-se aquafaba e a consistência da água deve ser similar à da clara de ovo, portanto, se necessário, é preciso reduzir. Recomenda-se a proporção de três colheres de sopa de aquafaba para um ovo.

- **Gema de ovo:** dá maciez, emulsão, volume, sabor e coloração;

- **Açúcar:** confere umidade, textura/maciez, estrutura, sabor e coloração dourada;

- **Sal:** realçador e intensificador de sabor. Dá o contraponto necessário às elaborações doces, além de controlar a fermentação, podendo impedi-la;

- **Fermento biológico seco instantâneo:** seus micro-organismos se alimentam da glicose da farinha e do açúcar, liberando gás carbônico e promovendo crescimento, volume e estrutura da massa, pães e pizzas;

- **Fermento químico:** basicamente uma mistura em que prevalece o bicarbonato de sódio, combinado com algum ácido que, juntos, também promovem a produção de gás carbônico e o mesmo efeito do fermento biológico. É utilizado em bolos, biscoitos e alguns pães;

- **Vinagre:** promove a ação do fermento, que reage melhor em meios ácidos;

- **Água:** hidratação e liga;

- **Lecitina de soja:** ajuda a reter o ar (textura aerada) e a dar liga em meios heterogêneos, como o aquoso (água, leites vegetais etc.) e o oleoso (óleos, azeites etc.);

- **Extrato vegetal** (ou "leite" vegetal, como são mais conhecidos): são elaborados a partir de cereais e de oleaginosas (VER PG. 112);

- **Creme de arroz ou inhame:** substituto do creme de leite;

- **Fibra da beterraba açucareira:** conservação e retenção de umidade;

- **Óleos vegetais:** conferem maciez e umidade;

- **Ghee ou óleo de coco:** fonte de gordura, podendo substituir a manteiga, que tem soro/lactose/caseína etc.;

- **Azeite de oliva:** untuosidade, sabor e umidade;

- **Tubérculos e outros vegetais:** confere umidade, maciez/textura e sabor, sem esquecer suas propriedades funcionais;

Observação 1: sempre colocar o sal por último, para não atrapalhar a ação do fermento biológico;

Observação 2: no caso do fermento químico, colocá-lo sempre por último e misturar a massa delicadamente, para que o fermento não perca a força;

Observação 3: quando fizer pão, o ideal é bater com o batetor de raquete da batedeira (aquele mais chapado);

Observação 4: deixar o pão esfriando sobre uma grade para obter ventilação, inclusive pela parte de baixo;

Observação 5: não mover e não bater demais as elaborações sem glúten, pois têm menos estrutura e podem solar;

Observação 6: quando há excesso de líquido ou fermentação o pão cresce e afunda;

Observação 7: se não quiser pincelar com gema, use água com cúrcuma ralada/ açafrão-da-terra em pó.

Proporções

Sugestão de proporção para substituição de farinhas com glúten, segundo a chef celíaca Carla Serrano, uma das minhas competentes professoras da pós-graduação em Gastronomia Funcional:

Para 4 xícaras de chá de farinha de trigo, utilize 3 de farinha de arroz (de preferência integral), 1 de fécula de batata e ½ de polvilho doce.

Ou simplesmente substitua a farinha de trigo por uma mistura de farinhas comprada pronta na mesma quantidade. Para massas, bolos, pães, panqueca, empadões etc., a farinha de trigo pode ser substituída, em quantidades iguais, por polvilho doce – que dá liga e elasticidade – e por farinha de arroz integral ou grão-de-bico.

Observação: para melhor conservação, guarde a farinha num pote hermético na geladeira.

Leite animal e seus derivados

O leite materno é o nosso primeiro contato com a alimentação. Físico e emocional. É a nossa referência de segurança, amor e nutrição. Mas, por ser naturalmente doce, o associamos instintivamente ao afeto, à tranquilidade e ao prazer. A amamentação proporciona uma sensação de aceitação e segurança cruciais à primeira infância e ao longo de toda a vida.

Sem dúvida alguma, e pelo fato de o leite materno ser um alimento prebiótico, o bebê que mama tem um sistema imunológico mais forte e resistente às bactérias e aos vírus, pois o leite materno tem cinco vezes mais enzimas (apesar de parecer aguado), contendo todos os nutrientes necessários ao bebê até os seis meses de vida, ou até a primeira dentição começar a aparecer. Ele é uma importante fonte de gordura para o desenvolvimento cerebral, do sistema nervoso e cognitivo e das funções ópticas dos bebês. Fundamental para o desenvolvimento emocional e físico da criança, sendo capaz também de neutralizar germes, como a salmonela.

Se o leite de vaca, especialmente os pasteurizados e/ou de procedência duvidosa, for consumido em excesso, principalmente por bebês, pode provocar sintomas graves como alergias, infecções e alguns distúrbios intestinais. A Natureza possui uma inteligência biológica necessária à evolução das espécies: a vaca alimenta seus bezerros e as mães amamentam seus filhos.

Em torno dos cinco anos de idade o organismo já não produz mais a **lactase**, enzima responsável por absorver e digerir a **lactose**, o açúcar presente no leite e seus derivados. A partir daí, a fermentação desse açúcar/carboidrato acontece no intestino, provocando gases, diarreias e outros males. Para promover a saúde intestinal, liberando o organismo de toxinas, o melhor mesmo é diminuir ou até mesmo evitar o consumo após essa idade.

Como já falamos, o leite de origem animal, principalmente o de vaca, tem três vezes mais proteína que o leite materno e tem mais cálcio e outros minerais do que somos capazes de metabolizar, causando o acúmulo desse elemento nas juntas e em outras partes do corpo. O gado que produz leite sofre, pois engorda por conta dos remédios e rações que ingere, além de viver confinado. Portanto, o leite integral é repleto de gordura de baixa qualidade e o pasteurizado perde enzimas durante esse processo, atrapalhando a absorção dos seus nutrientes. A caseína, proteína encontrada nesses produtos, estressa o organismo porque coagula, tornando-se irreconhecível ao corpo. Isso sobrecarrega o fígado, gerando excesso de toxicidade que provoca desgaste ao ser eliminada. Quando a caseína não é bem digerida pode causar reações na pele, degenerações ósseas, mucosidade intestinal, vaginal e respiratória, e outras tantas reações alérgicas. Por isso, os alérgicos devem evitar.

No caso de países tropicais como o Brasil, sujeitos a alterações bruscas de temperatura que também alteram o metabolismo, a situação se agrava por não termos a disponibilidade enzimática necessária à digestão e à absorção. Já o iogurte, a coalhada e outros fermentados se tornam alimentos pré-digeridos pela quebra dos açúcares do leite pelas enzimas e pela presença de bactérias boas.

Em pesquisas, constatei que a osteoporose é muito mais frequente em países de maior consumo de laticínios, do que em outros dos continentes que pouco os consomem – África, Ásia e outros. Mas é importante ressaltar que eles têm uma alimentação rica em outras fontes de cálcio como as algas, os vegetais verde-escuros, o gergelim e outros, além de um estilo de vida diverso dos ocidentais.

A carência de cálcio e de ferro está muito mais relacionada ao excesso de consumo de proteínas de origem animal, que podem ocasionar má absorção de ferro e perda de cálcio ósseo, do que à insuficiência do consumo de leite e de seus derivados. A falta de magnésio no organismo também provoca descalcificação dos ossos e atrapalha a assimilação do ferro e da vitamina D. O apetite por doces pode ser um indicador de escassez de cálcio no organismo. Portanto, procure consumir ingredientes ricos nesses minerais – tofu, aveia, amaranto, amêndoas e nozes, folhas verde-escuras, lentilha e feijões, ovos, quiabo e outros. Ou então tome suplementos, conforme indicação médica.

Dentre as barreiras à assimilação do cálcio estão o consumo exagerado de bebidas gasosas, cafeína, produtos industrializados – e também pelo excesso de sódio neles contido, além de farinha de trigo, açúcar etc. –, chocolate, vinho, antiácidos, aspirinas, corticoides, fermentos, sal, embalagens e superfícies de alumínio. Beterraba e acelga também podem atuar como barreiras naturais, mas apenas se forem consumidas junto com alimentos ricos em cálcio. Outros fatores importantíssimos e fundamentais, sem os quais não há fixação desse mineral pelo organismo, principalmente nos mais idosos, é a prática de exercícios físicos e aeróbicos e a vitamina D – que tal tomar um banho de sol matinal de 7 às 10 da manhã ou após as 15 horas?

Mas e quanto aos produtos derivados do leite, que não têm lactose? Eles passam por muitos processos industriais que eliminam grande parte dos seus nutrientes e desorganizam as suas moléculas, dificultando sua absorção pelo organismo.

Só você, com a ajuda de um profissional e de exames, poderá descobrir a melhor escolha. Não se esqueça de que o seu desconforto ou alergia podem ser causados pela caseína – proteína do leite – e outras substâncias presentes no leite, e não apenas pela lactose.

A vaca de hoje em dia não é a vaca de antigamente. A população cresceu e, para atendê-la, é necessária uma produção intensa de leite. Uma vaca pode gerar aproximadamente 275 litros de gás metano por dia. Em um período de vinte anos, isso é de 25 a 100 vezes mais destrutivo do que o dióxido de carbono, composto químico produzido pelos desmatamentos, pelos setores de transportes e industriais, entre outros.

Se as vacas não engravidam ou não dão leite, não há lucro. Elas estão lotadas de hormônios, vacinas, antibióticos, fertilizantes, iodo nas tetas e outros remédios. Para agravar a situação, os laticínios podem provocar intensificação da produção celular irregular. Será que esse fator pode ter relação com o aumento dos casos de câncer relacionados aos distúrbios hormonais (mama, próstata e outros)?

O leite, ao ser pasteurizado, passa por resfriamento – um fator que ajuda a promover o muco e que vai minando, pouco a pouco, nosso estoque de energia vital. É claro que os leites de hoje duram mais na geladeira, mas a que custo?

Esses processos químicos provocam a perda de gordura não saturada e seus fatores benéficos, além de nutrientes como o cálcio, o que devasta as bactérias boas do intestino (probióticos) importantes para o processo digestivo e o sistema imunológico. E as gorduras remanescentes vão direto para a corrente sanguínea, podendo causar entupimentos das artérias, obesidade e outras patologias.

Para agravar ainda mais a situação, como forma de prevenção e cura de infecções e outras doenças que podem atrapalhar a produção industrial de leite e seus derivados, são utilizados conservantes químicos, antibióticos e pesticidas, aplicados diretamente nas tetas dos animais. Para se ter uma ideia, toleramos apenas 10% da quantidade desses produtos encontrada no que ingerimos. E, como se não bastasse, até coliformes fecais já foram achados.

Além disso, as proteínas de origem animal são ácidas, e o que sobra do cálcio – mineral eficaz para neutralizar essa acidez – fica comprometido nesse processo de alcalinização.

De todas essas proteínas, o leite é a pior delas porque, inconscientemente, o consumo indireto em produtos industrializados (molhos, biscoitos, panquecas, bolos etc.) é, muitas vezes, imperceptível. Então não é dizer que consumimos só um copinho de café com leite por dia. Sem nos darmos conta, assim como no caso do glúten, o consumo é muito maior. As crianças são as que mais sofrem, consumindo leite – ou o que se permite chamar de "proteína do leite" – em praticamente tudo. Para agravar, algumas fórmulas lácteas ainda incluem açúcares e farináceos refinados. O requeijão é resultado de soro do leite com glúten ou amido de milho para dar textura, e gordura hidrogenada. O acúmulo de toxinas pode sensibilizar todo o funcionamento do organismo. Sem falar no desenvolvimento precoce: crianças menstruando aos nove ou dez anos e pelos e barba aos oito.

DOENÇAS QUE PODEM SER CAUSADAS PELO CONSUMO INDISCRIMINADO DE LEITE

No mundo inteiro muitas pessoas sofrem com algum tipo de intolerância ao leite e suas consequências: mucosidade e sintomas parecidos aos da gripe (dores de cabeça e aumento da temperatura corporal), sobrecarga do fígado, alergias respiratórias (asma, rinite, sinusite e outras "ites"), dores no corpo e articulações, insônia e irritabilidade, deficiência de ferro, colesterol alto e desequilíbrios hormonais. Além disso, desequilíbrio da microbiota intestinal, que pode até causar depressão, má digestão, náuseas, cãibras (incluindo as estomacais), fermentação e gases, cólicas e inchaços (as bactérias intestinais fermentam a lactose), prisão de ventre, diarreia e desidratação, desconforto e dores abdominais.

Sem contar que pode servir de estímulo para vários tipos de câncer, doenças autoimunes, dos rins, da retina e do coração, além de derrames (acumulam-se nos vasos sanguíneos que impedem o fluxo vascular), diabetes, obesidade, osteoporose, anemia e até doenças de pele!

Solução: Se for consumir produtos derivados do leite, prefira os de cabra, que são digeridos e absorvidos mais rápida e facilmente. Nos caso dos produtos de vaca, dê preferência ao kefir (também existe kefir de água), às coalhadas e ao iogurte de preferência sem sabor e sem açúcar (se ambos puderem ser caseiros, melhor). Ou, em última instância, queijos de produção orgânica. Como já comentado quando falamos das enzimas, durante a fermentação são produzidos micro-organismos, bactérias vivas, nesse caso benéficas, que se alimentam do açúcar do leite (a lactose), deixando os alimentos pré-digeridos, com enzimas que ajudam na digestão e nos processos de absorção dos nutrientes. Entretanto, fique atento aos sorvetes de iogurte – durante o processo de elaboração essas bactérias tão importantes podem morrer.

Mas, se você quer realmente diminuir o consumo de leite animal, substitua-o por extratos/"leites" vegetais, de cereais – arroz integral e aveia, por exemplo, principalmente para bebês, e de oleaginosas. O leite também pode ser substituído por algas marinhas, gergelim, salsa, brócolis cru e cozido (de todos os vegetais verde-escuros é a melhor fonte), agrião, couve, acelga, grão-de-bico, açaí, nabo, cenoura e outros vegetais, sementes de linhaça, e alimentos provenientes do leite da soja coalhado como o tofu e da fermentação da soja orgânica, como o missô.

Lembre-se que de nada adianta o consumo de alimentos que contêm cálcio se não são retidos e assimilados pelo organismo. O cálcio presente no brócolis cru, por exemplo, tem biodisponibilidade[7] muito maior que no leite, principalmente se temperado com algumas gotas de limão (a vitamina C ajuda na fixação desse mineral).

Mas ele não é só vilão. Joe Schwarcz, no seu famoso livro *Uma maçã por dia*, cita a pesquisa feita pelo professor Peter Elwood, da Universidade de Cardiff na Inglaterra, em que homens que consumiam mais leite tinham menor chance de doença cardíaca por conta da redução da pressão arterial. Sonia Hirsch, em seu *Manual do herói, filosofia chinesa na cozinha*, elenca alguns pontos positivos do leite: o fato de ser lubrificante dos intestinos, nutriente para o sangue do coração, neutralizador de toxinas etc. Além disso, ela dá algumas receitas para melhorar a disposição dos diabéticos, para fortalecer pessoas em recuperação e outros.

Existem também alguns indícios de que um a dois copos podem prevenir o câncer de cólon. Tomara!

Proteínas de origem animal:
Carne vermelha

Normalmente, a quantidade de germes nas fezes de um carnívoro é muito maior do que nas de um indivíduo que come carne esporadicamente ou que não come. Esses germes podem agredir e/ou reduzir a saúde da microbiota intestinal, aumentando substancialmente as chances de gases, apendicite, prisão de ventre e até doenças mais graves, como o câncer de cólon.

Sem sombra de dúvida, principalmente nos países ocidentais, o consumo de proteína animal é absurdo, o que pode provocar o aumento da ansiedade, do estresse e do colesterol. A carne tem grande quantidade de gordura saturada, e isso pode acarretar doenças cardiovasculares. Sem falar na presença de amônia, que podem gerar um desequilíbrio desfavorável às células saudáveis frente à produção de células patogênicas, o que degenera o sistema imunológico, sobrecarrega o organismo, acidifica o sangue e pode levar a vários tipos de câncer (doze ou mais). Podem aparecer outras doenças, como gota e artrite (por conta do aumento do ácido úrico que fica depositado nos rins e nas articulações), hipertensão, AVC e diabetes. Se você tem propensão à formação de cálculos renais, passe longe da carne vermelha ou, se não quer continuar formando cálculos e sofrendo com as dores insuportáveis que eles causam, diminua o consumo para, no máximo, três vezes na semana.

O consumo indiscriminado de carne, especialmente de embutidos, aumenta a putrefação no cólon, pois nossos intestinos viram depósito de matérias em decomposição, o que pode levar à produção de toxinas prejudiciais ao organismo. Segundo pes-

---

7 Biodisponibilidade é o valor nutritivo de um alimento somado à sua rápida e efetiva capacidade de absorção e assimilação pelo organismo.

quisa feita pela Universidade de Harvard, mulheres que comem carne vermelha menos de três vezes na semana, têm menos risco de câncer de mama.

O filé mignon perfeito é aquele que contém a parte superior e inferior tostadinha e o interior rosado. É nesse "tostadinho" que mora o perigo. Quando a carne é submetida a altas temperaturas, os açúcares se caramelizam e a gordura tosta, formando substâncias cancerígenas. O ideal então é evitar o consumo de carne feita na brasa, na chapa ou na frigideira, preferindo o preparo em ensopados e cozidos.

Por volta de 70% dos alimentos derivados do porco (e alguns de boi) têm nitritos que são utilizados pela indústria para proteger a carne de micro-organismos e para mantê-la com aparência de fresca. Em se tratando de crianças pequenas, seu excesso pode ser ainda mais grave, devido à baixa acidez que elas têm no estômago para digeri-la, fazendo com que a fluidez no transporte de oxigênio no sangue fique comprometida.

A carne vermelha é um dos alimentos mais pobres em fibras vegetais e não é muito bem digerida pelos sucos digestivos do organismo humano, portanto pode ocasionar putrefações intestinais e acúmulos de gordura nas paredes das artérias. Esses acúmulos podem desencadear inflamações que incham as veias, causando a obstrução da passagem do sangue. Do intestino, a proteína da carne vai para o sangue, deixando resíduos ácidos no organismo. A cada quilo de carne, 2 gramas são de ácido úrico – uma dose elevada que contribui para quadros artríticos. Se para você é muito difícil deixar de comer carne, procure consumi-la sempre acompanhada de salada de folhas, que criam um ambiente favorável à digestão.

Juan Alfonso Yépez, em seu ótimo livro *Natureza: médico de Deus*, chama atenção para o fato de que um inocente bifinho de 100 gramas pode conter mais de um bilhão de germes, possibilitando que milhões de bactérias patogênicas penetrem no organismo se a carne não estiver totalmente cozida e esterilizada pelo calor. Quando a imunidade está debilitada, as chances de adoecer são ainda maiores.

O consumo exacerbado de proteínas de origem animal não só contribui para o extermínio dos outros seres vivos e do nosso meio ambiente, devastação das florestas, degradação do solo, poluição do ar que respiramos, escassez de água, só para citar alguns – como destrói nossas defesas e sobrecarrega o sistema imunológico. Esse excesso fica acumulado nos tecidos adiposos como resíduo tóxico.

Grande parte dos cereais – normalmente transgênicos – cultivados no mundo inteiro vão para a indústria carnívora, para a alimentação dos animais. Desculpe, mas dá para ficar indiferente a essa informação? As redes de *fast-food* produzem diariamente cerca de 25 milhões de hambúrgueres, que nem são tão gostosos e estão recheados de amônia e outros conservantes, o que significa a desertificação diária de 125 quilômetros quadrados de floresta tropical.

No que diz respeito à poluição, é igualmente insana a resultante do gás carbônico e de outros gases (monóxido de carbono e metanol), que são gerados na cultura agropecuária. Uma vaca produz tanto monóxido de carbono quanto um automóvel.

Estimativas apontam que a diminuição de 10% do consumo de carne mundial representaria uma mudança significativa na quantidade de doenças da civilização moderna, na diminuição do problema da desnutrição e da fome no mundo, e nos efeitos climáticos que geram muitas tragédias que nos atingem diretamente.

Essa consciência faria uma grande diferença para o nosso ecossistema. Não se trata de uma preocupação externa com a ecologia, mas sim com a ecologia interna. Nosso corpo tem que deixar de ser lixeira! Se você acha que seu estilo de vida não permite, ou se você não consegue viver sem proteína animal, procure diminuir o consumo e se agrida menos. Se optar por comer peixes, prefira os de boa procedência – de água salgada e mar aberto, com escamas e livre de metais, que não sejam alimentados com rações que podem facilmente conter glúten e antibióticos.

Infelizmente, esses animais são gerados, criados e abatidos de forma grotesca, violenta e covarde. Eles estão cheios de vermes, pestes, tumores cancerosos, e alguns têm o fígado repleto de pus e em decomposição, por conta do excesso de antibióticos (as bactérias passaram a ficar mais resistentes a eles) e de vacinas.

A maioria das pessoas que consome carne deixaria de fazê-lo se tivessem que matar o animal, ou vê-lo sendo sacrificado. Não se esqueça de que todas essas toxinas vão parar dentro do seu corpo, causando danos à sua saúde. Deprimente, não é?

O consumo excessivo de carne vermelha acidifica tanto o sangue que pode alterar fortemente o odor dos nossos fluidos corporais, axilas, órgãos genitais e pele. Repare.

Espiritualmente, o entendimento é que esse consumo gera karma, lei cósmica de retribuição: de causa (ações físicas, verbais, mentais) ou de efeito (nossas experiências). Os animais são nossos irmãos, seres vivos como nós. Como podemos matar e sermos felizes? Esse costume pode se entrepor ao crescimento espiritual? Faz sentido. Quanto mais consumirmos alimentos biogênicos e bioativos, mais potência energética absorveremos. A carne é um alimento biocídico, isto é, ela elimina a vida.

Todos sabemos o quanto é importante o consumo de proteína, mas ela não tem de ser necessariamente animal, e esse consumo não deve ser excessivo. A proteína é o resultado de várias combinações de aminoácidos que formam os tecidos do corpo. Um exemplo ideal de proteína de excelente qualidade, é uma das comidas mais conhecidas entre nós, brasileiros: o arroz com feijão. Eles se completam já que o arroz tem alguns aminoácidos e o feijão tem outros. O tofu tem tanta proteína quanto a carne de frango. E muitos outros alimentos, já mencionados, são ricos em proteínas de origem vegetal.

O excesso de todo e qualquer alimento não é benéfico. Essa afirmação é válida para as proteínas também, seja de origem animal ou vegetal. No processo de digestão, eliminação e assimilação, elas podem sobrecarregar não só o fígado, como os rins e o organismo como um todo – especialmente no caso de doentes, convalescentes e crianças.

Mas, como sempre gosto de lembrar, radicalismo não faz bem a ninguém. O autoconhecimento, proporcionado por uma rotina saudável, é seu aliado mais sincero. Se seu corpo está pedindo, permita-se comer uma carninha de vez em quando. Você aumentará o seu percentual de vitaminas do complexo B, sem abrir mão do consumo consciente em prol da sua saúde e da saúde do planeta.

O pólen pode e deve ser um ótimo aliado para veganos e para aqueles que evitam o excesso de proteína animal. Ele é rico em vitaminas do tipo B, principalmente a B12, que pode fazer falta aos que não comem carne. Esse superalimento é uma das fontes mais ricas em proteína: por grama, contém de cinco a sete vezes mais proteínas do que a carne vermelha, os ovos e os queijos. Outros alimentos ricos em B12 são: castanha-do-pará e outras oleaginosas, lêvedo de cerveja e cereais integrais.

Sou completamente apaixonada por mariscos e crustáceos, ótimas opções de proteína. Entretanto, eles são os filtros do mar. Podem se tornar vilões por provocarem desequilíbrios nos níveis de colesterol e por serem possíveis causadores de alergias, com a possibilidade de agravar processos inflamatórios. Em todos os casos, a procedência dos alimentos é importantíssima, ainda mais nesse caso.

Observação: O consumo de carne vermelha também está associado à estimulação dos hormônios femininos. Por isso, evite comer nos dias que antecedem o período menstrual, pois, em algumas pessoas, pode agravar os efeitos desagradáveis da TPM.

Cafeína

A cafeína está presente nos refrigerantes, em alguns chás, nos chocolates e, é claro, no café. É uma substância estimulante e excitante que age sobre o sistema nervoso central e pode criar dependência, inclusive para o bom funcionamento intestinal.

Estimula a liberação de adrenalina, provoca agitação e aparente sensação de aumento de disposição e energia. Em seguida, pode provocar diminuição do desempenho mental, provocando impaciência e insônia. Imagine então uma criança que consome achocolatados, refrigerantes e biscoitos recheados de chocolate no mesmo dia... Não é de se estranhar que fique aos berros e resista ao sono.

Os produtos que contêm cafeína esgotam as glândulas relacionadas ao estresse, interferindo **diretamente** no metabolismo – por isso, podem contribuir para o aumento de peso em médio e longo prazo.

Além desses fatores, o consumo exagerado (mais de duas xícaras, ou seja, 240ml ao dia) pode causar ansiedade, irritabilidade, nervosismo, acidez e fermentação, gastrite e outros distúrbios gástricos, cálculos biliares, palpitação, aceleramento cardíaco e pressão alta, dores de cabeça, insônia, estresse, má absorção de cálcio, de ferro e de outros minerais e artrite. Recomenda-se o consumo inferior a três xícaras por dia para não aumentar as chances de tumores na mama e as moléculas inflamatórias relacionadas às altas de pressão.

O viciado em café sente dores de cabeça no período de abstinência e tende a tomar outro café para curar o desconforto, e assim sucessivamente. Trata-se de um ciclo vicioso que nos obriga a consumir cada vez mais café e outros produtos como o mate, viciando o nosso paladar e o dos nossos filhos, mesmo que não intencionalmente.

Hiperatividade seguida de abatimento, choro e irritabilidade, falta de concentração, ansiedade e comportamento mais reativo podem ser fortes indicadores de excessos.

Assim como a carne vermelha, seu consumo desmedido aumenta a quantidade de ácido úrico no organismo, que pode ser causa futura de cálculos renais em algumas pessoas.

O café e o cigarro atrapalham a absorção da vitamina C. A dose diária recomendada pela OMS (Organização Mundial de Saúde) é de, aproximadamente, 60mg/dia. Mas, se você é fumante, consome alimentos com cafeína, ou ambos, a quantidade deve ser aumentada em 50%. Uma boa dica é tentar compensar o consumo regular com limonada suíça e água com limão, sem nenhum tipo de açúcar e muito menos adoçante, é claro.

Se a paixão pelo cafezinho fala mais alto e você acha terrivelmente insuportável a vida sem ele, consuma-o com parcimônia para extrair ao máximo suas melhores características. Prefira os orgânicos, recém-torrados e embalados a vácuo. Para conservá-lo por alguns meses sem perder grande parte do frescor, é só congelar bem embalado.

O café também não é apenas vilão. Ele é diurético, pode estimular o bom funcionamento do intestino e ajudar nos casos de asma – junto com as uvas, as tâmaras e o cacau, pois tem alto poder antioxidante. Ele também pode ajudar a diminuir os níveis de açúcar no sangue, mas, para obter esse benefício, seriam necessárias seis xícaras de café por dia! Não se esqueça de que só um profissional, pode lhe especificar as doses terapêuticas desse e de outros produtos.

O chá preto pode ser um aliado contra a pressão alta e também tem função antioxidante e termogênica. Mais adiante neste livro você lerá sobre os chás branco e verde como alternativas possíveis.

Observação 1: a cafeína pode aumentar os efeitos de remédios antitérmicos e analgésicos;

Observação 2: em bebidas prontas, a quantidade de cafeína varia muito – uma xícara de chá (dependendo do chá, é claro) pode conter metade (ou menos) cafeína que uma xícara de café;

Observação 3: o café é descafeinado por um processo altamente químico com solventes. Só há uma marca cujo café descafeinado eu indico: o da Nespresso;

Observação 4: na medicina ayurveda, no método Basti que no ocidente chamamos de Enema, o café é utilizado para limpar e nutrir o intestino grosso através da introdução do líquido via anal.

Chocolate

O cacau é altamente antioxidante e, portanto, combate radicais livres. Várias civilizações antigas (México, Panamá etc.) faziam uso das propriedades benéficas do cacau. Esse ingrediente sagrado ajuda a regular a pressão arterial, mesmo quando o consumo de sal é elevado. Além disso, pode curar tosses.

Mas aqui, no capítulo dos Vilões, estamos falando dos chocolates com percentual de cacau abaixo de 70%. Eles são metade açúcar e podem alterar funções cerebrais, promover estados de fadiga crônica, depressão e todas as outras reações que já citamos no açúcar. Ademais, pode gerar dependência, assim como comportamentos agressivos.

Bebês filhos de chocólatras são mais irritados e impacientes, e existem suspeitas de que o consumo de chocolate e pedras nos rins podem estar diretamentes associados.

Produtos industrializados e aditivos químicos

Esses produtos artificiais elaborados a partir de processos industriais começaram a ganhar fama e destaque após a Revolução Industrial e dominaram o mercado. Vieram "salvar" mulheres e homens modernos, mães e pais que resolveram não ter tempo para nada, nem para a felicidade. Mas como não ser corrompido por propagandas de "saúde" em caixinhas? Precisamos de muita sabedoria e educação alimentar para evitarmos a enxurrada de porcaria. E, principalmente, estabelecer hábitos alimentares de qualidade para os "pequenos" que são ainda mais facilmente influenciados pela mídia (biscoitos coloridos, lanchinhos divertidos e tantos outros).

O mais importante é evitar que as crianças e os adolescentes se acostumem com "besteiras", pois, quando isso acontece, o corpo pede esse tipo de produto o tempo todo. Crianças, especialmente as brasileiras, têm preferência por sabor doce, portanto, boas opções são abóbora, cenoura e batata-doce assadas, cozidas no vapor ou refogadas *al dente*. Maçã, pera, pêssego, banana e outras frutas doces podem ser consumidas cruas ou cozidas. O metabolismo bem nutrido tem apetite controlado e seletivo, gosta de alimentos saborosos de verdade – e que nutrem.

Convém evitar comida pronta, congelada e enlatada, conservas e embutidos. São cheios de sódio e de intensificadores de sabor, como o glutamato monossódico. Isso pode representar possíveis intolerâncias e alergias, dores de cabeça e tonturas, perda de sensibilidade aos sabores básicos e secura bucal. Além disso, estão recheados de gorduras trans, adoçantes e aditivos altamente cancerígenos citados abaixo. São, portanto, calorias vazias que provocam picos de insulina e, consequentemente, descontroles vorazes de apetite – a sensação de saciedade dura pouco tempo e então sobrevém a vontade de comer mais e mais produtos dessa natureza, o que ocasiona o aumento de peso.

Esses produtos atrapalham o equilíbrio dinâmico do organismo e estressam o metabolismo corporal, que rouba as reservas de nutrientes para processá-los. Minam a energia mental, promovem falta de concentração e queda na capacidade física e de assimilação, comprometendo também a disposição emocional. Esses produtos adoecem e intoxicam.

É difícil encontrar produtos manipulados pelo homem que não contenham qualquer tipo de conservantes. Uma verdadeira festa de aditivos químicos – são aproximadamente três mil (!) substâncias que servem para melhorar a aparência, a textura e a consistência dos produtos comestíveis –, realçando ou modificando a cor e o sabor, tornando-os mais atraentes e prolongando a sua durabilidade.

Eles são carentes de fibras e têm corantes, conservantes, dióxido de enxofre, antioxidantes, edulcorantes (ciclamato de sódio e aspartame), espessantes, acidulantes, estabilizantes, aromatizantes, emulsificantes, sulfitos, nitritos, nitratos e muitos outros. Podem provocar acidez, cáries e descalcificação, distúrbios gastrointestinais e hemorroidas, aftas, anemia e desnutrição, intoxicação e cirrose hepática, cálculos e intoxicação renais, apendicite, diverticulite, reações alérgicas, dores de cabeça, alterações neurológicas e diminuição da atividade motora, aumento do colesterol, letargia, retardo ou aceleração do crescimento e do desenvolvimento (pelos pubianos e menstruação na infância) e muitos tipos de câncer em médio ou longo prazos. Não podemos estar sempre contando com a boa sorte. Lembre que o corpo também tem seus limites.

Um saquinho de balas pode conter vários dos piores corantes. Além das balas, eles estão presentes nos doces em geral, chicletes, conservas e alimentos enlatados, refrigerantes, cervejas e vinho, sucos e leites de soja industrializados, margarinas e laticínios em geral, sucos em pó, pizzas congeladas, pães (inclusive o pãozinho francês), embutidos e defumados, carnes de boi, de porco e de frango, frutos do mar etc. Até mesmo as aparentemente "light" frutas desidratadas e gelatinas de caixinha não estão livres. Todas as pessoas de dieta que eu conheço se entopem dessas gelatinas, sem saber o quanto podem fazer mal e a fome que provocam pouco tempo após o consumo, contribuindo para o aumento de peso! Procure substituí-las por gelatinas vegetais de ágar-ágar, neutra ou com sabor, adicionando suco de frutas frescas ou suco orgânico de uva.

Os problemas mais conhecidos são provocados pelos corantes amarelos e caramelo, que estão presentes em refrigerantes e em alguns remédios anticoncepcionais. Combinados com a aspirina podem promover sérios quadros alérgicos. Já os corantes cor-de-rosa e vermelhos podem provocar várias doenças de pele (dermatites e urticárias) e mesmo diversos tipos de câncer.

Os produtos industrializados agilizam o preparo de algumas elaborações e estão mais presentes em nossas vidas do que nos damos conta: molhos (de salada e alguns de soja), temperos (aquele que vem no macarrão instantâneo e em outros produtos), biscoitos, bolachas de água e sal, bolos, tortas e sorvetes (que nada mais são que gordura com açúcar). E quando eles são submetidos à temperatura, o perigo aumenta.

Um pacote de biscoitos que aparece na mídia como um lanche inocente traz pelo menos 15 aditivos, resíduos da agricultura (praguicidas, adubos químicos, aromatizantes, corantes e conservantes, glutamato monossódico e outros). E as gorduras? A título de curiosidade, em apenas um pacote de batatas chips podem ser encontrados 77 gramas de óleo, ou mais.

> ### FIQUE ATENTO ÀS ENGANAÇÕES NOS RÓTULOS
> - *"Néctar de fruta"*: esses são os sucos que mais contêm açúcar;
> - *"Não contêm conservantes"*: mas, ainda podem conter outros 11 tipos de aditivos.

Um pouco de consciência por parte da indústria poderia impedir a existência de muitos desses vilões no mercado, evitando assim várias doenças. E nosso consumo consciente tem um papel determinante no comportamento mercadológico – temos um poderoso trunfo nas mãos. Se evitarmos o consumo de produtos que, de alimento não têm quase nada, incentivando o mercado a pesquisar, produzir e vender produtos mais naturais e saudáveis, estaremos impulsionando a mudança. A indústria se verá obrigada a aumentar a qualidade dos produtos e a oferecer mais alternativas naturais para não perder o filão de consumidores cada vez mais informados e exigentes. O consumidor **manda** no mercado. No dia em que nos investirmos dessa força, os grandes produtores terão de se adequar e oferecer alimentos mais responsáveis e de qualidade.

O glutamato monossódico é controverso. Portanto, eu não recomendo o consumo. Hoje em dia muito é dito com relação à possibilidade de provocar alergias, distúrbios gastrointestinais e gases, dores de cabeça e enxaquecas.

E as alergias aos aditivos químicos, como descobrir? É necessário um exame alérgico específico, com provocação reativa precisa e apropriada.

REFINADOS *VERSUS* INTEGRAIS

O refino dos produtos é lucrativo para a indústria, aumentando sua durabilidade, mas há perda na qualidade. A maioria dos produtos refinados pode causar inflamações nas gengivas e cáries, descalcificação, acidificação, alergias, diabetes, obesidade e desnutrição.

Produzem fermentação, contribuem para a eliminação das bactérias boas do intestino, formam um bolo fecal duro e ressecado (que pode provocar prisão de ventre), provocam mucosidade e diarreias (principalmente a farinha branca), além de fissuras no intestino e no ato da evacuação, permitindo a penetração de toxinas, o que pode provocar a apendicite. Outros incômodos mais graves em longo prazo incluem o câncer de intestino.

Já os alimentos integrais são muito mais saudáveis por conterem e oferecerem mais nutrientes e fibras, que promovem saciedade e são mais biodisponíveis. Estimulam a eliminação de toxinas e promovem o bom funcionamento dos intestinos (evitando a prisão de ventre e outros males), disponibilizando mais energia. Os alimentos ricos em fibras vegetais podem prevenir diverticulite, doenças do coração, os desequilíbrios nos níveis de colesterol e outras.

O refino do arroz integral, por exemplo, faz com que seus grãos percam a casca e, com ela, sais minerais e vitaminas. Sem falar nas fibras que são eliminadas, tornando esses alimentos calorias vazias que, além de não conterem minerais, ainda os roubam de nosso organismo. Esse tipo de alimento provoca picos radicais de insulina, dada a transformação muito ligeira do carboidrato em glicose, acabando por aumentar a fome na queda, isto é, um tempo curto após o consumo.

Fique atento aos alimentos ditos integrais. Os pães, por exemplo, na maioria das vezes são "enganação" e têm mais farinha branca refinada que qualquer outra.

Gorduras más

As gorduras saturadas como as de origem animal e as gorduras hidrogenadas – que é um tipo de gordura trans, como as margarinas –, são os maiores contribuintes para o excesso de colesterol ruim (LDL), que se acumula nas artérias e atrapalha a digestão, podendo levar à obesidade.

A gordura hidrogenada é resultado da hidrogenação de um óleo, e vale ficar atento ao fato de que pode ser muito pior do que a gordura animal orgânica de qualidade – uma boa gordura de porco, de procedência confiável é, sem dúvida, melhor do que a melhor margarina no mercado.

Elas são provenientes de um processo altamente químico em que seus valores nutritivos são completamente destruídos por meio da pressão e das temperaturas altíssimas às quais os óleos são submetidos. O óleo líquido, de soja, canola etc., se transforma em gordura sólida, uma substância escura e mal cheirosa que nada mais é que uma substância quimicamente alterada, que melhora a textura e realça a aparência da maioria dos produtos industrializados: biscoitos recheados, salgadinhos, pipocas de micro-ondas, batatas chips secas e crocantes, fritas congeladas, sorvetes, produtos diet, margarinas, requeijões, produtos de saquinhos e caixinhas, temperos artificiais, pães, *fast-food* etc. Muitas vezes a gordura trans é encontrada até em produtos de origem animal, como salmão, carne, leite e seus subprodutos (pela ração que os animais consomem). Mesmo as rações dos nossos bichinhos de estimação não estão livres delas. Fique atento. Elas oferecem perigo à nossa saúde e à dos animais, que podem sofrer alterações negativas no metabolismo, talvez cancerígenas. Economicamente, o uso de gordura trans nos alimentos é altamente lucrativo, pois aumenta o prazo de validade dos produtos.

A gordura trans é tão prejudicial que a OMS recomenda que seu consumo não seja maior do que 2 gramas diárias, isto é, o equivalente a quatro unidades de biscoito recheado. O consumo da população é muito, mas muito maior do que isso.

Fique atento ao consumo de gorduras que estejam rançosas (margarinas, azeites e outras), porque são de digestão ainda mais difícil, inflamatórias e, por esses e outros motivos já falados e tantos outros ainda não revelados, cancerígenas.

A gordura trans provoca estímulos que o corpo não reconhece e o organismo a entende como uma invasora, ficando em constante estado de alerta. Esse tipo de gordura atrapalha a dilatação dos vasos e isso pode levar ao aumento da pressão arterial, a infartos e a derrames, porque ela impede o fluxo vascular mais do que as proteínas de origem animal. Além disso, possibilitam doenças metabólicas, diabetes tipo 2, doenças hepáticas e o aumento da circunferência abdominal.

Eu sei que muitos preferem margarina à manteiga, não só pelos comerciais com famílias felizes e pelas ideias equivocadas de que ela é mais light e que desequilibra menos as taxas de colesterol – mas, principalmente, pela textura, sempre mais derretida e mais cremosa. Entretanto, pense duas vezes antes de consumi-la. Sou mil vezes a manteiga de boa qualidade e a manteiga ghee do que as melhores margarinas, denominadas "enriquecidas".

FRITURAS

Para fritar, a temperatura mínima a que devemos submeter uma gordura é 170°C. Contudo, cada gordura tem seu ponto de fumaça, a partir do qual toxinas e substâncias cancerígenas (como a acroleína) são produzidas. Quando isso acontece elas oxidam e a maioria, ou a totalidade dos nutrientes (ômegas, vitaminas e antioxidantes) presentes nas gorduras, é aniquilada.

As frituras têm enorme chance de atacar o fígado, entupir os vasos sanguíneos, aumentar o desequilíbrio nos níveis de colesterol: HDL X LDL e as doenças cardíacas, diminuir a fertilidade, produzir gases (por irritarem as mucosas) e, como é óbvio, provocar aumento de peso/obesidade, porque as calorias dos alimentos fritos podem até triplicar. No caso das batatas fritas a situação é ainda mais grave: elas apresentam substâncias que as tornam mais tóxicas e cancerígenas do que muitos outros produtos.

Mas, se o consumo de fritura for irrecusável (às vezes é difícil resistir!), procure consumir em casa – você sabe a procedência e a qualidade das gorduras usadas para fritar. Evite reutilizá-las, pois gorduras com resíduos são muito mais tóxicas e queimam mais facilmente.

Na minha pós-graduação em gastronomia funcional, fizemos o teste da temperatura de fumaça, com a ajuda de termômetros, de algumas gorduras encontradas no mercado. O óleo de coco e o de palma/dendê já são saturados, o que quer dizer que são mais estáveis, mas, quando submetidos a altas temperaturas por algum tempo, também degradam e podem provocar toxemia. O óleo de macadâmia e uva têm o ponto de fumaça bastante alto, mas são muito caros. Ao contrário do que eu pensava, tanto o azeite de oliva quanto os óleos de girassol e soja também têm pontos de fumaça bastante altos, isto é, demoram mais do que as manteigas, por exemplo, até liberar substâncias tóxicas. Entretanto, o ideal é que o azeite não passe dos 190°C. Por isso, acho que nesse caso, um óleo vegetal orgânico de boa procedência é o mais indicado. Inclusive do ponto de vista econômico.

Contrariando a percepção da maioria, usar pouco óleo para fritar é mais prejudicial do que submergir o alimento em gordura. Por não ficar submerso, o alimento fica mais tempo fritando e desidratando, o que significa que nele penetra maior quantidade de gordura e que os resíduos do alimento podem se soltar, tornando a imersão ainda mais tóxica. O *deep fried*, ou seja, frituras rápidas e em altas temperaturas, é uma opção melhor, pois os ingredientes ficam menos tempo submetidos ao processo de fritura.

Câncer, irritação no estômago, desnutrição e outros tantos males que já comentamos podem acompanhar o consumo excessivo de frituras. Portanto, assim como o açúcar, elimine-as da sua vida ou evite-as ao máximo. Aceite a vida sem elas.

Lembre-se: as melhores opções de cozimento são a vapor, salteados ou amornados (uma passagem rápida pelo calor), grelhados (vegetais etc.).

METAIS PESADOS

Jogados nas águas dos rios, no solo e no ar que respiramos pelos incineradores de lixo urbano e pelas indústrias, os metais podem ser muito prejudiciais à saúde. Mas não para por aí: estão presentes em objetos de uso direto e frequente, como celulares, computadores e até roupas! Eles ficam retidos em nossos tecidos, expulsando os minerais dos ossos e dos músculos para a circulação sanguínea. Os exames de mineralograma e urina podem ajudar a medir a quantidade de metais no sangue.

ALUMÍNIO

Está por toda parte! A maioria dos restaurantes usa panelas, utensílios de cozinha e embalagens para viagem, de alumínio. E utilizam-nos também para armazenar alimentos. Em contato com esse metal durante o processo de elaboração, as feijoadas, ensopados e outros pratos de cozimento prolongado (ou por pouco tempo em altas temperaturas, como as frituras), facilmente o absorvem. O alumínio esta presente em bebidas em lata (revestimento interno das latas), embalagens tetrapak, águas tratadas (torneira) e nos purificadores de água (atenção à procedência da sua água!), aditivos alimentares, farinha de trigo refinada, fermento em pó químico, alguns queijos, alguns peixes de procedência duvidosa, certas fórmulas infantis e remédios que contêm antiácidos – tudo isso pode atrapalhar a absorção das proteínas. Isso sem falar nos desodorantes, nos produtos usados na fabricação de materiais de construção, no papel, na cerâmica, em explosivos, no processamento de drogas, em próteses dentárias e outros.

Pode provocar: esse metal começa atacando levemente a memória e a exposição duradoura pode levar à doença de Alzheimer e a outros males cerebrais, ao enfisema pulmonar, à anemia e outros.

Observação 1: azeitonas, alfaces, amêndoas, avelãs ou nozes, sucos de clorofila, gérmen de trigo, grãos germinados (em especial o da grama do trigo) e lêvedo de cerveja podem neutralizar os efeitos do alumínio no organismo;

Observação 2: Raspar panelas de brigadeiro e tabuleiros de bolo e pizza pode ser uma delícia desde que a panela não seja de alumínio, nem T-Fal.

Arsênio

Estão presentes na água da torneira, em sabonetes (!), remédios, inseticidas, fungicidas e outros agrotóxicos e venenos, cerâmicas, vidros e tintas (de cabelo, inclusive), aditivos alimentares/corantes, frutos do mar, fumaça de carvão e de cigarro.

Pode provocar: alteração do batimento cardíaco, enjoos e vômitos, catarro, impertigos em pés e mãos, e variados tipos de câncer (mama, pele, bexiga, fígado e pulmão, especialmente).

Bário

Presente em lâmpadas fluorescentes, papel, borracha, explosivos e fogos de artifício, produtos para contraste em exames radiológicos, produtos fotográficos, cerâmica e vidro.

Pode provocar: cólicas e distúrbios intestinais, vertigem, vômitos, dificuldade de respiração e hipertensão.

Cádmio

Presente em tintas, tabaco, metais, PVC, plásticos coloridos (olha o brinquedo aí, gente!), adubo, fungicidas e outros agrotóxicos, antissépticos, soldas, baterias recarregáveis e pilhas, gasolina, alimentos refinados, peixes e frutos do mar, café, carnes de animais (principalmente fígado e rins), grãos, vegetais provenientes de solos contaminados, produtos derivados do leite e outros.

Pode provocar: dores estomacais e distúrbios intestinais, doenças pulmonares, cardíacas, renais, ósseas, e até câncer de pulmão e de próstata.

Chumbo

Presente em jornais, alimentos enlatados (refrigerantes, conservas etc), cigarros, todas as tintas (de cabelo também), vernizes e ceras, embalagens plásticas coloridas, tubos de TV, canos e soldas, esmalte das panelas de cerâmica e barro, gasolina, graxas, baterias e escapamento de automóveis, munição, fumaça, poeira e poluição, água tratada e proveniente de tubulações de chumbo (bastante comuns em edifícios antigos), suplementos de cálcio (podem conter ossos de animais), conchas de ostras, alimentos contaminados com inseticidas, fertilizantes e outros agrotóxicos, e alguns cosméticos, como os desodorantes antitranspirantes.

Pode provocar: distúrbios e cálculos renais, cólicas, alterações sanguíneas e anemia, reduzir a capacidade de desintoxicação do fígado, debilidade muscular e nas articulações, osteoporose, hipertensão, aborto, e infertilidade nos homens. Pode retardar a evolução das crianças e até causar dislexia. É importante ficar alerto aos brinquedos que podem conter esse metal, como tintas, canetas hidrocores e lápis de cores, massinhas e outros.

Observação: entre os alimentos que ajudam a eliminar a intoxicação por esse metal estão: concentrado de clorofila e grama do trigo, alfaces, alimentos germinados, lêvedo de cerveja, castanha-do-pará e nozes, inhame, coco, farelo de arroz integral etc.

Cromo

Presente em esmaltes, tintas e tinturas, papel, cimento, inox, borracha e coroas dentárias.

Pode provocar: inflamações e irritações cutâneas, distúrbios renais, gastrointestinais e respiratórios (asma, tosse constante etc.).

Ferro

Presente em tintas e tinturas, adubos e pigmentos.
Pode provocar: deficiência de coagulação e outros.

Mercúrio

Ele se acumula na gordura dos animais e está presente no atum, em outros peixes carnívoros e em frutos do mar, fumaça tóxica de churrasco (cuidado com a exposição frequente e excessiva), antigas obturações dentárias a base de amálgama (atualmente proibidas em alguns países), fumo, tintas frescas e ambientes recém-pintados, reagentes e pigmentos, termômetros, barômetros, fungicidas e outros agrotóxicos, lâmpadas fluorescentes, fábricas de moldes e recicladoras, cloro, adesivos, filmes e materiais fotográficos, ceras de piso, cosméticos, tintas e outros materiais para tatuagem, pilhas e baterias em decomposição, interruptores, conservantes de vacinas e alguns diuréticos.

Pode provocar: acne e irritações na pele, queda de cabelo, problemas de visão e audição, inflamações da gengiva, gosto metálico na boca, náuseas e distúrbios digestivos, como diarreias e vômitos. Além disso, hipertensão, cálculos renais, enfraquecimento do sistema imunológico, bronquite e outros distúrbios respiratórios, convulsões, infertilidade, aberrações no feto; pode atacar também o sistema neurológico, provocando confusão mental e falta de memória, insônia, fadiga, irritabilidade, depressão etc. Por fim, pode causar câncer.

Observação 1: lêvedo de cerveja, grãos germinados, suco de clorofila, grama e gérmen de trigo são indicados para diminuir seus efeitos no organismo;

Observação 2: o atum e o peixe-espada são os que mais podem conter mercúrio, portanto grávidas e crianças, em especial, devem evitá-los.

FÓSFORO AMARELO

Fogos de artifício, inseticidas e agrotóxicos.
Pode provocar: náuseas e vômitos fosforescentes, gastrite etc.

NÍQUEL

Presente na combustão de moedas, niquelagem, aramados, fundição, combustão do tabaco, aparelhos eletrônicos, joias, baterias, resistência e vela de automóveis, dentaduras, óleos hidrogenados, elementos do meio ambiente em zonas industriais. Presente naturalmente no ar, na terra e na água.
Pode provocar: câncer de mama e pulmão.
Observação: o coentro, a couve-flor e outros alimentos ajudam na eliminação de metais pesados do organismo.

PLÁSTICO E MICRO-ONDAS

Embalagens – tupperwares, bolsas, bacias, utensílios de cozinha, garrafas de água e inclusive latas de refrigerantes – são internamente revestidas de plástico. Alguns plásticos filme (aqueles usados na cozinha), brinquedos e produtos para bebês (mamadeiras etc) e crianças podem contaminar com sua toxidade (por isso a importância de ler as embalagens). Podem conter bisfenol A, dioxina e outros produtos tóxicos e cancerígenos. Sabe aquela velha mania de deixar a garrafinha plástica de água no carro tomando sol? Eu não recomendo. Se você ainda faz uso de micro-ondas, prefira sempre utilizar recipientes de vidro ou cerâmica e espere de 10 a 15 minutos antes de consumir o alimento. O doutor Schaller, em seu livro *L'alimentation-plaisir*, dá essa dica e chama atenção para o fato de que o aparelho emite ondas eletromagnéticas altamente nocivas até uma distância de 4 a 5 metros. Além disso, pesquisas científicas realizadas por entidades independentes mostram que, em longo prazo, o uso do micro-ondas pode gerar deficiência no sistema imunológico, problemas de visão e no coração, enxaquecas, fadiga, insônia e muitos outros.

Eu aumentei o consumo de alimentos crus, em forma de saladas e fermentados e, quando preciso, esquento no fogão ou no forno. Sei que seu tempo é precioso e cada vez mais escasso, mas não se trata de quantidade, e sim de qualidade. O micro-ondas, junto com os outros aparelhos eletrodomésticos (celulares, telefones sem fio e outros), exerce um efeito cumulativo na saúde ao longo de anos de exposição.

SAL

O sal é um dos maiores realçadores e intensificadores de sabor na culinária, além de ter sido muito utilizado na conservação de proteínas animais quando ainda não havia geladeira. Mas seu excesso também vicia as papilas gustativas e altera a percepção dos sabores amargo, ácido, doce, salgado.

Um dos maiores males que o sal pode causar é a hipertensão arterial seguida pela retenção de líquidos e consequentes problemas circulatórios. O volume de sangue a ser bombeado pelo corpo aumenta, podendo provocar inchaços, endurecimento das juntas, edemas, inflamações da pele etc. Além de comprometer o desempenho do sistema imunológico, ele pode sobrecarregar as glândulas, aumentando o estresse. E pode ser que seu consumo exagerado tenha alguma relação com o câncer de estômago. Nos países ocidentais, por conta do excesso de sal, a maioria dos idosos sofre dessas doenças, além de insuficiência renal, hemorragia cerebral, problemas de vista e de audição.

O sal está presente em quantidades absurdas em quase todos os produtos industrializados – sal e açúcar servem como conservantes e vale a pena ficar atento ao rótulo dos embutidos, dos enlatados, das conservas, dos molhos de soja, dos queijos, dos iogurtes, dos biscoitos, dos pães e de muitos outros produtos. O sal pode aparecer descrito como, por exemplo, "sódio", nitritos e nitratos, confundindo o consumidor.

Não só por conta do sódio, mas também pela prevenção de algumas bactérias como a do botulismo, recomenda-se dar uma fervida nos embutidos como a linguiça e nos produtos enlatados como palmito, azeitonas, alcaparras e outros. Ou pelo menos lavar antes do consumo.

O sal é importante tanto do ponto de vista saudável – estimula as células nervosas e ajuda na contração muscular – quanto do ponto de vista gourmet, podendo reduzir o amargor e intensificar o doce, por exemplo; desde que sem excessos, claro. Ele deve ser utilizado para temperar e não para roubar sabor.

Uma ótima dica para temperar e conferir sabor aos alimentos naturalmente, diminuindo a quantidade de sal que usamos, é triturar ervas aromáticas secas (para não correr o risco de mofar), como tomilho, sálvia, salsa, alecrim, açafrão-da-terra, pimentas secas e outras com sais não iodados artificialmente, como o sal de Mossoró, das salinas do Rio Grande do Norte, ou da Região dos Lagos no Rio de Janeiro, que são locais e ricos em sais minerais. Outras opções são o sal do Himalaia ou Maldon. A melhor forma de conservá-los é num pote hermeticamente fechado em lugar seco e ao abrigo da luz. Fique atento a possíveis novas legislações referentes à obrigatoriedade de acréscimo de iodo aos variados tipos de sal (Himalaia, Maldon e flor de sal, inclusive).

O gersal ou gomásio – como também é chamado – neutraliza a acidez do sangue, promove a produção de sucos digestivos, estimula o metabolismo e é rico em cálcio. Também são alternativas saudáveis os produtos orgânicos derivados da soja e fermentados como o missô – pouco calórico e rico em nutrientes e em lactobacilos –, que facilitam a absorção dos nutrientes, ajudam na digestão, promovem a eliminação de toxinas dos pulmões e promovem o aumento da libido e, o tamari, molho de soja normalmente sem glúten (verificar sempre o rótulo) que é mais rico que o shoyu em proteínas, enzimas, vitaminas e minerais, como o magnésio. Lembrando ainda que a flor de sal, que é colhida manualmente e são os cristais que formam a primeira camada de evaporação das salinas, também é indicada e é comumente utilizada na finalização de pratos etc.

Assim como as drogas, tanto o sal quanto o açúcar, viciam. Eles podem causar picos de euforia seguidos de desânimo. Infelizmente, somos todos vítimas da alimentação tóxico-industrial imposta pelo ritmo de vida acelerado a que nos rendemos. O refino tanto do sal quanto do açúcar desmineraliza o organismo, atrapalhando a absorção do cálcio, entre outros minerais. Ossos e dentes podem ficar comprometidos, chegando ao extremo de provocar osteoporose.

O processo químico do refino elimina cerca de 84 componentes minerais, além de eliminar o cloreto de sódio.

Na lavagem do sal marinho, as algas microscópicas que fixam o iodo natural são perdidas, e então o iodo é acrescentado posteriormente. Ele não é natural, trata-se de iodeto de potássio, que é usado em quantidade 20% superior à quantidade normal de iodo do sal natural, promovendo sobrecarga dos rins e do coração, pressão alta, problemas da tireoide e tumores. O sal marinho, não lavado, contém iodo na quantidade ideal e de fácil assimilação.

O consumo de sal diário recomendado pela OMS é de, no máximo, 5 gramas. Mas nós chegamos a consumir aproximadamente 12 por dia. Aproximadamente 10 gramas são provenientes dos alimentos industrializados. O grande percentual, cada vez aumentando mais, de doentes hipertensos e diabéticos torna-se totalmente compreensível.

O aumento do consumo de alimentos ricos em cálcio (gergelim, repolho, algas, amêndoas e outros frutos secos) e em potássio (frutas secas, vagem, banana, abacate etc.) pode ajudar pessoas que sofrem de pressão alta.

MUITA ATENÇÃO AO SAL!

Molhos, caldos, sopas e ensopados devem ser salgados apenas ao final da preparação, para não correrem o risco de ficarem demasiado salgados devido à evaporação dos líquidos durante o cozimento de longa duração.

Excesso de sódio não se dá apenas por causa do consumo inconsciente e exagerado do sal de má qualidade. Também ocorre por conta do consumo indiscriminado de produtos industrializados, enlatados, conservas, embutidos, entre outros.

Observação: para que doces e sobremesas atinjam sua excelência, é fundamental um toque de sal. Lembre-se de que esse é um toque gourmet e não se aplica a você que sofre de hipertensão e retenção de líquidos.

AÇÚCAR

Impossível falar desse vilão sem recomendar a leitura do livro da jornalista Sonia Hirsh, *Sem açúcar com afeto*. A partir dessa leitura e de muitas outras, cheguei à terrível conclusão de que o açúcar branco refinado é o pior dos vilões, e sua gravidade é ainda maior por conta da ingestão exagerada, e muitas vezes indireta e imperceptível. Ele está por toda a parte e nos acompanha dia após dia, o tempo todo. Esse vilão está em quase todos os produtos que utilizamos e ingerimos: pastas de dente (acredite se quiser!), pão francês, cigarros, a maioria dos produtos engarrafados, empacotados, plastificados e enlatados, carnes defumadas, iogurte *petite suisse*, achocolatados em caixinhas e garrafinhas ou em pó, biscoitos, balas e chicletes (que são aproximadamente 75% açúcar), cervejas e refrigerantes (cada lata pequena contém aproximadamente 5 colheres de chá de açúcar), temperos prontos como mostarda etc. Alguns suplementos em cápsulas e cereais matinais são aproximadamente 60% açúcar. Está presente até no inocente biscoito de água e sal. E, o pior de tudo, é que o açúcar aumenta o apetite por mais açúcar, gerando compulsão alimentar!

A indústria utiliza muito o açúcar porque, além de adoçar, ele confere coloração, aroma e textura às elaborações e, junto com o calor, acelera a fermentação. Você vai achar que estou exagerando, mas, nivelando por baixo, a quantidade aproximada de consumo de açúcar diário é de 20 colheres de chá. E a dose recomendada pela OMS é de apenas 6. Isso sem mencionar que uma colher de açúcar pode deixar você viciado por 25 dias!

O açúcar que passa por processos industriais (clarificação, refinamento, branqueamento, lavagem – em alguns casos com soda cáustica e enxofre), torna-se caloria vazia, sacarose pura, concentrada, tendo perdido todos os nutrientes essenciais e se tornado tóxico e altamente inflamatório. É uma droga como outra qualquer. Assim como a cocaína, penetra diretamente na corrente sanguínea, provocando alterações emocionais, mentais e físicas, altas e baixas bruscas de dopamina/serotonina que são os neurotransmissores responsáveis pelas sensações de saciedade, tranquilidade, bem-estar, satisfação e prazer. A queda é proporcionalmente abrupta, causando ansiedade, angústia, intolerância, irritabilidade, alterações de humor, desânimo e nervosismo pós-excitação, baixas energéticas, desmotivação e apatia, distração, falta de concentração e foco. Uma leseira e sonolência se abatem sobre nós como se estivéssemos anestesiados. A conclusão é que a famosa água com açúcar dos tempos de nossos avós acalma. Não é lenda, não. Mas depois...

Como é evidente, essas características afetam o temperamento e a capacidade de se relacionar. Tal como o sal, o açúcar vicia e provoca dependência, tolhendo o seu paladar e a liberdade de não consumi-los.

Essas flutuações do nível de açúcar no sangue causam picos e baixas glicêmicas: picos e baixas energéticas que desequilibram o organismo e são contraproducentes. Esses picos de insulina, por conta do excesso de glicose no sangue, sobrecarregam o pâncreas, desgastando-o e hipertrofiando-o, o que aumenta o risco de diabetes! Sem falar nos ataques ao fígado e no comprometimento negativo das funções dos rins e de outros órgãos.

Depois do câncer e das doenças do coração, a diabetes é a doença que mais mata no mundo. Em seu livro sobre o açúcar, Sonia Hirsh esclarece que os diabéticos estão muito mais sujeitos à cegueira (25 vezes mais chances), aos problemas renais (17 *vezes mais*), a gangrenas e amputações (40 vezes mais) e, como afirmava o ganhador por duas vezes do prêmio Nobel, o cientista Linus Pauling, duas vezes mais chances de problemas coronários do que pelo consumo de camarões e gorduras prejudiciais.

A autora também alerta que uma em cada cinco crianças que nascem agora será diabética e que, entre jovens e adultos, três de cada cinco será hipoglicêmico (estágio pré-diabético, por conta da sobrecarga do pâncreas comentada acima). O diabético, em prol do seu bem-estar, deve abrir mão do consumo de açúcar e de produtos que o contenham, além de fontes de proteína animal, gorduras e frituras, e priorizar a alimentação viva, rica em vegetais e ervas.

Alguns sintomas no corpo indicam a possibilidade de diabetes, tais como: excesso de vontade por doces ou frutas açucaradas seguida da vontade de urinar logo após o consumo, vontade de urinar em excesso, urina com cheiro forte ou roupas íntimas com formigas, muita sede (especialmente à noite), remelas amareladas, dormência e inchaço entre os dedos, diminuição da potência sexual nos homens e aumento do apetite sexual, corrimento e candidíase frequente nas mulheres, sonolência ao término das refeições, dificuldade de aprendizagem e ritmo de crescimento em crianças, cicatrização mais lenta e, claro, se você é o preferido e sofre muito inchaço com as mordidas de insetos como pernilongos, muriçocas e outros.

O açúcar também favorece a tuberculose, porque ele cria condições propícias ao desenvolvimento das bactérias. Esse excesso de glicose é o principal sustento delas e dos fungos, ambos considerados os maiores responsáveis por corrimentos e mucosidade vaginais e candidíase de repetição (como vimos, as diabéticas costumam sofrer muito desse mal). Se você é uma vítima recorrente da candidíase, fique longe do açúcar e de outros carboidratos que causam picos de glicemia, como o arroz branco, a batata inglesa, as massas de farinha branca e as frutas açucaradas como caqui, manga, uva, figo, melancia, mamão e outras. Os fungos se alimentam de açúcar e este, por sua vez, altera o pH da vagina, o que favorece a proliferação dos mesmos.

Os fungos e as bactérias se reproduzem em volume e velocidade assustadores e despejam toxinas em nosso sistema que, debilitado, é incapaz de eliminá-los, produzindo acidez que destrói os tecidos celulares e geram um ambiente perfeito ao agravamento das doenças do coração, ao desenvolvimento dos mais diversos tipos de câncer, além de diminuir os efeitos da quimioterapia.

Para neutralizar o aumento do pH ácido, o organismo utiliza alguns minerais como o cálcio, o ferro e outros. Essa deficiência pode contribuir para a formação de cáries, doenças como a osteoporose, a aterosclerose, a anemia e outras. Tal desgaste, bem como outros que já vimos e ainda veremos, provoca enfraquecimento do sistema imunológico e alterações no sistema nervoso central, ou seja, menor capacidade cognitiva, além de uma maior vulnerabilidade a viroses e a outras doenças.

O sistema imunitário fica comprometido porque, com o consumo de 50 gramas de açúcar branco refinado, a atividade dos glóbulos brancos (nossos soldados de defesa) contra as ações de micróbios e bactérias é reduzida em torno de 75% pelo período aproximado de sete horas.

São necessárias apenas duas bolas de sorvete cremoso, equivalente a aproximadamente 24 colheres de chá de açúcar, para que o corpo perca consideravelmente a capacidade de destruir as bactérias presentes na boca, que podem causar cáries e gengivite. Sem falar nas dores de cabeça e enxaquecas, altas de pressão, infecções crônicas, envelhecimento precoce, problemas de vista e de pele, alterações hormonais, cólicas menstruais e abdominais, hemorroidas e mucosidade intestinal, impotência/ejaculação precoce (que pode indicar diabetes no futuro), hipoglicemia, obesidade, cálculos biliares, confusão mental, dificuldade de aprendizado e hiperatividade nas crianças. Um ótimo exemplo é o comportamento das crianças nas festas infantis: no começo estão correndo, cheias de energia, de um lado para o outro, gargalhando, brincando. Elas se entopem de doces e refrigerantes, e em seguida começa a choradeira, a manha e a gritaria típicas, resultantes da baixa de energia após o alto consumo de açúcar.

O açúcar também é um estimulador e parceiro fiel das infecções e inflamações múltiplas: artrite, bursite, rinite, bronquite, sinusite, otite, cistite, vaginite, colite e gastrite/acidez estomacal.

Para ser digerido, o açúcar vai roubando e absorvendo gradativamente os minerais e as vitaminas do organismo, contribuindo para o ressecamento intestinal, por conta do esvaziamento estomacal mais lento e para a fermentação tóxica (e os consequentes gases, prisão de ventre, desequilíbrio da microbiota intestinal, inchaços abdominais e acúmulo de gordura na forma de celulites e "pneus"). Quando o açúcar não é transformado em energia, ele reduz as bactérias benéficas do organismo que estimulam a produção das vitaminas do complexo B, que são primordiais à atividade mental, podendo comprometer o desempenho da memória, atrapalhando a clareza mental, aumentando a fadiga, o batimento cardíaco e a irritabilidade, promovendo o inchaço, lesões no canto da boca, acne, problemas oculares (como a conjuntivite), formigamento, além de comprometer o metabolismo como um todo.

Sem falar nas reações alérgicas que ainda desconhecemos e na percepção acentuada de calor e frio que esse alimento provoca. Portanto, sugiro ficar atento e lidar com o açúcar muito cautelosamente. Elimine-o de receitas e preparos como sucos, smoothies, infusões, chás, gelatinas de frutas e, aos poucos, ele não fará a menor falta.

Os alimentos são nossos combustíveis e nos fornecem energia por meio da absorção de proteína e de gordura (estruturando e formando nossas células e tecidos), e da potente glicose, que é o preferido do complexo celular. A glicose nos fornece a carga energética necessária para que o cérebro e os órgãos desempenhem seus papéis.

Os alimentos biogênicos e bioativos devem ser priorizados como fonte de glicose – cereais, verduras, frutas, sementes e brotos germinados etc. –, e não os produtos industrializados, Quando há falta de glicose sentimos fome (hipoglicemia/baixa energética) e, quando há excesso, ocorre a saturação do pâncreas (produção ininterrupta de insulina) e a sobrecarga do fígado, que transformará o excesso de glicose em gordura, que vai direto para a corrente sanguínea, subindo a pressão arterial e as taxas de colesterol, aumentando as celulites e as gorduras localizadas.

Em pesquisas do doutor Donald Davis pela Universidade da Califórnia, concluiu-se que uma alimentação rotineira composta de açúcar e de alimentos processados aumentava em 18% o desejo de consumo de bebidas alcoólicas (açúcar líquido) e em 50% o de açúcar. Esses maus hábitos provocam carências nutricionais – um corpo com apetite por esses produtos denuncia essa carência já existente e vice-versa.

Como já descrito, o corpo se torna uma montanha-russa de baixas de glicose = fome e excesso de glicose = excesso de gordura. Acontece, então, baixas e altas de energia, agressividade e letargia, e assim sucessivamente. Após o consumo de maconha também ocorre isso – é o que chamamos de "larica" –, queda súbita de glicemia que resulta em desejos incontroláveis por doces seguidos de torpor, moleza e até um certo mau humor.

O cientista Linus Pauling afirmou que o aumento da incidência da maioria das doenças coronárias e hipertensão arterial não é provocado somente pelo excesso do consumo de alimentos gordurosos e ricos em colesterol, mas também do consumo exagerado de açúcar.

A nutricionista Emilia Paes de Carvalho, em um de seus cursos sobre alimentação e nutrição, explicou o que acontece em nosso sistema após a ingestão de uma lata de refrigerante:

10 minutos: 10 colheres de chá de açúcar, quantidade superior ao consumo diário recomendado, invadem abruptamente a corrente sanguínea. Só não provocam vômito pela enorme presença de sódio e aditivos químicos, que ajudam a cortar e a amenizar o sabor doce. Como consequência, ocorre a já sabida desmineralização, que atrapalha a absorção de cálcio e outros minerais, produzindo nervosismo, problemas enzimáticos e gastrointestinais;

20 minutos: você ganha uma descarga de insulina. Diante disso, o fígado reage e o transforma em gordura;

40 minutos: você está totalmente contaminado pela cafeína, a pressão sobe, as pupilas dilatam e o fígado injeta mais açúcar no sangue. O cérebro é acionado a fim de bloquear alguns receptores para evitar tonteiras;

45 minutos: acontece mais ou menos o que ocorre com o consumo de algumas drogas – os centros de prazer do corpo são acionados pelo aumento da produção de dopamina;

50 minutos: o metabolismo aumenta, e as doses exageradas de açúcar e de outros adoçantes obrigam o corpo a aumentar a eliminação de cálcio pela urina; e

60 minutos: a cafeína e suas propriedades diuréticas fazem com que você definitivamente urine mais e coloque para fora a maioria dos principais minerais (magnésio, cálcio, zinco e outros). À medida que os efeitos estimulantes da cafeína passam, a irritação e a intolerância assumem o controle.

Esse processo todo realmente acontece? Sim! Achou pouco? Não, né? Então que tal pensar um pouquinho antes de consumir ou exagerar no refrigerante?

> **REFRIGERANTES ZERO E LIGHT**
>
> *Apesar de usados por diabéticos – por serem isentos de açúcares –, os refrigerantes zero e light possuem menos calorias, porém mais sódio e, portanto, podem causar retenção de líquidos, inchaços, pressão alta e obesidade.*
>
> *São necessários aproximadamente 32 copos de água para neutralizar os resíduos danosos do "refri". Talvez até mais, dependendo da efetividade do seu metabolismo.*

Diante de tudo que foi dito, seria o mais acertado levar uma vida amarga? Não, claro que não. A verdade é que não há necessidade de a vida ser exageradamente açucarada, conforme o paladar viciado da maioria dos brasileiros. Portanto, em vez de sugerir milhões de possibilidades de substituições, proponho consumir menos elaborações doces e menos produtos para adoçar, e ponto. Aceite isso e se desapegue de tanto doce. É questão de costume, eu asseguro. Até porque, após um período sem qualquer ingestão de açúcar, ele se torna enjoativo e até desagradável. De qualquer forma, seguem abaixo algumas alternativas para você avaliar e escolher a sua.

Alimentos e seus respectivos índices glicêmicos

Índice glicêmico alto

- Açúcar branco ou mascavo, mel, melado e maltose;
- Arroz branco e seus derivados;
- Milho (seu amido e suas frutose e glucose);
- Biscoitos doces e salgados, pães e bolos, massas e cereais matinais feitos a partir de cereais refinados como a farinha branca;
- Batata inglesa;
- Algumas frutas (principalmente as adocicadas artificialmente em caldas e geleias);
- Bebidas industrializadas (sucos "naturais" de caixinha e leite de soja e outros).

Índice glicêmico baixo

- Estévia e agave;
- Frutas como a cereja, a framboesa e o mirtilo;

- Cravo e canela (não é à toa que muitas sobremesas levam esses temperos);
- Chocolate amargo (**com no mínimo** 70% de cacau);
- Arrozes integrais, arroz basmati, cereais, pães e massas integrais, quinoa, aveia (em flocos, principalmente), trigo-sarraceno;
- Cenoura crua, batata-doce, inhame, lentilha, ervilhas e feijões;
- Infusões de ervas (tomilho, cebolinha, sálvia);
- Água com limão ou **limonada suíça**;
- Alho, cebola, cebolinhas.

Observação: como já sabemos, para reduzir o índice glicêmico dos alimentos acrescente fibras (linhaça, chia, aveia etc.) e/ou gordura (azeite, manteiga ghee etc.) e/ou proteína (ovo, queijo etc.).

ADOÇANTES ARTIFICIAIS

No seu livro *Natureza: médico de Deus,* Juan Alfonso Yépes, comenta a falta de consciência e as consequências com relação ao uso dos adoçantes artificiais. Por muito tempo, e até hoje, muitos pensam ou pensavam – e eu me incluo aí – que os adoçantes eram uma doce solução para a boa saúde e para quem não queria engordar, abolindo o uso do açúcar branco e de outros derivados da cana-de-açúcar. Sem contar que achávamos – alguns ainda acham – que eram mais saudáveis.

Eles estimulam demasiadamente as células do cérebro e já existem estudos sobre os ciclamatos, comprovando deformação em bebês, infertilidade e até câncer. Entretanto, alguns são indicados para diabéticos pela restrição ao açúcar.

SUCRALOSE

Pode adoçar até seiscentas vezes mais do que o açúcar e, normalmente, dentre os adoçantes, é o mais indicado, principalmente para diabéticos. Não é recomendado para pessoas que sofrem de distúrbios na tireoide e pode causar desequilíbrios na microbiota intestinal. Existem registros de que a sucralose ajuda a causar saciedade.

CICLAMATO DE SÓDIO

Tem um gosto residual amargo e adoça 35 vezes mais do que o açúcar. Foi retirado do mercado norte-americano por fortes suspeitas de causar infertilidade e ter efeitos cancerígenos. Há estudos que apontam que tanto a sacarina quanto o ciclamato e os demais, podem causar enxaquecas, retenção de líquidos, úlceras e gastrites, tumores na bexiga e outros tipos de câncer. Os adoçantes utilizados no Brasil são proibidos em mais de setenta países.

Sacarina

Assim como o aspartame, está relacionado à retenção de líquidos e a enxaquecas. Também já existem relatos da sua relação com tumores na bexiga, alergias de pele e respiratórias, e outras enfermidades.

Aspartame

Esse adoçante sintético tem alto grau de toxidade. O organismo não está apto a metabolizar substâncias sintéticas, que se acumulam no tecido de gordura, podendo atingir diretamente o sistema nervoso central, causando danos cerebrais, promovendo quadros depressivos, alergias, problemas de visão, lapsos de memória, convulsões, dores de cabeça e enxaquecas, náuseas, agravamento dos sintomas de algumas doenças como as degenerativas e até a formação de tumores. Também podem causar efeitos nocivos às glândulas endócrinas, que controlam a puberdade, o apetite, o ciclo do sono e o hormônio de crescimento (fundamental no controle da obesidade, pois uma de suas funções é metabolizar gordura em energia). Ao longo da vida, a produção desse hormônio vai diminuindo, portanto, para evitar o ganho de peso, devemos evitar o consumo de substâncias sintéticas, ou fazê-lo com muita parcimônia. Sabe que produto rico em aspartame muitos de nós e a maioria das crianças consomem? Os refrigerantes dietéticos! Além deles, o aspartame está presente nos sucos, sorvetes e doces diet em geral. Durante a gravidez não é recomendado, pois pode afetar o cérebro e a formação do bebê. Nas mamadeiras, então, nem se fala...

Frutose

As fontes naturais de frutose – como as frutas, os legumes etc. – têm nutrientes e fibras que evitam picos de glicemia. Atenção às batatas, nabo, abóbora, beterraba, milho, melancia, figo, abacaxi e outros com alto índice glicêmico. A frutose também pode ser extraída do milho e só pode ser metabolizada no fígado, interferindo no metabolismo do colesterol, alterando as taxas de gordura no sangue e causando perda de cromo (mineral aliado à perda de gordura corporal, especialmente nas regiões abdominal e inferior das costas). Para compensar a perda de cromo, consuma lêvedo de cerveja e grãos integrais.

Além disso, a frutose pode causar prejuízos metabólicos que poderão ser causas de doenças coronárias e cerebrais, obesidade, diabetes e outras. Sem falar no excesso de ácido úrico, que pode causar gota, problemas articulares e aumento da pressão arterial. A frutose tem a mesma quantidade de calorias que a sacarose, mas adoça 70% a mais. Refrigerantes, sucos concentrados e outros tantos produtos industrializados que consumimos estão cheios de frutose.

Dextrosol, manitol e sorbitol

Eles podem ser utilizados por diabéticos, mas, em excesso, também podem ser laxativos e causar irritação nas paredes do intestino. Desequilíbrio da microbiota intestinal e suas consequências (gases, desconfortos e dores abdominais, retenção de líquidos e inchaços e alergias). Os produtos dietéticos que normalmente levam esses adoçantes e têm poucas calorias são chicletes, chocolates, pudins, geleias, gelatinas, bolos e outros.

Observação: podem causar perdas nutricionais importantes, inclusive celular – os diabéticos são mais propensos a essas perdas, portanto, atenção!

XILITOL

Assim como o dextrosol, o manitol e o sorbitol, o xilitol também tem índice glicêmico baixo e pode ser indicado para os diabéticos. Entretanto, pode provocar diarreias e, com elas, todos os sintomas e riscos de patologias já descritos. Conheço muitas pessoas que acham que diarreia emagrece. Não acredite nisso, trata-se de uma doce ilusão.

O xilitol pode reduzir o risco de cáries e atuar positivamente na prevenção da osteoporose. Tem menos calorias do que o açúcar, mas adoça na mesma proporção. É mais caro que os demais adoçantes.

BEBIDAS ALCOÓLICAS

Além da quantidade enorme de açúcar, já está comprovada a relação entre seu consumo excessivo com o estresse e os cânceres de mama, intestino ou reto. Em 2014, a OMS se pronunciou a respeito, evidenciando que nenhuma dosagem de bebidas alcoólicas é segura nos casos de câncer, especialmente o de mama. O consumo de álcool causa dependência e ainda aumenta nosso apetite por alimentos biocídicos, em especial o açúcar, fiel parceiro do câncer e de outras doenças degenerativas.

É claro que uma boa taça de vinho tinto na refeição não faz mal algum – muito pelo contrário, é até recomendada para prevenir doenças cardíacas. Mas, atenção! Pode ser motivo de alergia aos que são sensíveis ao tanino. Já o vinho branco ataca o baço.

Mas quantas pessoas do seu convívio pessoal conseguem tomar só uma taça ou um drinque? Poucas, aposto. E no dia seguinte já é de se esperar os desagradáveis efeitos da intoxicação: inchaço, indisposição para a prática de atividades físicas, baixa qualidade do sono, mau humor, irritabilidade, impaciência. Então qual é a receita para se livrar dessa e de outras adições?

O álcool rouba magnésio do corpo, contribuindo para o estresse. Entretanto, ironicamente, é consumido para "relaxar". Muitas das violências cometidas com crianças e entre adultos têm relação estreita com o álcool, por se tratar de uma droga que causa alterações nos campos emocional, comportamental, mental e espiritual.

Embora seja muito bem aceita – e, muitas vezes, até incentivada –, o álcool é a pior de todas as drogas, pois leva a outras adições, além de depressão, insegurança, violência e "acidentes", muito comuns.

Gostaria de reforçar que a bebida alcoólica possivelmente acarreta vários danos ao corpo humano: desde a atrofia das reações cognitivas e cerebrais, anemia e aumento do ácido úrico no sangue à perda de massa muscular, vários distúrbios digestivos (refluxo de sucos gástricos e azia, diarreias, falta de apetite, desnutrição) e hepáticos (hepatite, cirrose e excesso de gordura/calor no fígado). Além disso, causa também inchaços e tremores, oleosidade na pele e outras lesões, problemas respiratórios (bronquite, enfisema e asma), problemas do coração (como a hipertensão), transtornos alimentares e outros, e atrapalha o funcionamento do sistema imunológico e a eliminação de toxinas.

Para livrar-se do consumo exacerbado e frequente é muito importante o apoio psicológico e espiritual. Uma boa nutricionista, práticas físicas e hábitos alimentares saudáveis, atividades prazerosas diárias e um bom trabalho para ocupar a mente também ajudarão.

Não há nada mais estimulante ao vício do que o ócio, o tédio e a falta de horário e compromisso. As companhias de pessoas que abusam de bebidas alcoólicas e outras drogas só atrapalham. Quando não quero beber, mantenho sempre meu copo cheio de água, com ou sem limão, e com bastante gelo. Não é perfeito, mas é um ótimo recurso.

Você deve estar se perguntando: e se for uma ocasião especial e eu resolver beber, qual bebida devo escolher? Eu prefiro sempre o saquê, porque normalmente não contém glúten e tem aproximadamente a mesma quantidade de calorias que a vodca e o uísque – minha segunda opção, junto com o gim. Os vinhos regulam em caloria com os demais e, em boa companhia, eu jamais desprezaria uma bela garrafa – os asmáticos e alérgicos em geral devem evitar tomá-los em lugares muito úmidos, pois pode provocar muco. O gim é menos calórico do que os quatro e, quando bem preparado no método *dry*, tem seu valor. A champanhe e os espumantes, o chope e a cerveja são relativamente calóricos em relação às quantidades normalmente ingeridas. Tenha em consideração que cada tulipa de chope tem aproximadamente as mesmas calorias que uma unidade de pão francês, e ponha isso na balança! A grappa, o mojito, as caipirinhas, as tequilas, as cachaças e os licores são altamente calóricos.

CIGARRO

Por ano, mais de cinco milhões de pessoas no mundo morrem por conta do cigarro, segundo dados da OMS. Quando a nicotina chega ao cérebro, ela produz uma enorme sensação de prazer. Mas, além desse prazer, o cigarro normalmente contém pólvora e amônia – substâncias que aumentam a rapidez da queima –, açúcares, monóxido e dióxido de carbono, entre outras substâncias tóxicas, que envenenam e aniquilam as células do sistema nervoso. Essa é uma das razões pelas quais o fumante, ao deixar de fumar, fica mais ansioso e acaba comendo mais e ganhando peso. Ou seja, os pulmões não são os únicos atingidos. Os pesquisadores alemães da Universidade de Bonn concluíram que a nicotina provoca transtornos no funcionamento do coração e na química cerebral, a partir da redução da quantidade de um aminoácido que está intimamente vinculado ao aumento do abuso de drogas e aos transtornos psiquiátricos (como demência).

O cigarro pode atrapalhar o crescimento em adolescentes, causar gastrite, úlceras, enfisema, hipertensão e infartos (pois estreita os vasos sanguíneos), varizes, falta de hidratação da pele, eliminação do colágeno e muitos tipos de câncer (de pulmão, laringe, boca, bexiga, esôfago, pâncreas, entre outros).

Abandonar o vício é muito difícil, mas não impossível. É preciso motivação e persistência, e talvez algum auxílio médico (alopatia/homeopatia, florais, acupuntura e outros). Como já citamos, na abstinência – aproximadamente de dois a três meses –, é possível um aumento da ansiedade, depressão e apetite, insônia, tonturas, tremedeira, náuseas, ressecamento da pele e rugas!

Grávidas que fumam podem fazer seus bebês virem ao mundo menos desenvolvidos. Muitas me falam: "Ah, melhor fumar do que ficar nervosa." Meditação, natação ou ioga não seriam mais efetivos e generosos com os bebês e com elas mesmas? Que tal essa reflexão?

REMÉDIOS

A OMS vem observando e se preocupando com o aumento das doenças e com a perda da eficiência dos remédios. Pessoas com poder de compra variado tomam equivocada e indiscriminadamente doses cavalares de remédios – calmantes, estimulantes, remédios para depressão, para dor, e para emagrecer –, desenvolvendo resistência aos antibióticos e a outros remédios. As bactérias estão cada vez mais fortes.

FAST-FOOD

Fast-food, ou seria melhor chamá-lo de *fake-food*? Comer rapidamente, que é o que o nome sugere, pode fazer bem a alguém? No entanto, já existem algumas opções saudáveis de comida pronta que podem ser alternativas para a rotina corrida de hoje em dia – muito embora eu não seja nada a favor dos potes plásticos e da temperatura, por volta de 65°C, em que são mantidos nas vitrines. As bactérias adoram.

O *fast-food*, surgido na Califórnia na década de 1950, se tornou uma febre de consumo no mundo inteiro. Normalmente oferece produtos com sabores e aromas artificiais e com poucos nutrientes que causam desmineralização óssea. Além disso, trazem muitos aditivos químicos, que estão provocando patologias comuns aos mais idosos e em pessoas mais jovens (a partir dos 7 anos de idade!), como doenças cardíacas, obesidade e outras. Em vinte anos, o percentual de diabetes no Brasil triplicou. Crianças e adultos passam a não querer comer outra coisa que não seja *fast-food*. Vegetais e frutas então, nem pensar. Tudo isso pode ocasionar inclusive a perda do apetite social.

Mas como se livrar da vontade incontrolável de comer alguns desses vilões, e quais são as substituições possíveis?

- **Glúten:** pães, biscoitos, torradas e cereais sem glúten, tapiocas, crepiocas etc.;
- **Pão branco:** pão 100% integral ou sem glúten;
- **Açúcar branco:** melado, rapadura, açúcar de coco, açúcar demerara orgânico, estévia, xarope de yacon, xilitol, ameixa seca, tâmaras, uvas-passas, damasco seco etc.;
- **Sal refinado:** sal do Himalaia, Maldon, que não sejam iodados artificialmente etc.;
- **Arroz branco:** arroz integral (de preferência cateto), selvagem, negro ou basmati;
- **Massas de farinha branca:** massas integrais ou sem glúten;
- **Proteína de origem animal:** proteína de origem vegetal, cogumelos, oleaginosas, leguminosas, tofu etc.;
- **Produtos industrializados e alimentos cozidos:** alimentos naturais, crus, fermentados, germinados e/ou amornados;
- **Alimentos biocídicos:** alimentos biogênicos ou bioativos;
- **Chocolate, café, refrigerantes e outros produtos com cafeína:** chocolate com mais de 70% de cacau, chás ou infusões naturais sem teína, sucos naturais de frutas etc.;
- **Bebidas alcoólicas:** reduza o consumo ou faça drinques sem álcool com água naturalmente gaseificada, gengibre, casca de limão, Angostura, pepinos ou sementes de zimbro etc.;
- **Produtos com agrotóxicos:** saudáveis, orgânicos e, se possível, biodinâmicos;
- **Peixes de cativeiro:** peixes de mar aberto com escamas;
- **Gorduras trans:** gorduras naturais saudáveis (oleaginosas, abacate etc.), óleos prensados a frio orgânicos (de coco, de uva etc.), azeites de oliva extravirgem ou virgem prensados a frio, manteiga ghee etc.;
- **Produtos com aditivos artificiais:** produtos com temperos, aroma, sabor e textura naturais;
- *Fast-food:* *slow-food* ou, na pior das hipóteses, *fast-food* natural e saudável;
- **Medicamentos alopáticos:** fitoterapia, homeopatia, antroposofia, florais etc. (VER CAPÍTULO 13, PG. 251);
- **Leite e seus derivados:** extratos/"leites" vegetais e seus derivados; e
- **Frituras:** cozimento no forno, vapor, frigideira wok etc.;

Dúvidas frequentes

O que usar para adoçar?

Açúcar cristal
Semelhante ao açúcar refinado com grãos mais "gordos". Pelas características já descritas, não é aconselhável o consumo.

Açúcar orgânico
Como todos os produtos industrializados dessa natureza, o solo e o meio ambiente são preservados e não são empregados produtos artificiais, radiações, agrotóxicos etc., desde o plantio até a chegada às prateleiras.

Rapadura
A rapadura é feita a partir do aquecimento do suco da cana-de-açúcar até que se obtenha o açúcar mascavo e o melado de cana. Durante esse processo, as impurezas sobem para a superfície em forma de espuma: quanto mais ela for retirada mais pura será a rapadura. Tem índice glicêmico alto, apesar de ser rica em nutrientes. Sabor pronunciado.

Açúcar mascavo
(VER PG. 52)

Açúcar de coco
Pena ainda ser tão caro, pois pode ser usado por diabéticos, além de ajudar na prevenção da doença. Esse açúcar natural, altamente sustentável, é extraído da flor da palma do coco, sem ter sido submetido a processos e a aditivos químicos. Para o meu gosto, ele adoça um pouco menos do que o açúcar refinado, entretanto tem baixo índice glicêmico, ou seja, entra na corrente sanguínea e nos órgãos aos poucos. Rico em muitas vitaminas do complexo B e em muito mais nutrientes do que o açúcar mascavo e outros. Por ser rico em fibras, facilita o bom trânsito intestinal.

Palatinose
Esse açúcar é extraído da beterraba e é resultante de uma combinação de glicose com frutose. Muito utilizado no Japão, principalmente na alimentação infantil, pois previne cáries e não causa picos de insulina seguidos de baixas glicêmicas, que provocam o famoso quadro de fome, irritação, cansaço, falta de concentração etc. Também é indicado para atletas, porque pode evitar a fadiga.

Açúcar demerara

Na escala, está entre o cristal e o mascavo, portanto é mais saudável que o açúcar branco. E ainda tem nutrientes que não foram eliminados durante o leve processo de refinamento ao qual é submetido. É marrom claro, tem sabor delicado e não residual e não altera a cor das elaborações. Seus grãos são grandes e, para ficarem mais fáceis de ser absorvidos, sugiro triturá-los no liquidificador. Quando faço receitas em que tenho de utilizar açúcar, ele é meu preferido, desde que orgânico, sem adição de produtos químicos. Seu índice glicêmico é alto – cuidado com as calorias!

Açúcar light

Esse açúcar é fruto do infeliz casamento de adoçantes artificiais com o açúcar branco.

Eu sempre tive dúvidas e você também deve estar se perguntando por que o açúcar light é tão doce, pois bem: os adoçantes adoçam aproximadamente quatro vezes mais do que o açúcar, além de aumentar sua vontade de ingerir doces.

Açúcar invertido

Esse açúcar é bastante utilizado na indústria, pois confere uma textura cremosa às balas, aos doces e a outros produtos açucarados. Nesse caso, ocorre uma separação da glicose e da frutose num processo altamente químico. Tem valor nutricional zero e contribui, como já sabemos, para graves doenças degenerativas como o câncer, a diabetes etc.

Agave orgânico

É um extrato vegetal extraído do cacto, proveniente do México. A partir de um processo sintético altamente químico, semelhante ao realizado com o milho onde o amido é transformado em frutose refinada. Adoça até três vezes mais do que o açúcar branco. O índice glicêmico é relativamente baixo, mas tem alto valor calórico. Não é indicado para cardíacos, diabéticos, mulheres em período de gestação e obesos. Já fui muito adepta ao seu uso, mas, quando descobri como se dava o processo de extração, mudei de ideia radicalmente.

Melado de cana

(Não confunda com melaço, que não é indicado)

Não é um exagero em termos de caloria e é um poço de vitalidade. O melado é um alimento altamente alcalino e anticoagulante e, por seu alto valor nutricional – tem grandes quantidades de ferro, cálcio, zinco, magnésio e outros –, é indicado para pessoas com baixas imunológicas frequentes e anemia, sem falar que ainda dá um gás na musculatura. Em alguns momentos opto por ele para adoçar minhas elaborações, coalhadas e outros.

Dosagem: normalmente substituo 1 xícara de açúcar por 1¼ de xícara de melado, mas faça conforme seu gosto. Talvez seja necessário tirar ¼ de líquido das receitas nas quais a substituição for realizada, dada a consistência mais "mole" do melado.

Observação 1: existem outros tipos de melados. Alguns são trabalhosos para ser elaborados em casa, mas não estou desencorajando, apenas informando. E muitos ainda não são encontrados no Brasil. Eu amo o de arroz integral que tem, ao contrário de muitos outros, índice glicêmico baixo;

Observação 2: não compre o melado de cana sulfurizado;

Observação 3: assim como a estévia, o melado não causa acidificação sanguínea.

Estévia

A maior vantagem da estévia frente aos outros adoçantes é ser uma planta natural e não sintética, ou seja, não misturada com outros adoçantes. Mas fique atento à procedência. A verdadeira é extraída de uma planta da família da chicória e, quando pura, é de cor verde – não aquele pó branco que normalmente achamos nos mercados. O produto que frequentemente encontramos é composto apenas de 2 a 5% de estévia, o resto é ciclamato, ou sacarina.

Ela quase não é calórica, tem índice glicêmico zero e adoça trezentas vezes mais do que o açúcar, ajudando ainda na prevenção às cáries. Em comparação com outros adoçantes como o aspartame, a estévia pode promover a redução dos níveis de glicose e de insulina no sangue, ter efeitos anti-inflamatórios e anticancerígenos. Parece não haver toxicidade, a não ser com o uso contínuo e por muito tempo.

Observação 1: a infusão da planta cicatriza feridas e pode até ajudar nos casos de acne e para o rejuvenescimento da pele (uso tópico e oral);

Observação 2: normalmente a estévia tem sabor residual forte. Já existem algumas marcas no mercado com sabor mais ameno e que também não provocam picos de glicemia, mas não são 100% puras. Escolha a que é mais aceitável para você;

Observação 3: não é muito indicada para cardíacos, pois pode acelerar os batimentos;

Observação 4: a título de curiosidade, as mulheres da tribo guarani comumente utilizavam a infusão das folhas secas de estévia (aproximadamente 15 gramas) como método contraceptivo. Após dez dias de pausa o ciclo volta ao normal. Ao final dos anos 1960, cientistas da Universidade Purdue nos Estados Unidos e da Universidade de Montevidéu concluíram que essa infusão realmente impede a ovulação. Eu estudaria mais a respeito.

Frutas

Adoçam naturalmente e algumas contêm mais fibras do que outras, que ajudam a diminuir os picos súbitos de glicemia e insulina, podendo ser uma opção com aporte energético. Cozidas, no vapor ou no forno, elas ficam ainda mais doces porque o tanino evapora e a água também.

Contudo, e mesmo que contenham fibras, sugiro sempre acompanhá-las de outras fontes e/ou alguma gordura ou proteína, para evitar os possíveis picos de glicemia. Salvo raras exceções, diabéticos não devem consumir.

Observação 1: cuidado com o excesso de frutose, que pode induzir ao consumo de mais doce e sobrecarregar o fígado, causando distúrbios cardíacos, baixa imunitária, acidez gástrica etc.;

Observação 2: as maçãs têm sabor mais neutro. As tâmaras, o damasco e as ameixas pretas são ótimas opções. Bananas e figos também. Priorize sempre o cozimento no fogo baixo, mexendo sempre. Se não forem orgânicas, despreze as cascas;

Observação 3: uma pitada de sal, gersal ou missô pode ajudar a realçar o sabor doce;

Observação 4: grama de trigo não é fruta, mas pode ajudar a adoçar. É indicada para diabéticos.

XAROPE DE YACON
(VER CAPÍTULO 3, PG. 49)

MEL
(VER PG. 56)

EM RESUMO: AÇÚCAR DE COCO, MASCAVO, DEMERARA, BRANCO OU FRUTAS?

Branco, nem pensar. A rapadura e o mascavo são os que têm mais nutrientes. Entretanto, têm gosto e cor fortes e adoçam menos. Meu preferido é o demerara; eu o trituro no liquidificador ou processador para ficar mais fino e diluir mais facilmente. Dependendo da elaboração, também gosto muito de utilizar o açúcar de coco, que não causa picos de glicemia, apesar de interferir na coloração das elaborações. Mas, pessoalmente, evito adoçar com açúcar as minhas receitas, utilizo opções naturais – frutas secas como o damasco e as ameixas secas que possuem índice glicêmico mais baixo do que as tâmaras. De qualquer forma, reforço que os produtos muito doces ou salgados, se consumidos em excesso, principalmente na infância, camuflam o paladar, viciando as crianças até a fase adulta, quando passam a substituir o açúcar sólido pelo líquido, em forma de bebidas alcoólicas. O ideal é desapegar dos sabores exageradamente adocicados a que fomos acostumados desde a infância. Os diabéticos devem ter um acompanhamento nutricional e médico frequente. Pelos meus estudos, eles não podem consumir essas fontes de açúcar. O mais indicado é a sucralose, que tem gosto residual, mas pode ajudar a promover saciedade, ou o xilitol, que é caro e deve ser consumido sem exageros, pois pode provocar diarreia.

Mel, melado, rapadura ou agave?

O melado é riquíssimo em minerais. A rapadura também. O mel é um alimento rico e totalmente natural, desde que não tenha sido filtrado nem submetido à temperatura/pasteurização. Contudo, esses causam picos de glicemia e, em excesso ou dependendo do seu tipo de rotina alimentar, o mel pode contribuir para a acidificação do seu organismo como um todo. O agave tem índice glicêmico mais baixo e adoça três vezes mais que o açúcar, mas a extração é altamente química, então não recomendo.

E, se eu for usar adoçante, qual devo escolher?

Sem dúvida, a estévia, natural e orgânica ou o xilitol rico em fibras de várias plantas e que promove o aumento da produção de saliva – ótimo para pacientes em tratamento de quimio e radioterapia, ou o xarope de yacon, também rico em fibras. Ambos indicados para os diabéticos e para quem sofre de alterações nos níveis de colesterol. Contudo, esse último possui um preço um tanto proibitivo. A taumatina, extraída de uma planta de origem africana e o luo han guo, de um tipo de melão chinês ainda são pouco conhecidos da grande maioria mas, parecem ser boas alternativas.

Diet ou light?

Nos produtos diet existem substituições de alguns ingredientes, como por exemplo o açúcar por adoçantes. Nos produtos light algum nutriente é reduzido – gordura, açúcares etc. –, e os rótulos normalmente o especificam. Mas isso não significa que sejam menos calóricos, nem mais saudáveis ou efetivos nas dietas de emagrecimento. E, pior, ainda podem inchar e aumentar o apetite por doces, porque têm mais sódio (ciclamato etc.). Fique atento e analise caso a caso.

Crianças de qualquer idade podem consumir frutos do mar? E mel?

Crianças abaixo de 2 anos não podem consumir nada disso. O organismo dos bebês ainda não tem defesas contra as bactérias e as impurezas que podem ser encontradas no mel e nos frutos do mar, podendo gerar infecções e outros males.

Qual é o melhor sal? E qual a quantidade ideal de consumo?

É indiscutível a importância do sódio à saúde: ajuda na contração muscular, é transportador de moléculas entre células etc. Contudo, em excesso, pode provocar várias queixas e patologias. É preciso tomar cuidado com a maioria dos alimentos ricos em sódio. Sal refinado, nem pensar, por não ser bem assimilado pelo organismo ele pode provocar retenção de líquidos. Indico o sal marinho –, o negro e o vermelho do Havaí, e o azul da Pérsia – o que determina as cores é a presença de diferentes minerais. O rosa do Himalaia e o sal Maldon são meus preferidos. Todos esses têm muito menos sódio que o refinado e são riquíssimos em minerais, desde que não tenham sido iodados artificialmente – é importante prestar atenção ao que está escrito nos rótulos.

Tanto o sal quanto o açúcar são os maiores aliados da celulite. Lembre sempre disso e consuma o mínimo possível. O consumo diário recomendado pela OMS é de no máximo 5 gramas. O sal pode retardar o processo de alguns cozimentos ou a ação dos fermentos, por isso adicione ao final.

Trocas que funcionam!

Como utilizar alimentos mais funcionais e saudáveis sem sentir falta dos ingredientes de que mais gostamos? Proponho algumas substituições:

- **Manteiga** → ghee ou, em sua falta, outra manteiga clarificada de qualidade;
- **Café** → chá verde, infusões de cidreira e hortelã (nunca imediatamente após as refeições, de preferência vinte minutos antes);
- **Excesso de óleos vegetais, como soja e canola** → azeite de oliva e óleo de coco;
- **Cigarros industrializados, caso não tenha conseguido largar o vício** → tabacos orgânicos ou artemísia desidratada, sem os galhos e enrolados na palha de milho;
- **Bebidas gaseificadas** → água de coco ou água naturalmente gaseificada como a San Pellegrino ou São Lourenço;
- **Drinques alcoólicos** → drinques sem álcool, bem temperados com especiarias que, além de gostosas, fazem bem (gengibre, anis-estrelado, zimbro, cravo e outras);
- **Pães e elaborações com farinha de trigo refinada** → trigo-sarraceno, fécula de batata, frutos secos, farinha de arroz integral, de banana verde, de amaranto, de grão-de-bico, de coco etc. Uma das fórmulas recomendadas pode ser 3 medidas de farinha de arroz integral, 1 medida de fécula de batata e ½ medida de polvilho doce (VER PG. 119);
- **Açúcar refinado e adoçantes** → estévia pura e orgânica, melado de cana, açúcar demerara, açúcar de coco e mel natural, que não tenha sido filtrado e pasteurizado;
- **Chocolates ao leite e brancos** → chocolates com 70% de cacau ou damasco "empanado" no cacau em pó;
- **Doces** → doces adoçados com frutas secas e naturais ou com adoçantes naturais (como a estévia);
- **Sorvetes** → frutas congeladas;

- **Bolos e brownies com farinha refinada** → bolos e brownies ricos em fibras com farinhas funcionais (como as citadas nos pães), sem lactose e sem refino;
- **Sal refinado** → qualquer um que não tenha sido ionizado artificialmente. Fique atento!
- **Para espessar molhos e elaborações** → biomassa de banana verde, araruta e gelatinas vegetais de algas como o ágar-ágar etc.;
- **Gelatinas de origem animal** → gelatinas vegetais de ágar-ágar;
- **Ovo** → 1 colher de sopa de chia hidratada;
- **Fermento químico** → bicarbonato de sódio com vinagre, na proporção de 1 colher de sopa de cada um para 1 colher de sopa de fermento químico.

Afinal, o que é o glúten?

O glúten é a proteína presente em alguns cereais. As elaborações com glúten podem ficar grudadas nas paredes do intestino e todos os alimentos que passam pelo trânsito intestinal correm o risco de ficar retidos, apodrecendo e causando fermentação, inchaços e outros incômodos. Além disso, o glúten provoca um desequilíbrio entre as bactérias boas e as agressoras do intestino, atrapalhando a capacidade de absorção dos nutrientes e aumentando a permeabilidade intestinal, que pode favorecer a entrada de toxinas na corrente sanguínea pelas paredes do intestino.

Existem várias farinhas no mercado que podem ser utilizadas no lugar das farinhas com glúten. Para saber como podemos substituí-las, consulte neste capítulo (VER PG. 119). Mas, fique atento, algumas podem ser muito calóricas.

Leite é bom para a osteoporose?

Em excesso, pode ser até ruim. Ele acidifica os órgãos, descalcificando os ossos. Em tempo: um dos grandes vilões na absorção do cálcio é o refrigerante, que rouba magnésio e cálcio do organismo.

Azeite de oliva, margarina, manteiga, manteiga ghee, óleos de canola, de palma e de coco. Qual é o melhor?

A ghee é uma manteiga muito usada pelos indianos. Durante o processo de clarificação ocorre a eliminação do soro – meio aquoso que contém toxinas e resíduos tóxicos. Ela é indicada para cozinhar, pois, sob alta temperatura, tarda mais tempo a se tornar tóxica. É lubrificante do aparelho digestório e dos tecidos conjuntivos, rejuvenescedora, equilibra a acidez do organismo, é anticancerígena e restaura a mucosa do estômago. A manteiga de garrafa, se bem clarificada, assemelha-se a ela.

O óleo de palma de qualidade, também conhecido como dendê, junto com o óleo de coco, em comparação com outros óleos hidrogenados (um processo altamente químico utilizado para os óleos não ficarem rançosos e impróprios para o consumo em curto espaço de tempo), são mais indicados. Por serem gorduras saturadas, suportam com maior estabilidade as altas temperaturas. Contudo, ambos têm sabor e aroma pronunciados e o dendê, sua cor característica.

Entretanto, não se iluda: todas as gorduras, sem exceção, começam a produzir radicais livres e toxidade, começando a se degradar após algum tempo de fritura/altas temperaturas. Segundo pesquisas, o óleo de canola é indicado para os que sofrem de problemas cardíacos, sob o argumento de que, em comparação com os óleos de soja, milho e girassol, tem níveis inferiores de gorduras saturadas. Não sou muito a favor do uso desse óleo. Canola é o nome de uma semente geneticamente modificada no Canadá para que produzisse em menor quantidade um ácido mortal – C.A.N.O.L.A., *Canadian oil low acid*, isto é, óleo canadense com baixa acidez.

Para a produção dos óleos vegetais, as sementes devem ser esmagadas para soltar o seu óleo num processo químico rentável que não é muito saudável pois, perdem propriedades. Em contrapartida, no processo mecânico de prensagem a frio ou em baixas temperaturas, têm preservadas as suas gorduras essenciais, sendo nutricionalmente ricos.

A margarina é uma gordura hidrogenada, nada mais antinatural. Ela passa por processos químicos com elevadas temperaturas nos quais o óleo é alvejado, desodorizado e tratado com produtos derivados do petróleo para evitar o ranço. E, como se já não bastasse, ocorre a hidrogenação e um novo processo de refino, que pode provocar hiperatividade nas crianças, desenvolver células cancerígenas e dar início a quadros alérgicos e inflamatórios.

O azeite é ótimo se for prensado a frio e utilizado sem o emprego de temperatura. Entretanto, ao contrário do que muitos pensam, ele tem o ponto de fumaça bastante alto, quando a gordura começa a produzir acroleína e outras substâncias cancerígenas. Os óleos de uva e de gergelim seriam os melhores para se submeter a altas temperaturas, se o preço deles não fosse absurdamente elevado. Pela questão econômica, prefira os óleos vegetais de boa procedência, qualidade e orgânicos.

O ideal é evitarmos as frituras, entretanto, quando bater aquela vontade, procure fritar em casa. Eu sei que muitos evitam e que o pior mesmo é resistir às frituras em bares e restaurantes, mas, nesse caso, consuma somente se for algum prato ou petisco irresistivelmente maravilhoso. Normalmente, em estabelecimentos comerciais, as gorduras são de origem vegetal de qualidade duvidosa, reutilizadas várias vezes com resíduos de alimentos – fontes de ômega 6 que, em excesso, podem gerar quadros inflamatórios. E lembre-se: quanto mais resíduos de comida houver nas gorduras utilizadas para fritar, mais toxidade, mais radicais livres e menos saúde.

Plástico filme e tampa de plástico usados para cobrir pratos no micro-ondas fazem mal? E usar papel-alumínio no forno convencional?

Sim. Para começar, evite usar o micro-ondas. Utilize o forno ou o fogão e aqueça apenas a quantidade que será consumida (requentar o alimento várias vezes estimula a reprodução de bactérias e facilita a perda de vitaminas). Altas temperaturas combinadas com gordura e plástico podem ser muito prejudiciais à saúde, principalmente pela possível presença de bisfenol (substância cancerígena que promove a intoxicação das células). Caso você ainda não tenha decidido largar de vez o costume de utilizar o micro-ondas, use recipientes de vidro, de cerâmica ou aqueles próprios para o aparelho, certificando-se de que são fabricados com polietileno em vez de PVC – e cubra com outro recipiente ou apenas com papel toalha. Para armazenar use madeira, cerâmica, barro ou vidro. Plástico filme e sacos plásticos só podem ser utilizados se forem específicos para congelamento e uso em micro-ondas.

Se for usar o papel-alumínio para cobrir alimentos, utilize sempre a parte brilhante – não a fosca – em contato com o alimento, evitando o contato direto. Quase todo mundo que conheço usa a parte brilhante virada para o lado de fora, mas essa parte é condutora de calor e pode ajudar na vedação. Evite o contato com ingredientes ácidos ou objetos de ferro ou inox, porque podem causar contaminação. De qualquer forma, aconselho folhas de papel vegetal, folhas de bananeira e outras de fibras naturais/vegetais para embalar, cobrir, armazenar ou assar alimentos. Para uso no forno, recomendo também o *silpat* ou formas de silicone próprias para suportar temperatura.

E o tupperware?

Para evitar a contaminação a partir do contato dos alimentos com o plástico, prefiro os de vidro ou de cerâmica, sempre com tampa. Se os alimentos estiverem frios é menos prejudicial, mas evite o contato com o plástico por tempo prolongado. A não ser que o tupperware tenha certificação garantida da ausência de bisfenol e de outras substâncias malignas.

Por que ler os rótulos e as embalagens dos produtos? Há algum motivo para a ordem de aparição dos ingredientes?

Os ingredientes listados em primeiro lugar prevalecem em quantidade. Portanto, se o açúcar abre a lista significa que, de todos os ingredientes presentes no produto, o açúcar é o dominante. Maltodextrina, dextrose, frutose e outros xaropes são apenas sinônimos de açúcar. Aroma natural? Não é natural. O suco com "néctar" na embalagem é o que mais contém açúcar. Muitas vezes nos rótulos consta que determinado alimento não tem conservante, mas tem – entre outros, talvez tenha cafeína, que pode gerar distúrbios do sistema nervoso e cardíacos. Apesar de não haver comprovações científicas, encontrei na literatura específica – e em muitos dos meus estudos – a relação do glutamato monossódico com o câncer de estômago, principalmente no Japão. O sal dissódico costuma ser usado como preservativo e pode atacar o fígado, a pele e o intestino.

O corante caramelo pode ser um potencial modificador dos genes e pode ser terrivelmente cancerígeno. Também é muito comum encontrar frases do tipo "acrescido de cálcio" (ou ferro) e "enriquecido de fibras", mas a realidade é que, sem desrespeitar a legislação, essas e outras informações confundem o consumidor, do tipo "sabor frango", que de sabor natural ou de frango não tem nada. Não abra mão do seu direito de saber exatamente o que está comendo. Mesmo que a letra seja quase ilegível, o esforço vale a pena. Até pastas de dentes podem conter açúcar em sua composição.

POR QUE NO TEMPO DOS NOSSOS AVÓS ALGUNS ALIMENTOS NÃO FAZIAM MAL E HOJE FAZEM?

Os processos não eram altamente químicos e industrializados como hoje. O meio ambiente era outro e o estilo de vida também. O uso de conservantes químicos e produtos artificiais não era exagerado e os animais não eram criados e abatidos da forma como são atualmente. A vida era naturalmente mais orgânica e sofria menos impacto dos mais variados tipos de toxinas – excesso de informação, escassez de tempo para o autoconhecimento e para as relações, falta de amor e de contato, dentre tantas outras coisas que poderiam ser tema de um novo livro...

Capítulo 8

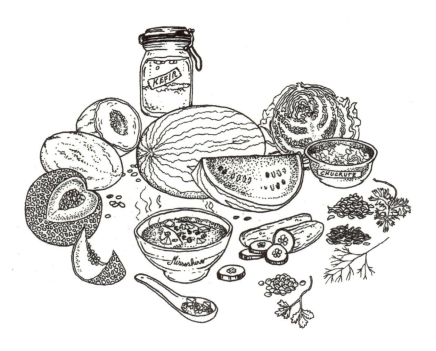

Alimentos alcalinos e ácidos:
xô doenças!

"Se o homem se mantiver em **harmonia** *com o Cosmo todos os desequilíbrios deixam de existir."*

Bodhidharma

O potencial de hidrogênio, pH, é o que define a acidez ou a alcalinidade de um produto, alimento etc. Eles podem ser ácidos, moderadamente ácidos e alcalinos. O nível do pH dos nossos fluidos corporais e do sangue é determinante na qualidade da saúde. A escala vai de 0 a 14. Isto é, abaixo de 7 o pH é ácido, e acima de 7 é alcalino. A água está na marca de 7,8 e o sangue de 7,4. O consumo de água com pH entre 7 e 7,5 é aconselhável. Assim como a natureza está cada vez mais poluída, os nossos fluidos corporais também estão sofrendo com as toxinas que inalamos, ingerimos e absorvemos. Isso se dá quando existe um desequilíbrio ácido/alcalino no organismo. Se o pH baixar mais que 6,95 a mente vai "pifando" e existe até a possibilidade de entrar em coma.

Todos os alimentos contêm em sua composição minerais alcalinos e ácidos, o que os caracteriza é a prevalência de uns ou de outros minerais – enxofre, fósforo, iodo e outros de natureza ácida *versus* cálcio, potássio, magnésio e outros de natureza alcalina. Os de natureza alcalina ajudam a expelir as toxinas e os ácidos venenosos do organismo, impedindo que eles lesionem os rins e os intestinos, por exemplo. Os de natureza ácida são importantes para a digestão de alguns alimentos, como as carnes e as hortaliças.

As frutas ácidas são ricas em minerais de natureza alcalina, portanto, são consideradas alimentos alcalinos. As drogas lícitas e ilícitas, a maior parte dos cereais (principalmente os refinados), a maioria dos alimentos de origem animal – especialmente os crustáceos, as carnes vermelhas e os embutidos – são ácidos, provocando a expulsão dos minerais alcalinos do organismo. Outros alimentos ácidos são as gorduras, as frituras, os produtos industrializados, químicos e refinados (especialmente os carboidratos), refrigerantes e bebidas alcoólicas, chocolates, os açúcares simples e os adoçantes artificiais como o ciclamato de sódio e o aspartame, que são metabolizados muito rapidamente, provocando acidez. As sementes germinadas são alcalinas, além da grande maioria das frutas e dos vegetais crus. Alguns óleos vegetais são neutros/alcalinos e outros moderadamente ácidos. O espinafre, o ruibarbo e a acelga são considerados moderadamente ácidos, assim como as manteigas (com exceção da ghee) e os queijos em geral. Contudo, alguns derivados do leite – não pasteurizados e orgânicos –, como a coalhada, podem ser classificados como ligeiramente alcalinos. O leite materno, o leite cru de cabra e vaca (não pasteurizados) e o tofu também. Para simplificar, a grande maioria de alimentos vivos e fermentados são alcalinos.

Além dos produtos listados, o excesso de comida, a combinação equivocada dos alimentos, a prisão de ventre e a dificuldade em eliminar toxinas são grandes causadores de acidez.

Apesar do caráter subjetivo, de indivíduo para indivíduo e segundo consenso da literatura, o equilíbrio mais saudável para o organismo ocorre com 60% de consumo de alimentos alcalinos e 40% de alimentos ácidos. Nessa proporção é possível dizer que o organismo tem chances de estar forte o suficiente para resistir às doenças imunológicas e quadros infecciosos, pois é na acidez que os vermes, as bactérias, os fungos e os vírus encontram um ambiente perfeito para se desenvolverem e se multiplicarem. As células cancerígenas não resistem ao pH alcalino, que é determinado pelo consumo majoritário de alimentos alcalinos.

A alcalinidade é considerada um dos melhores remédios contra o excesso de viscosidade sanguínea, oferecendo prevenção contra acidentes cardiovasculares e podendo prevenir edemas, reumatismo, descalcificação dos ossos e osteoporose, dores musculares, cálculos renais e biliares, fadiga, ansiedade, estresse etc. A alcalinidade contribui para a oxigenação das células e a consequente saúde celular, atuando contra as doenças metabólicas, especialmente o câncer. A alcalinidade também ajuda na manutenção da massa muscular e no bom funcionamento dos intestinos – fator determinante na qualidade e na efetividade do sistema imunológico.

O excesso de alimentos ácidos pode provocar mucosidade, atrapalhando o fluxo de oxigênio, inclusive no cérebro, e comprometendo a concentração e clareza mentais.

Quando o organismo está mais ácido que alcalino, o cálcio não é metabolizado corretamente, resultando em possível ganho de gordura corporal. Quando há esse desequilíbrio do pH, o iodo também não é bem absorvido, o que pode acarretar em distúrbios da glândula da tireoide. O corpo fica ávido pelos alimentos acidificantes, à beira do descontrole alimentar – ocorre o consumo indiscriminado e exagerado principalmente de bebidas alcoólicas, alimentos de origem animal, carboidratos refinados, produtos industrializados etc. Como consequência, experimentamos a falta de concentração, a perda de massa muscular, a retenção de líquidos/inchaços, obesidade, artrite, mau funcionamento do intestino, problemas de pele e cabelos, inflamação das gengivas e aftas e a possível causa e agravamento da diabetes e outras patologias elencadas acima.

William B. Bay, brilhante filósofo e médico norte-americano, afirmou em 1866: "Por mais distintas que sejam nossas doenças, elas têm uma causa subjacente: o mau estado químico e o acúmulo de produtos com finais ácidos, resultantes da digestão e do metabolismo em volume superiores aos que o corpo consegue eliminar, que se denomina autointoxicação ou toxemia."

Você é o maior patrocinador de sua saúde ou de sua doença, de sua autoestima e de sua disposição. Se você for um tanque de guerra, forte e bem abastecido, você vive e sobrevive bem à maioria das situações. Ame-se todos os dias, cuide-se todos os dias, nutra-se todos os dias. Ninguém mais do que você merece isso.

> **COMPORTAMENTOS**
>
> Os comportamentos que mais contribuem para a acidificação dos órgãos são o excesso de crítica e autocrítica, o julgamento, a raiva, o rancor, a mágoa, a inveja, os pensamentos e comportamentos derrotistas e pessimistas, e, por fim, o estresse recorrente (VER PG. 231).

OS ALIADOS NA RECUPERAÇÃO DO EQUILÍBRIO ALCALINO/ÁCIDO NO ORGANISMO

Excesso de proteína animal → consumir alimentos ricos em vitamina B, vegetais verde-escuros, bananas, ovos, pólen, cereais e outros.

Excesso de gorduras → consumir alimentos ricos em vitamina A, como batata-doce, cenoura, abóbora, espinafre, agrião, couve, manga, mamão, tomate, damasco e outros.

Excesso de açúcar e outras fontes de carboidratos simples → consumir alimentos ricos em vitamina C, como acerola, abacaxi, morango, caju, lichia, limão, laranja, tangerina, tomate, manga, goiaba, melão, kiwi, brócolis, espinafre, aspargo, couve, agrião, repolho, rúcula e outros.

ALIMENTOS ALCALINOS

ALHO
(VER PG. 218)

BICARBONATO DE SÓDIO

O bicarbonato de sódio é bastante usado em remédios antiácidos, pois é alcalino e, em contato com o ácido clorídrico do estômago, reage, neutralizando a acidez estomacal. Em muitos cursos e publicações encontrei alegações de que ele tem propriedades curativas e é um valioso aliado contra o câncer – alcaliniza e expurga os fungos que são vistos como grandes promotores dessa e de outras doenças – especialmente o de bexiga e o de mama, atacando as células cancerígenas e tornando os tratamentos de quimioterapia mais efetivos e menos invasivos. Além disso, pode proteger os rins, o coração e o sistema nervoso, o que ameniza os efeitos colaterais.

O bicarbonato, assim como o limão, é um ingrediente barato e acessível. E, o melhor de tudo, pode ser bastante efetivo. Serve para escovar os dentes, para fazer gargarejos e para limpar o corpo de células "doentes", mas cuidado com o uso indiscriminado e exagerado: deve ser utilizado mediante acompanhamento médico. Perguntei ao meu dentista e ele me recomendou o uso do bicarbonato para escovar os dentes uma vez por semana. Ajuda a manter os dentes branquinhos, a eliminar o tártaro e a proteger contra as cáries. Contudo, não substitui o creme dental, nem o uso do fio dental. O abuso desse hábito pode eliminar o esmalte dos dentes.

• • •

"A diferença entre o remédio e o veneno está na dosagem."
Paracelso, médico e físico do século XVI

• • •

Limpo minha casa e minha geladeira com uma solução de vinagre branco, bicarbonato e alfazema. Recomendo principalmente para quem tem animais domésticos, pois é muito menos agressivo, mais cheiroso e funciona.

Observação 1: em todos os casos, mesmo que um ingrediente tenha inúmeros benefícios, não convém abusar;

Observação 2: a título de curiosidade, o fermento químico leva bicarbonato.

Limão

O limão é um verdadeiro milagre, um santo remédio! É neutro e é a mais fantástica das frutas, por conter características medicinais fitoterápicas como nenhuma outra.

Ele hidrata o corpo (o sistema linfático, inclusive), é diurético e digestivo – promove a eliminação de toxinas, é antisséptico e cicatrizante. Além disso, ajuda a estancar o sangue, é rico em ácido cítrico e vitamina C. Cabe destacar que a biodisponibilidade da vitamina C no limão tem efeito anti-inflamatório e também antioxidante, inibindo os radicais livres e as moléculas associadas ao envelhecimento precoce, o que fortalece o sistema imunológico e previne várias patologias e doenças como o câncer. O limão tem vinte e dois componentes anticancerígenos!

Por ser um anti-inflamatório gástrico, dependendo do caso, pode suavizar e até curar a sua gastrite – curou a minha. Ajuda a eliminar a fadiga, a azia e o enjoo, pois combate os gases e a fermentação gastrointestinal, dificultando a acidez estomacal.

É também supereficiente nos casos de asma (na prevenção, inclusive) e nos distúrbios respiratórios, contribuindo para a liberação do muco. Ajuda na absorção e na fixação de sais minerais como o ferro (sendo recomendado nos casos de anemia), o potássio, o cálcio e o magnésio, elementos energizantes e neutralizadores. Por fim, cicatriza mucosas e ajuda no combate às bactérias (que provocam mau hálito, por exemplo) e demais micro-organismos oportunistas. Portanto, funciona como um escudo contra as desagradáveis infecções de garganta, as amigdalites e a tosse.

Apesar do sabor ácido do limão e, contrariando o que a maioria das pessoas imagina, o limão **é ácido apenas fora do organismo**. Dentro dele, em contato com o meio celular, o limão reina absoluto no mundo dos alimentos alcalinos ou alcalinizantes do organismo diminuindo, dentre outras coisas, o excesso de viscosidade sanguínea. Promove a desobstrução das artérias, prevenindo altas de pressão, riscos de doenças cardiovasculares, problemas circulatórios, varizes, tromboses, derrames, entre outras. Mas ele não afina o sangue, como muitos pensam.

Ao ser transformado em substância alcalina, o limão neutraliza a acidez interna logo após ser ingerido, dissolvendo impurezas e toxinas que serão eliminadas pelo fígado e pelo intestino. O limão neutraliza o ácido úrico da urina, uma das principais causas de problemas renais (atenção aos excessos que podem causar efeitos inversos), artrite, reumatismo, gota, artrose e aterosclerose, que causam inflamação nas articulações.

Já em 1617, o médico inglês John Wodall provou a eficiência do limão na cura do escorbuto, déficit de vitamina C no organismo que pode causar enfermidades dentais e nas gengivas, hematomas, anemia e outras.

No organismo, o limão auxilia no transporte de oxigênio e hidrogênio, revitalizando-o. E, como se não bastasse, ajuda a regular o ciclo menstrual, é regenerador celular e um grande promotor da formação do colágeno. Se você está sempre buscando cremes para a flacidez, faça como eu, use e abuse na ingestão do limão. Promove a saúde da pele e o bom funcionamento do fígado, contribuindo para o bom humor – um luxo!

Ele é um coringa, sendo muito bem-vindo em absolutamente todos os tipos de elaborações: salgadas, doces, picantes e tantas outras. Pode ser usado para cozinhar em frio (ceviches e marinadas, por exemplo), para conservar frutas, para temperar molhos e saladas e até para finalizar pratos – o ideal é sempre temperar na hora de servir. Ele desperta as papilas gustativas, que ajuda você a salivar e a "abrir" o paladar.

LIMÃO E O EMAGRECIMENTO

O limão faz salivar – ativa a digestão e o metabolismo e, como já dito, é diurético. A parte branca da sua casca é rica na fibra pectina, que, além de promover saciedade e ajudar a combater a ansiedade, a azia e a prisão de ventre, regula os níveis de pressão arterial, reduz o colesterol, atua como antidepressivo e tem características terapêuticas. Ele ainda tem eficácia no combate aos parasitas e aos vermes, e sua casca tem a capacidade de reparar o DNA.

A limonada suíça ou a água morna com limão[8], preferencialmente consumidas em jejum e 30 minutos antes do desjejum, melhoram muito o pH sanguíneo e são especialmente diuréticas. Ao contrário de alimentos ácidos como refrigerantes, açúcar e outros produtos refinados que aumentam a compulsão, o limão, por ser adstringente, promove a remoção de placas de gordura e ajuda a diminuir o colesterol e as compulsões alimentares.

DIETA DO LIMÃO

O ideal é começar na fase da lua nova. Ela tem duração de 10 a 19 dias. No primeiro dia, como de costume, consuma o copo de água morna ou ambiente com o suco de 1 limão. No segundo dia, 2 limões, e assim sucessivamente até completar o consumo de 10 limões no décimo dia. No 11º dia tome 9 limões e vá decrescendo até chegar ao 19º dia novamente com 1 limão. Consuma meia hora antes do desjejum. Consulte seu médico caso tenha problemas gástricos. Como em qualquer prática alimentar, seu corpo pode não aceitar e reagir mal.

Observação 1: no suco de 2 limões estão disponíveis mais de 70mg de vitamina C, e a ingestão diária indicada é de apenas 60mg. Mas, se você é dependente do cigarro, a quantidade que você deve consumir é maior: 100 a 120mg;

Observação 2: prefira consumir em jejum e em temperatura ambiente ou morno. Comece com o suco de ½ limão por dia em ½ copo de água de 250ml e aumente para 1 limão, quando possível. Os praticantes da medicina ayurveda acrescentam ainda uma pitada de sal marinho e a chamam de "beberagem", potencializando a absorção dos minerais e, consequentemente, promove agilidade no desempenho cerebral;

Observação 3: para alcançar efeitos medicinais, recomenda-se o consumo de aproximadamente 1 grama de vitamina C ao dia. Para melhor absorver as propriedades da pectina, sugiro bater o limão com a casca no liquidificador (ou na centrífuga) como limonada suíça, retirando a parte branca mais dura entre os gomos. Nesse caso, ele até ajuda na absorção e na digestão dos nutrientes. Se você consumir 3 vezes na semana, você terá garantida a fixação de vitamina C pelo organismo;

Observação 4: cuidado! O excesso de vitamina C pode ser prejudicial para pessoas com cálculos renais;

Observação 5: apesar de poder aliviar gengivites, o limão pode promover a eliminação do esmalte de seus dentes, por isso sugiro consumir o suco ou a água com limão utilizando um canudo e/ou fazer um bochecho com água em seguida à ingestão. Escovar apenas de 20 a 30 minutos depois;

Observação 6: pode auxiliar no processo de deixar o cigarro e diminuir o excesso de café;

---

8 Não ferver a água, porque a vitamina C é volátil. Apenas a amorne e então adicione o suco do limão.

Observação 7: o gargarejo com limão, água morna e sal, de hora em hora, pode curar a desagradável dor de garganta;

Observação 8: experimente algumas gotas de limão na garrafa de água que você toma ao longo do dia. Mas evite guardá-la aberta, pois a mistura é volátil e oxida;

Observação 9: para acabar com o mau cheiro nas axilas, esfregue limão no local 20 minutos antes de entrar no banho. Também pode ser aplicado sob a pele para eliminar manchas mas, não vá para o sol após o uso, pois pode provocar queimaduras seríssimas;

Observação 10: durante os diversos tratamentos de câncer os pacientes tendem a sofrer com a falta de salivação. Portanto, o limão é um ótimo recurso;

Observação 11: lembre-se de que basta 1 gota de adoçante para ele começar a perder seus efeitos alcalinizantes.

Melancia

Essa fruta, prima do pepino, é deliciosamente refrescante e, por isso, é ideal para o verão. Ela é rica nas vitaminas A e C e é composta 90% por água, o que a torna um alimento altamente hidratante. A melancia é um alimento desintoxicante muito recomendado para a saúde de sua pele. Por ser anti-inflamatória e diurética, principalmente a casca, auxilia no emagrecimento e no combate às indesejadas celulites. É antioxidante e anticancerígena (pode ajudar a potencializar os efeitos do tratamento quimioterápico) – especialmente quando se tritura as sementes junto com a polpa.

Assim como o melão e o pepino, deve ser consumida em jejum porque é extremamente alcalinizante e atrapalha a absorção dos demais nutrientes. Se você for comer massa, carne vermelha ou algum alimento cru, não consuma melancia, porque ela pode ser indigesta. Mesmo que você não perceba, o esforço que seu corpo estará fazendo para digeri-la será imenso. Caso não seja em jejum, prefira ao menos consumi-la em separado, duas horas após o consumo de outro alimento ou meia hora antes.

Observação 1: escolha as melancias com a casca puxando para o amarelado escuro, de formato uniforme e firmes; prefira as mais pesadas em proporção ao tamanho e evite as que têm rachaduras;

Observação 2: para evitar o aumento do índice glicêmico e os picos de insulina, opte por bater o suco com pedaços da casca (bem lavada). É ótima para queda de cabelos. Ou então comer/tomar com uma colher de chia, linhaça ou outra fonte de fibra;

Observação 3: recomendada nos casos de cistite, pedra nos rins e também para amenizar sintomas de depressão. Coma no café da manhã, três dias na semana, com o cuidado de não misturar com nenhum outro alimento;

Observação 4: já sabemos que os exageros nunca compensam, portanto, evite exagerar no consumo. Duas fatias ao dia, ou 250ml, aproximadamente, são mais que suficientes;

Missô

Esse alimento em forma de pasta é resultado da fermentação 100% natural do seu ingrediente-base, a soja, e é muito importante que ela seja orgânica. Além da soja, o missô pode ser composto por outros cereais também fermentados, como o arroz, a cevada ou o trigo, e sal. É altamente antioxidante, alcalino e ajuda a limpar o corpo de toxinas resultantes da poluição, dos metais pesados, dos tratamentos de quimioterapia e radioterapia etc. É indicado para pessoas que sofrem de alguma debilidade no pulmão e/ou necessitam limpá-lo de toxinas. Previne doenças do coração porque ajuda a controlar o colesterol e evita o endurecimento dos vasos sanguíneos. Pode baixar a temperatura corporal, sendo útil em caso de febre.

É fonte riquíssima de proteína vegetal fermentada e tem muitas enzimas que ajudam no equilíbrio das bactérias que habitam nosso intestino (VER CAPÍTULO 3, PG. 49), contribuindo positivamente nos casos de distúrbios digestivos e estomacais (acidez, diarreia, prisão de ventre e gases, por exemplo). É também indicado para as mulheres no período da menopausa. Ademais, pode auxiliar nos casos de anemia e na recuperação e na desintoxicação de dependentes de drogas (cigarros, inclusive).

Observação 1: gosto de utilizá-lo para salgar alimentos e como espessante em caldos, sopas, feijões, refogados, risotos, molhos e outros. Ele tem sabor salgado e lembra levemente o sabor de queijo. Sem falar que ele contém compostos que ajudam a destacar o sabor umami – quinto gosto descoberto pelo químico japonês Kikunae Ikeda, que ajuda a realçar qualquer elaboração;

Observação 2: para limpar toxinas de todos os tipos e dar uma força contra a ressaca, recomenda-se ingeri-lo em jejum com água morna (evite a fervura para que ele não oxide). Espere 30 minutos antes de consumir outros alimentos. Outra opção é ingeri-lo em forma de missoshiro, o famoso caldo que tomamos nos restaurantes japoneses. Delicioso, nutritivo e regenerativo;

Observação 3: no Japão existem centenas de variações. Os que encontramos aqui são os de cor mais clara, que são mais jovens e têm sabor adocicado. O mais escuro tem o sabor mais salgado e é mais envelhecido, ideal para marinar carnes com saquê e outros;

Observação 4: devido à quantidade de sódio, não é indicado para pessoas hipertensas.

Pepino

É riquíssimo em vitaminas e minerais. Por conter muita água, é um alimento diurético, hidratante e refrescante. É crocante, rico em fibras e tem pouquíssimas calorias, sendo uma ótima alternativa para o lanche da tarde. Entretanto, por ser muito alcalinizante, recomenda-se o consumo com a casca. Como ele é parente da melancia e do melão, pelos mesmos motivos, deve-se comê-lo cru ou em jejum, porque ele alcaliniza tanto que você não digere mais nada (especialmente os alimentos que necessitam do meio ácido para serem digeridos, como as folhas verde-escuras, proteínas etc.). Com a ingestão do pepino, o organismo só digere o que precisa de meio alcalino, como os carboidratos.

Nunca fui muito chegada aos pepinos. Mas tenho de admitir que me rendi a eles, tamanhos são seus benefícios e sua versatilidade. Apesar do seu potencial alcalino o pepino é consumido cru (pela sua deliciosa crocância) em tartares, tabules, marinados em vinagre de arroz, carpaccios, sucos vegetais, ensopados de legumes ao curry etc. O consumo pode ser indicado nos casos de depressão, pressão alta e hipertensão. Também pode beneficiar pessoas com problemas renais, reumatismo e gota – por provável eliminação do ácido úrico. As altas de açúcar no sangue e a prisão de ventre também não costumam resistir ao consumo diário desse vegetal.

O pepino ajuda a resfriar o fígado – uma bolsa de proteína e sangue que precisa de respiro, até porque esse órgão de eliminação, em bom funcionamento, pode equilibrar a produção de hormônios que melhoram o humor e combatem o estresse.

Observação 1: faça o teste de passá-los por alguns minutos sobre a pele, eles parecem enrijecer o colágeno da área e disfarçam o aspecto das celulites. Também é um aliado contra rugas e manchas da pele e ótimo na prevenção da acne. Prepare o suco, coe e faça compressas localmente;

Observação 2: é antioxidante e rico em vitaminas A e E. Relaxa os olhos, desincha e ameniza os aspectos das olheiras; também ajuda no tratamento das conjuntivites;

Observação 3: eficiente no combate a pragas. Coloque-os espalhados pela horta/plantação;

Observação 4: se você, como eu, sofre muito com a ressaca, coma um pepino sem casca e sem sementes depois da noite de festa e antes de ir para a cama. Ele é diurético, laxante e depurativo e vai ajudar você a eliminar as toxinas do álcool, além de amenizar a temperatura sanguínea do fígado;

Observação 5: é supereficaz contra as bactérias que causam o mau hálito; mastigue alguns pedaços e esqueça os açucarados chicletes;

Observação 6: para auxiliar no emagrecimento, que tal tomar diariamente e em jejum o suco de 1 pepino, 1 talo de aipo, ½ abacaxi médio e 1 pedaço de gengibre? Tomei por 1 semana e senti alguma melhora, principalmente em relação ao inchaço;

Observação 7: os pepinos asiáticos e os europeus são mais longos e têm o gosto menos amargo. O pepino caipira é mais gordo e menor e tem sementes maiores, casca mais grossa e o gosto mais forte e ligeiramente amargo. Na compra, e o conselho é válido para a maioria das verduras, prefira sempre os que estejam frescos, firmes e lisos;

Observação 8: assim como o limão, é um ótimo polidor de panelas. É surpreendente;

Observação 9: se estiver com o organismo carente de vitamina C, em casos de gripes, resfriados etc., evite o consumo acompanhado de aipo ou pimenta caiena, pois podem atrapalhar a absorção da vitamina;

Observação 10: para purgar e eliminar um pouco sua qualidade indigesta, retire as sementes e salpique-o com uma generosa quantidade de sal fino. Deixe por aproximadamente 45 minutos e em seguida lave bem, retirando todo o sal. Coma com casca para ajudar na digestão. Outro método sugerido pela minha tia paterna é cortar as duas pontas do pepino e esfregar cada fatia em movimentos circulares nas extremidades. Pelo sim, pelo não, sigo à risca.

Vegetais crucíferos/folhas verde-escuras
(VER PG. 211)

Aipo
(VER PG. 220)

Lista de alguns alimentos com efeito alcalino:

Abóbora e abóbora japonesa, alcachofra-de-jerusalém, chá verde, berinjela, broto de alfafa e brotos em geral, folha de beterraba e a beterraba, repolho, cará, inhame, couve-flor, couve-de-bruxelas, aipo, agrião, couve, brócolis, escarola, rúcula e folhas de mostarda, sucos de vegetais (ricos em clorofila), pepino, alimentos fermentados e probióticos, alho, endívia, alface, cogumelos, cebola e cebolinha (ótimas para o fígado)[9], pimentas, algas marinhas, batata-doce, tomate cozido, batata yacon[10], ameixa umeboshi e seu vinagre, caqui, maçã e seu vinagre, damasco e abricó, abacate, banana (especialmente cozida ou assada), biomassa de banana verde, kiwi, kumquat, toranja (*grapefruit*), goiaba, limão, laranja-lima, lima, pêssego, manga, mamão, melão, melancia, nectarina, noni, pera, abacaxi, tâmara, uva-passa, tamarindo, tangerina, cereja, framboesa, amora, mirtilo, amêndoas, tofu, canela, cravo, gengibre, missô, ervas aromáticas (como salsinha, dill e coentro), painço, chia, amaranto, água filtrada de qualidade ou água mineral (conferir o pH nos rótulos), sal marinho, rabanete, melado, estévia, óleo de coco, azeite de oliva, óleo de linhaça e óleo de abacate, semente de abóbora, quiabo, arroz selvagem, aveia, alho-poró, capim-limão, aspargo, azeitona, ovo de codorna, gergelim, nabo e manteiga ghee.

---

9 A cebola e a cebolinha são ótimas para a limpeza e para o bom funcionamento do fígado. O suco da cebola é muito indicado para diabéticos, pois pode reduzir consideravelmente o açúcar no sangue.

10 De gosto semelhante ao da pera, é um carboidrato que funciona como prebiótico intestinal e é conhecido como "insulina natural", reduzindo as taxas de glicose no sangue (ideal para diabéticos).

Lista de alguns alimentos com efeito moderadamente ácido:

Alcachofra, romã, leite, manteiga, queijos, biscoitos de farinhas refinadas, leguminosas como ervilha, vagem, grão-de-bico e os feijões, ovo de galinha, frutas secas (coco inclusive), frutas em conserva, acelga, espinafre, iogurte sem açúcar, tapioca, óleo de gergelim, óleo de amêndoas, óleo de girassol, óleo de canola, óleo de semente de uva, azeitonas temperadas, massas e sobremesas feitas com farinha integral, ameixa vermelha, morango, tomate, pipoca (com sal ou manteiga), batatas, arroz (basmati ou integral), sementes de girassol, molho de soja e soja não fermentada, curry, noz-moscada, milho, quinoa, ruibarbo e leite de arroz.

Lista de alguns alimentos com efeito extremamente ácido:

Embutidos (blanquet de peru, salsichas, linguiças), açúcar refinado e adoçantes químicos, carne vermelha e outras de origem animal, cerveja, refrigerantes, cereais refinados (arroz branco, farinha de trigo etc.), tabaco, café, drogas lícitas e ilícitas, sucos de fruta (com açúcar), geleias com açúcar, bebidas alcoólicas, pães, pizzas, massas e sobremesas feitas com farinhas brancas/refinadas, sorvetes não naturais, frutos do mar (principalmente os crustáceos), sal refinado, chá preto, vinagre de vinho branco, vinho, iogurtes com açúcar, alimentos com lactose (dê preferência aos produtos de búfala), amendoim, remédios em geral como a aspirina e outros, óleo, grãos e leite de soja, milho avelã, cacau, ketchup e mostarda industrializada e outros temperos artificiais (caldos, molhos, condimentos, intensificadores de sabor etc.)

Frutas hídricas

Melão e melancia (composição de aproximadamente 93% de água).
Observação: recomenda-se o consumo dessas frutas em jejum e em separado, sem misturar com nenhum outro alimento, pois, como comentado antes, podem ser indigestas e atrapalhar a absorção dos nutrientes dos demais alimentos.

Frutas doces

Açaí, banana, caqui, figo, jaca, lichia, maçã (com exceção da verde), mamão, manga, tâmara etc.

Frutas semiácidas

Ameixa, amora, cacau, caju, cereja, fruta-do-conde, goiaba, graviola, jabuticaba, maçã verde, maracujá, pitanga, frutas vermelhas.

Frutas ácidas

Acerola, morango, uva, carambola, cupuaçu, laranja (com exceção da lima), pêssego, framboesa, groselha, kiwi, limão, tangerina, tamarindo, tomate, tomate-cereja e outros.

Observação: frutas ácidas podem ser alcalinizantes, desde que o corpo as metabolize corretamente.

Frutas oleaginosas

São aquelas que têm gorduras saudáveis e que ajudam a diminuir o LDL (o chamado colesterol ruim) e a aumentar o HDL (o chamado colesterol bom), prevenindo doenças cardiovasculares. Seu consumo deve ser moderado devido a seu alto teor calórico.

Observação: as frutas, com exceção das frutas neutras, não devem ser consumidas com nenhum outro alimento, e sim 20 minutos antes das refeições ou 2 horas depois. Imagine que as frutas são alimentos "pré-digeridos"; isso significa que qualquer outro alimento fica impedindo a digestão das mesmas. É como se as frutas quisessem sair e os outros alimentos fossem uma porta fechada impedindo tal passagem. Assim, elas fermentam no organismo, podendo causar sensação de indigestão (VER PG. 48).

Frutas neutras

Abacate, coco verde e limão. Essas frutas podem ser consumidas com outros alimentos sem causar fermentação.

Observação: para uma digestão mais agradável e com menor consumo energético (evitando acidez no estômago, principalmente às pessoas que sofrem de azia e gastrite), priorize o consumo das frutas por separado e segundo suas características. Por exemplo, frutas doces combinam entre si, mas não combinam com as ácidas e semiácidas. Já no caso das ácidas, procure consumi-las individualmente.

As frutas indicadas contra azia:

Maçã, pera, banana (cozida, assada ou bem madura).

Exemplos de combinações de sucos de frutas ácidas

Laranja com limão, pêssego com laranja, morango com pêssego, morango com laranja, acerola com laranja etc.

Observação: não estou dizendo que o consumo de suco de mais de uma fruta ácida é ruim. Estou apenas ressaltando que podem causar acidez e fermentação, especialmente em pessoas mais sensíveis, com deficiências enzimáticas e outras. Entretanto, prefira sempre tomar um suco fresco sem adoçar do que ingerir um suco artificial. Lembro, ainda, que é sempre mais vantajoso comer a fruta fresca do que tomar o suco, pois o consumo de frutas/frutose é menor e a absorção dos nutrientes é maior e melhor.

Os alimentos, quando plantados, têm pH alcalino e vão se acidificando conforme passam a ser manipulados pelo homem, perdendo importantes informações nutricionais. Daí a potência e a funcionalidade dos germinados, que podem aumentar milhares de vezes o valor nutritivo dos alimentos. Sugiro acompanhar o trabalho de pesquisa sobre o tema realizado pela professora Ana Branco e a leitura do livro *Alimentação Natural* da Elizabeth D. Mota.

Capítulo 9

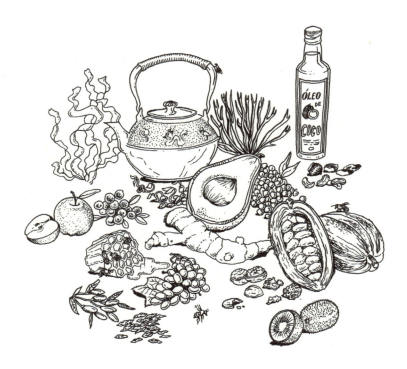

Alimentos funcionais:
potência máxima

> *"O discípulo perguntou: 'Mestre, qual é o segredo da longevidade?'. Ao que o mestre respondeu: 'É muito simples: basta comer a metade, andar o dobro e rir o triplo.'"*
>
> Anedota popular oriental

A Portaria no 398 de 30 de abril de 1999, da Secretaria de Vigilância Sanitária do Ministério da Saúde, define alimento funcional como todo alimento ou ingrediente que, além das funções nutricionais básicas, quando consumido na dieta usual, produz efeitos benéficos – metabólicos e/ou fisiológicos – à saúde, devendo ser seguro para consumo sem supervisão médica. Além de nutrir, os alimentos funcionais realizam outras funções no organismo.

O professor, doutor e pesquisador em compostos bioativos dos alimentos, Franco Lajolo, define como funcional "o alimento que, além de suas funções nutricionais básicas, é capaz de produzir demonstrados efeitos metabólicos e fisiológicos úteis na manutenção de uma boa saúde física e mental, podendo auxiliar na redução do risco de doenças crônico-degenerativas".

"A função do nutricionista funcional é avaliar cada indivíduo, de forma personalizada: identificando o histórico genético, a constituição física e bioquímica, sinais, sintomas e necessidades pessoais", explica a nutricionista Valéria Paschoal. Dessa forma, é possível avaliar, prevenir e tratar desordens crônicas individualmente, corrigindo desequilíbrios que podem gerar doenças. Patrícia Davidson, também nutricionista, complementa, explicando que é necessária a exclusão de alguns alimentos por 30 a 60 dias para que a análise da absorção, da assimilação e da eliminação de resíduos seja completa.

Afinal, um alimento, por seus valores nutricionais básicos, pode ser excelente para uma pessoa e não para outra, podendo, inclusive, comprometer as defesas do organismo e sobrecarregar o sistema imunológico, causando intolerância, alergias ou simplesmente desgaste energético e o não aproveitamento das substâncias.

"A nutrição funcional trabalha na base da sinergia, todos os sistemas do corpo interagem e estão relacionados, bioquímica, fisiologia, aspectos emocionais e cognitivos.

Baseia-se na ideia de que há alimentos e nutrientes que precisam de outros para agir no organismo de maneira positiva ou ao contrário, e que conseguem anular efeitos negativos de outros.", destaca a nutricionista Carol Moraes.

Minha pós-graduação em gastronomia funcional e minhas pesquisas me levam a concluir que o alimento passa a ser funcional quando seus compostos bioativos, de acordo com tudo que já foi dito aqui, e o estilo de vida, são capazes de provocar melhoras e também efeitos terapêuticos vantajosos, aumentando a biodisponibilidade dos nutrientes e possibilitando um organismo saudável, em bom funcionamento, balanceado e repleto de energia.

Muitas vezes, a substituição de produtos industrializados por alimentos bem combinados entre si, e que provocam um alto grau de aproveitamento pelos órgãos, garante o crescimento e o desenvolvimento, atuando na prevenção e na reabilitação de doenças.

Atletas e/ou praticantes de atividades físicas podem melhorar seu desempenho e seu resultado com a alimentação funcional adequada. Nesse caso, o profissional de nutrição avaliará o tipo, a periodicidade, o tempo de duração, a intensidade dos treinos, o consumo de calorias, o perfil e a necessidade nutricional de cada um, prevenindo desgastes, aumentando o rendimento conforme a potencialidade individual, estimulando o máximo aproveitamento, repondo o gasto energético e garantindo a excelência da performance.

ABACATE

Com polpa e casca verdes, a sua constituição nutricional é similar às hortaliças e é rico em ômegas que estimulam a absorção dos carotenoides presentes na abóbora, cenoura, mamão e outros. Ajuda a combater irregularidades metabólicas que podem causar o ganho de peso e contribui para a desinflamação das células.

Ótima fonte de gordura, o abacate mineraliza os ossos e nutre o cérebro. Ajuda na desintoxicação do fígado, no combate às irregularidades metabólicas que podem provocar o ganho de peso e é repleto de nutrientes indicados para o emagrecimento, além de ser anti-inflamatório – uma das características que o torna um forte inimigo do câncer e das celulites. Mas, atenção! Cuidado com o excesso (mais de dois abacates ao dia) pois, também possui ômega 6 que pode ter efeito inflamatório. Esse fruto é proteico (nem todas as frutas são), portanto, e especialmente por sua combinação de aminoácidos, ele pode ter ação tumoral – talvez seja por isso que o Dr. Barcellos (VER PG. 229) o exclua de sua dieta anticâncer.

É energético e antioxidante – não só combate, como diminui a produção de radicais livres, sendo um aliado contra o envelhecimento precoce. O abacate também contribui para o equilíbrio entre os colesteróis HDL e LDL. Semelhante ao azeite de oliva, e por ser um poderoso vasodilatador e anticoagulante natural, ele promove a boa circulação e ajuda a desobstruir as artérias, funcionando como um escudo para o coração contra os casos de reumatismo, gota etc. E uma outra ótima notícia? Previne a impotência.

Além disso, pode auxiliar nos problemas oculares relacionados à idade, nos casos de doenças de pele (e em sua renovação) e na hidratação dos cabelos. E, para arrebatar, ainda dá uma controlada na TPM, nas irregularidades menstruais (a esperança é a última que morre!) e nos hormônios do estresse que, quando desregulados, podem facilitar o acúmulo de peso.

Por ser rico em fibras, promove a sensação de saciedade e o bom funcionamento do intestino, isto é, bem-estar. É indicado para grávidas, pois evita defeitos congênitos no feto e anemia, ajudando na regeneração dos glóbulos vermelhos. De fato, é muito calórico, mas é caloria de boa qualidade que, por incrível que pareça, causa inibição da produção de células gordurosas e estabiliza os níveis de açúcar no sangue – ótimo para diabéticos ou na prevenção da diabetes.

Por ser proteico e rico em potássio, evita a fadiga muscular, o que o torna uma excelente alternativa pré ou pós-treino (consulte sempre que possível um nutricionista funcional para um atendimento personalizado). Se consumido à noite, antes de dormir, ele dá um "gás" nos hormônios do crescimento, na nossa carga energética, na constituição muscular e na perda de peso.

Dosagem: consumir no máximo 3 colheres de sopa em dias alternados.

Observação 1: escolha sempre os de casca firme, verde e presa à polpa. E que não tenham manchas nem rachaduras;

Observação 2: deixe-o madurar sempre em temperatura ambiente. Se tiver pressa, coloque-o dentro de um saco de pão juntamente com uma banana madura. O abacate só começa a madurar quando já está fora do pé, por esse motivo é muito comum que você só encontre abacates verdes à venda;

Observação 3: pode ser usado em sucos, smoothies, molhos/maioneses veganas, sanduíches, sushis, sobremesas (cremes, doces, musses, sorvetes etc.);

Observação 4: quando cozido, ganha certo gosto amargo. Mas, se você apenas misturá-lo a um molho aquecido, pode dar cremosidade sem influenciar muito no sabor;

Observação 5: o chá das folhas do abacate pode ajudar a reduzir os gases e auxiliar nos casos de problemas renais, porque é diurético. Dose: 2 xícaras, 1 a 2 vezes ao dia;

Observação 6: máscara capilar caseira e econômica para ter um cabelo macio e brilhoso: ½ abacate, 1 colher de sopa de azeite ou óleo de argan, 1 colher de mel e 3 colheres do condicionador de sua preferência. Misturar bem e aplicar por aproximadamente 40 minutos;

Observação 7: o óleo de abacate pode e deve ser usado, em frio, no tempero de saladas.

AÇAÍ

Esse fruto é uma ótima fonte de proteína vegetal, vitaminas C e E e minerais (cálcio, ferro etc.). Riquíssimo em gorduras boas e em fibras, é anti-inflamatório, antibacteriano e um potente antioxidante, liderando a lista das *berries* (frutas vermelhas, como a amora, o mirtilo e outras). Recomendado para quem sofre de anemia.

Por ser vasodilatador, melhora a circulação sanguínea – assim, promove a saúde do coração, previne derrames e promove a redução dos níveis do chamado colesterol ruim LDL. É um carboidrato complexo, recomendado no pré-treino porque evita a queda do índice glicêmico (baixa de energia) durante a atividade física. Entretanto, por ser bastante calórico, recomenda-se um treino de intensidade forte, com duração de 1h a 1h30. Após o treino, desde que no máximo uma hora depois para melhor absorção, também é uma opção. Mas fique atento às quantidades e não exagere.

Observação 1: cuidado com o excesso de adoçantes e xaropes que colocam no açaí, pois podem elevar muito o índice glicêmico, além de torná-lo uma bomba calórica;

Observação 2: é excelente no combate aos radicais livres que podem ser produzidos pelo organismo durante um treino de corrida.

ALGAS

São alimentos altamente alcalinos e com sabor salgado; fornecem nutrientes que o estresse rouba do nosso organismo e limpam os resíduos de toxinas provenientes do consumo excessivo de proteína de origem animal. Por sua riqueza nutricional e mineral, as algas contribuem para o bom funcionamento cerebral e para as funções vitais do sangue, órgãos e vísceras. São muito ricas em cálcio, o que promove a saúde dos ossos e as torna uma ótima opção para os intolerantes e alérgicos ao leite e seus derivados. Ajudam a eliminar muco e são altamente recomendadas para pessoas com problemas nos hormônios da tireoide – casos de hipotireoidismo. São muito proteicas (60% de sua composição), contêm ômega 3, além de significativas quantidades de vitamina B12, que promove a regeneração das células dos músculos, preservando-os.

Quando compradas secas, o ideal é deixá-las de molho por aproximadamente 20 minutos para retirar um pouco do sal de algumas algas e para que voltem à textura original. Por terem grande quantidade de fibras, ajudam na digestão e na absorção dos nutrientes, proporcionando uma sensação de saciedade, sendo fortes aliadas nas dietas focadas em fortalecimento imunológico, perda ou manutenção do peso. Como se tudo isso não bastasse, regulam o metabolismo, têm propriedades antioxidantes, são anti-inflamatórias, energizam o fígado (ajudando-o a eliminar toxinas), e aliviam o estresse.

Mais do que qualquer outro tipo de alimento, as algas nos protegem contra os poluentes ambientais, radiação de aparelhos celulares e outros. Por todas essas características, são indicadas na prevenção e no combate ao câncer.

Tipos de algas

Dulse

Indicada em casos de anemia por sua riquíssima quantidade de ferro; também recomendada para depressão e estafa, por conter, além de outros nutrientes, potássio, magnésio, vitamina C e outros.

Aplicação: o aroma e o gosto são apetitosos; pode ser servida crua em entradas e saladas, ou também utilizada com legumes, omeletes, quinoa, arrozes e outros.

Nori

Muito utilizada na culinária asiática, provavelmente por ajudar a diminuir a absorção dos metais pesados que podem estar presentes em alguns peixes como o atum. São aquelas algas utilizadas para enrolar os sushis, alguns rolinhos, temakis e outros tantos pratos. Além de serem muito proteicas, têm tanta vitamina A quanto as cenouras e são ricas em Vitaminas B, C e ômega 3. Como o complexo Kelp, tem ação antibacteriana que pode ajudar nos casos de gastrites e úlceras. Ajuda a regular o colesterol e previne as doenças do coração.

Aplicação: podemos utilizá-la para enrolar sanduíches ou pode ser cortada e tostada no forno para consumirmos em saladas e arrozes; também podemos simplesmente triturá-la com sal de sua preferência (ou gersal), formando um delicioso tempero caseiro. Já a utilizei em pastinhas com tofu, salteada com legumes, em recheios de bolinhos de arroz, purês e caldos.

Observação: todas as algas podem ser utilizadas em ensopados, arrozes e caldos, cozidas junto com leguminosas e, principalmente, em pratos da gastronomia nipônica – missoshiro (wakame), sushi e saladas (nori) etc. Já existem no mercado algas nori (com ou sem wasabi) em forma de petisco ou lanche. Verifique a quantidade de sódio no rótulo.

Kombu

Rica em iodo e potássio, que podem prevenir e ajudar a reduzir a fibromialgia e a fadiga. Também pode ser uma aliada do organismo nos casos de problemas circulatórios, respiratórios e nas glândulas da tireoide (hipotireoidismo), de anemia, de artrite, de gota, de reumatismo, de distúrbios digestivos e outros. Provoca, assim como a wakame, um estímulo do sistema imunológico e linfático. Além de fornecer sais minerais, também melhora a absorção dos nutrientes dos alimentos, pois contribui para a digestão das fibras. Esta alga é coberta de cristais brancos que possuem a molécula glutamato (não é o aditivo alimentar glutamato monossódico) em quantidade e, esse aminoácido propicia a captação do quinto sabor chamado de umami que significa "delícia" em japonês.

Aplicação: caldos, sopas, ensopados de peixe e de legumes ou leguminosas (como lentilha e feijões), pois ajuda no cozimento e evita gases.

WAKAME

Fonte de vitaminas B e C, além de conter muito cálcio e ser fonte de proteína e fibras. Por ser rica em magnésio, potássio e outros minerais nos ajuda a lidar com o estresse. Promove a restauração dos órgãos de eliminação (rins e fígado), ajudando a remover toxinas e resíduos. E, a melhor das notícias, ajuda a queimar gorduras.

Aplicação: normalmente é consumida em arrozes de frutos do mar, por ter um sabor marinho bem pronunciado, e também na sopa de missô e em saladas. Tem um sabor levemente adocicado. Evite consumir mais de 1 colher de sobremesa por dia.

HIZIKI

Assim como todas as outras, é muito rica em sais minerais, principalmente em cálcio (aproximadamente 1500mg de cálcio em 100 gramas de alga; na mesma quantidade de leite encontramos apenas 100mg desse mineral). Talvez seja a alga mais saborosa, e seu consumo contribui para a elasticidade e o brilho dos cabelos. Contudo, segundo a Agência Britânica de Segurança Alimentar e outros textos na literatura, recomenda-se o consumo bastante moderado dessa alga, no máximo 1 colher de chá por semana, pois pode conter elevados níveis do metal pesado arsênio.

ÁGAR-ÁGAR

Trata-se de uma microalga. Ajuda a reduzir o colesterol e auxilia nos casos de prisão de ventre, contribuindo para o emagrecimento. Ajuda a combater a flacidez, por ser fonte de colágeno vegetal, e também fortalece dentes, unhas, cabelos e articulações.

Aplicação: por ter sabor e aroma neutros, é ótima como espessante em geleias, manjares, gelatinas etc. Funciona como moderador de apetite. Eu consumo todos os dias de 1 a 3 colheres de sopa da gelatina neutra *in natura* ou em meu suco/smoothie diário. É muito fácil de fazer: basta colocar 10 gramas de ágar-ágar numa panela com 1 litro d'água, mexendo sempre com um fouet até alcançar fervura. Se preferir, acrescente ½ litro do suco de frutas da sua preferência – eu adoro o de uva orgânico. Além disso, tomo em cápsulas, 3 ao dia, como suplemento, apesar de saber que a gelatina encapsulada pode ter uma absorção mais lenta.

Observação: o ágar-ágar também pode ser achado em balas, que podem ser consumidas inclusive por crianças. Fique atento apenas ao percentual de açúcar e/ou corantes artificiais.

COMPLEXO KELP

Como todas as algas, é rico em minerais e vitaminas (cálcio, magnésio, vitamina B12 etc.), com propriedades antivirais e antibacterianas. Superindicado para pessoas com deficiência de iodo e outros minerais, porque ajuda no bom funcionamento da tireoide e regula os índices de colesterol e a pressão arterial, beneficiando os tecidos cerebrais, o sistema nervoso central e o sistema respiratório. Previne tumores e ajuda na formação de membrana celular. É composto por algas kombu e pode ser usado para salgar alimentos. Protege o organismo contra efeitos radioativos.

Aplicação: em sopas e saladas, ou em cápsulas/suplementos. Recomenda-se o uso de no máximo ½ colher de chá por dia.

CHLORELLA

Muito rica em vitaminas – especialmente B12, A, C e E – e em clorofila, proteínas, minerais e betacaroteno. Promove a desintoxicação do organismo e ajuda a fortalecer o sistema imunológico (forte ação antiviral). Ajuda a reduzir quadros alérgicos e ameniza os efeitos da doença de Alzheimer. Além disso, melhora a absorção de nutrientes e ajuda na recuperação dos tecidos. Mas, cuidado com o excesso de Chrolella, pois em algumas pessoas pode provocar erupções cutâneas e diarreias. Além disso, tem fator de crescimento celular – sem fazer distinção entre células saudáveis ou patogênicas/com alterações no DNA. Por fim, segundo o livro *How Not to Die*, de Michael Greger e Gene Stone, houve um caso isolado, não comprovado, em Omaha, Nebraska, de associação do consumo de chlorella à indução à psicose.

Aplicação: normalmente é consumida em cápsulas, como suplemento, ou em pó.

Observação: uma das minhas queridas mentoras, Léa, que mora na comunidade holística e autossustentável Piracanga, na Bahia, curou-se de um câncer fazendo uso de algas como a chlorella e a spirulina. Mas é preciso deixar claro que ela era 100% adepta da alimentação viva e praticava o jejum regularmente, ou seja, seu organismo estava em constante limpeza.

SPIRULINA

Na verdade, é uma cianobactéria (bactéria capaz de realizar fotossíntese). Super proteica e rica em ômega 3, betacaroteno e cálcio, com a vantagem de ser rapidamente absorvida pelo organismo. Por ser muito favorável à saúde do aparelho digestório, é indicada nos casos de distúrbios dessa natureza, regulando o trânsito intestinal e fortalecendo o sistema imunológico. É consumida principalmente em casos de cansaço, depressão e crises nervosas, pois acelera o metabolismo, reduz o colesterol e promove saciedade. Sua quantidade de proteínas consegue ser maior do que a presente nos alimentos de origem vegetal (soja) e animal (ovos, carne, peixe e outros). E não é só a quantidade, sua qualidade também é superior, além de ser muito rica em nutrientes – mais rica em ferro que o espinafre e repleta de vitaminas do complexo B. Indicada para diabéticos e hipoglicêmicos.

Aplicação: em cápsulas, como suplemento ou em pó, nas elaborações. Mas tome cuidado com o uso desse e de outros superalimentos/suplementos. Tanto ela como a chlorella têm fator de crescimento celular. Consulte sempre seu clínico, nutricionista e/ou naturopata.

Klamath

Assim como as outras algas ela tem pouquíssimas calorias. Essa microalga é originária do lago homônimo do Oregon, Estados Unidos, em homenagem aos índios americanos do sul dessa região. Ela é rica em oxigênio e livre de toxinas, sendo alimentada pelas águas do glaciar da montanha e por matéria orgânica vulcânica selvagem. É altamente proteica e um anti-inflamatório natural. Contém aproximadamente vinte antioxidantes, vinte vitaminas, sessenta e oito minerais, sendo rica em selênio, ômega 3 e 6, betacaroteno e setenta elementos essenciais ao bom funcionamento do organismo humano, que podem melhorar a eficácia do sistema imunológico e a eliminação de toxinas – inclusive as provenientes da contaminação por metais pesados. Além disso, ajuda a promover a capacidade muscular, óssea, física e mental, renovando e reparando os neurotransmissores, melhorando a memória, a concentração e a agilidade mental. Combate o estresse e contribui para a saúde dos cabelos e das unhas, além de ser uma ótima fonte energética.

Aplicação: em forma de suplementos em cápsulas.

Amaranto

Cereal sem glúten, ótimo para o pós-treino. Costumo colocar nas panquecas e nos bolos, porque é rico em proteínas de alto valor biológico e em fibras que ajudam a diminuir o índice glicêmico dos preparos. Promove a saciedade e o bom funcionamento do intestino e do sistema imunológico. O amaranto é riquíssimo em ferro, magnésio e cálcio – melhor absorvido do que o presente em outros cereais. Pode evitar o crescimento de tumores, e funciona como regulador dos altos e baixos da pressão arterial e das altas do colesterol LDL. Pode prevenir problemas ósseos, dentários e anemia. Tem sabor neutro ligeiramente amargo. Indicado para pessoas que desejam diminuir ou até mesmo eliminar o consumo de carne da alimentação.

Aveia

Não indicada na dieta do Dr. Barcellos (VER PG. 229).

A aveia pode conter traços de glúten pela contaminação cruzada. Assim como a linhaça e a chia, é riquíssima em fibras que, em contato com a água, formam um gel, melhorando o trânsito intestinal, prevenindo o câncer de cólon e provocando sensação de saciedade por mais tempo. A maioria dos cereais integrais e das folhas verde-escuras também têm essa característica de melhora do trânsito intestinal e da imunidade, dificultando a absorção das moléculas de gordura e ajudando a controlar o açúcar no sangue, o que evita picos de glicemia, sendo indicada para diabéticos e obesos. É um prebiótico que serve de alimento para as bactérias boas (probióticas), contribuindo, indiretamente, para o bom funcionamento do sistema imunológico.

É antioxidante, diminui o colesterol total e o LDL, as altas de pressão e o risco das doenças do coração. É um forte aliado contra o fumo, no combate à depressão e na eliminação de metais pesados do organismo. Reduz o risco de diverticulite e tem ação estrogênica, que pode aliviar os sintomas da menopausa. É indicada para a manutenção da saúde da pele.

Dosagem: recomenda-se o consumo diário de 60 gramas de farinha de aveia ou de 40 gramas de farelo de aveia.

Observação 1: pode ser usada na elaboração de pães, bolos, mingaus, saladas, panquecas, biscoitos, leites vegetais, omeletes etc. No caso de base para tortas, faça furinhos para a massa não inflar;

Observação 2: seu consumo excessivo pode causar gases;

Observação 3: cuidado! Ela produz muita mucosidade – pode funcionar como estímulo para a candidíase vaginal e intestinal e muco respiratório –, não sendo indicada em casos de gripes ou resfriados;

Observação 4: por ser muito rica em fibras, não é aconselhável o consumo próximo ao treino; o ideal seria no mínimo 1 hora antes para não comprometer a absorção, que é um pouco mais lenta.

Avocado

É aquele abacate menor, mais caro, de casca mais escura e interior verde-amarelado. Mais firme, tem menos água e é mais magro, com aproximadamente 10% menos calorias. Indicado em elaborações salgadas, como guacamole, saladas, sanduíches, molhos etc.

Dosagem: consumir no máximo 3 colheres de sopa em dias alternados.

Observação 1: para evitar a oxidação do abacate e do avocado, não utilize objetos de metal para manuseá-los – use cerâmica, plástico ou madeira –, guarde-os com a semente, temperados com limão e/ou com uma fina camada de azeite ou manteiga, ou, ainda, cubra a elaboração com papel-manteiga, efetuando uma leve pressão sobre a superfície para que o papel esteja em contato direto e completo com o alimento. O importante é não ter contato com a luz e o ar;

Observação 2: pela sua textura cremosa e gosto relativamente neutro, você pode fazer molhos doces e salgados, maioneses ou ainda colocá-lo em lâminas finas em sanduíches e saladas, acompanhá-lo com feijão preto ou fazer a clássica e deliciosa guacamole.

Alho
(VER PG. 218)

Azeite de Oliva
(VER PG. 210)

BATATA YACON
(VER PG. 54)

BANCHÁ
Esse chá não fermentado é feito a partir das folhas do chá verde envelhecidas por três anos. É um chá considerado mais ordinário pelos orientais e, portanto, não era servido para a nobreza. Era consumido geralmente pelos chineses como alimento em forma de sopa com uma pitada de sal. No oriente costuma-se consumi-lo com ameixa umeboshi e gengibre. Também tem alto poder antioxidante e remineralizante. Ajuda a regular a pressão arterial e os níveis de colesterol. É alcalino, digestivo, diurético e anti-cancerígeno – principalmente ovário, bexiga, estômago e pâncreas. Previne as cáries e outras infecções bucais, e ajuda a promover a concentração. Consumir esse chá frio é uma delícia no verão.

Observação 1: recomenda-se de 2 a 3 xícaras ao dia com uma pitadinha de sal antes da comida, ativando o fogo digestivo;

Observação 2: em caso de conjuntivite ou pálpebras inflamadas, pode ser usado para lavar os olhos;

Observação 3: deixar em infusão por 1 minuto em água que não supere os 80°C.

BIOMASSA DE BANANA VERDE
(VER PG. 55)

BRÓCOLIS, COUVE, COUVE-DE-BRUXELAS, COUVE-CHINESA E COUVE-FLOR
(VER PG. 211)

BROTOS
(VER PG. 68)

CACAU/CHOCOLATE AMARGO
Alimento dos deuses! Mas, para obter seus benefícios, você deve consumir o chocolate amargo com no mínimo 70% de cacau. De preferência aos orgânicos: em nibs, pó, barras e outros. Mas, atenção! Não misture com leite e evite os chocolates que o contém – eles podem cortar os efeitos, além de possibilitar o aumento de peso.

O cacau possui moléculas que retardam o aumento dos vasos sanguíneos dos tumores e o crescimento de células cancerígenas. Pode ajudar a defender o organismo de doenças metabólicas e de diabetes. É um promotor da disposição mental e libera hormônios relacionados ao bem-estar, que podem contribuir para a redução dos sintomas da depressão. A ansiedade também costuma não resistir a esse alimento. É diurético, anti-inflamatório, antiviral, antimicrobiano e antioxidante, protegendo as células dos estragos produzidos pelos radicais livres – vilões causadores das inflamações, celulite, perda de elasticidade dos tecidos e da pele, e envelhecimento precoce. Provoca relaxamento muscular.

A pressão arterial, por conta do aumento do fluxo sanguíneo para o coração, pode sofrer redução, prevenindo doenças cardiovasculares. Entretanto, em excesso, por conter cafeína, pode viciar, causando insônia, ansiedade (efeito rebote) e irritabilidade. Não é muito indicado para mulheres grávidas, pois o bebê pode nascer irritadiço, inquieto e chorão – e tampouco para pessoas que sofrem de doenças císticas de mama, azia e acne. Apesar de não comprovado cientificamente, por diversas vezes tive enxaqueca depois de consumi-lo, pois pode sobrecarregar o fígado.

Dosagem: de 20 a 50 gramas diárias (não ultrapassar 100 gramas).

Observação: o cacau em pó e o nibs podem ser muito secos e, ao absorverem umidade, podem formar grumos. Então, sugiro que você vá inserindo aos poucos em temperatura fria ou morna, mexendo sempre. Derreta-o em banho-maria. O chocolate com pouco ou nenhum açúcar tem gosto amargo e adstringente.

CANELA
(VER PG. 242)

CEBOLA
(VER PG. 219)

CHÁ BRANCO

É bem menos famoso que o chá verde e, de todos os chás, é o que tem maior poder antioxidante, e também o menos processado, feito a partir de brotos e folhas muito jovens. Normalmente, é bastante caro e tem sabor nobre e suave. Não é fermentado, ao contrário do chá preto. É um potente anti-inflamatório, portanto um bom aliado contra o câncer.

Observação 1: deixar em infusão por 3 a 7 minutos (ou mais tempo, conforme o seu gosto), em água que não supere a temperatura de 80°C;

Observação 2: se for reutilizar, deixar em infusão por no máximo 2 minutos.

CHÁ VERDE

É feito da mesma planta que origina os chás preto e branco, a partir de folhas jovens, e tem muitas propriedades terapêuticas. Ajuda a regular os níveis de açúcar no sangue e, portanto, os picos de insulina, prevenindo e equilibrando a diabetes e diminuindo a compulsão por carboidratos. Afinal, o que pode ser melhor do que diminuir essa compulsão?

CHÁ VERDE

Trata-se de um chá não fermentado que ajuda a acelerar o trânsito intestinal – processo que mais rouba a energia do organismo –, evitando e curando problemas digestivos. Combate inchaços, provoca sensação de saciedade e é um alimento que acelera o metabolismo (termogênico), incentivando a quebra das moléculas de gordura e evitando o acúmulo e absorção das mesmas. Ele queima mais calorias do que fornece, o que o torna um dos maiores parceiros das pessoas que desejam perder peso.

Para o meu paladar, gostoso ele não é. Mas, em compensação, protege o DNA e é um forte antioxidante, o que faz dele um grande aliado no combate ao envelhecimento precoce. Sua fama por aqui é recente, mas é milenarmente consumido e famoso nos países asiáticos.

Prefira os chás verdes japoneses aos chineses. Ele é uma potência, uma injeção de bem-estar e bom humor, ajudando no controle do estresse. Além disso, é antiviral, antimicrobiano, antibacteriano e promove a saúde dos cabelos e da pele. Na dosagem certa, e conforme orientação de um profissional, pode prevenir doenças coronárias, pois, ao reduzir a pressão arterial, ajuda a impedir o crescimento de vasos. Pode prevenir a doença de Alzheimer (em estudo), Parkinson, câncer – especialmente os de ovário, mama e esôfago – e cumpre muito bem a função de evitar o crescimento de tumores e das metástases, porque tem características anti-inflamatórias, anticancerígenas e desintoxicantes que ajudam os órgãos a eliminar toxinas.

Porém, assim como o chá mate, evite tomar durante e logo após as refeições, pois pode diminuir a absorção dos nutrientes, como ferro, cálcio etc. Por ser rico em cafeína, que é muito estimulante, pode provocar insônia, portanto, evite à noite. Se você sofre regularmente desse desconforto, prefira os chás verdes descafeinados.

Dosagem: pessoas com o hábito de tomar chá verde têm possibilidade de aumentar a expectativa de vida. O consumo deve ser de 2 xícaras diárias (máximo de 6), de preferência de 5 a 10 minutos antes das refeições. Deixe 1 colher de chá da erva em infusão em aproximadamente 250ml de água.

Observação 1: não deixe a água ferver, insira as folhas quando surgirem as primeiras bolhas (aproximadamente 80°C) e deixe em infusão por no máximo 30 segundos. Pode conservar numa garrafa térmica ou de vidro, na geladeira, por no máximo 1 hora. Depois disso o gosto já sofrerá algumas alterações, e as propriedades e efeitos benéficos também não terão a mesma efetividade;

Observação 2: não é indicado em caso de gastrites, taquicardia, hipo e hipertireoidismo e hipertensão. Também não é recomendado para gestantes, pois atrapalha a absorção de alguns nutrientes e, em excesso, pode ser abortivo. Entretanto, já encontrei depoimentos recomendando-o no lugar de café e chá preto;

Observação 3: quando combinado com a soja, os efeitos de ambos são potencializados. Portanto, aproveite para ingerir chá verde quando for consumir comida japonesa – missô, tofu, shoyu etc. Sempre antes da refeição, nunca logo após (somente muito tempo depois);

Observação 4: tem aroma forte de grama, nozes, vegetais cozidos e algas marinhas. E, por ter o gosto salgado e amargo, uma opção é consumi-lo com melado, mel – não exagere no doce –, capim-limão, cravo e canela. Limão e pimenta podem potencializar os efeitos do chá verde;

Observação 5: em excesso pode sobrecarregar o fígado.

CHIA

Proveniente da América Central, a chia significa força. Tem alto valor biológico e é antioxidante, ajudando a combater os radicais livres. É anti-inflamatória, fazendo com que as células armazenem menos gorduras. É fonte de proteína e cálcio, e consegue ser mais rica que a linhaça em ômega 3 (que promove a saúde do sistema nervoso) e em fibras, ajudando a diminuir os picos de glicemia e a absorção rápida de açúcar. Portanto, é a candidata ao Oscar de melhor protagonista na luta contra a balança e as altas do colesterol.

Geralmente consumo *in natura* trituradas ou inteiras, hidratadas ou não, em saladas antes da refeição principal ou com alguma fruta. Uso em bolos, pães, panquecas, massas de torta (salgadas ou doces), nos sucos e nos smoothies. Para dar uma força ao fluxo intestinal no combate à prisão de ventre e na promoção de saciedade, deixo de molho por apenas vinte minutos (contra as seis horas necessárias para a linhaça virar "gel") e a consumo na forma gelatinosa, quando ela chega a aumentar doze vezes de tamanho. Fica uma delícia com frutas cortadas com leite de coco – outra opção é juntar com leite de coco e coco ralado, para virar um delicioso pudim. Também funciona com iogurtes, como espessante, e para dar estrutura na substituição de ovos: 1 colher de sopa cheia de chia hidratada corresponde a 1 ovo.

Comparada à linhaça, a chia tem a casca mais fina, sabor mais neutro e resulta num creme mais firme, não sendo fundamental triturá-la para sua melhor absorção – mas também pode ser consumida em farinha, triturada por você, preferencialmente em pouca quantidade, para não correr o risco de oxidação.

Observação 1: ótima para os fãs das atividades físicas, porque é rica em nutrientes como cálcio e magnésio. Para melhor resultado muscular, seu consumo é indicado após o treino, 2 colheres de chá aproximadamente;

Observação 2: cuidado com o excesso, pois 1 colher de sopa tem aproximadamente 50 calorias;

Observação 3: fortalece o sistema imunológico.

CÚRCUMA
(VER PG. 215)

Cranberry

É rica em vitamina C e um potente antioxidante. Estimula a produção de colágeno, evitando flacidez. Por ser anti-inflamatória, pode prevenir o ganho de peso, a obesidade e o desenvolvimento de células cancerígenas. Ajuda a prevenir problemas cardíacos e é extremamente eficaz no tratamento de infecções no trato urinário e úlceras gástricas.

Dosagem: aproximadamente 400ml, ou 1½ copo.

Observação 1: verifiquei alguns estudos que sugerem que o seu consumo deve ser evitado por pessoas que ingerem analgésicos à base de morfina;

Observação 2: seu consumo não é muito indicado para bebês com idade inferior a 2 anos e mães em fase de amamentação;

Observação 3: intensifica efeitos anticoagulantes.

Frutas Cítricas
(VER PG. 223)

Geleia Real

O alimento das abelhas rainhas produzido pelas abelhas operárias é um super alimento riquíssimo em enzimas e nutrientes e que ajuda a conduzi-los às células: ferro, cálcio, carboidratos, vitaminas (B1, B6, B12, C, D e outras) e proteínas. É um potente antioxidante, anti-inflamatório e cicatrizante. Um verdadeiro néctar da longevidade que reúne todas as características benéficas do pólen e do mel e que contribui, ainda, para a saúde da pele e dos cabelos.

Recomendada nos casos de anemia, anorexia e outros distúrbios. Estimula a libido e promove o bom funcionamento e o equilíbrio hormonal – bom nos períodos de TPM e menopausa. Também fornece energia, recupera a vitalidade, fortalece o sistema imunológico, limpa os tecidos, melhora a circulação sanguínea, diminui a pressão arterial e o colesterol LDL, e ainda ajuda a proteger o fígado e o intestino. Promove a eliminação do cansaço físico e mental e aumenta a capacidade de aprendizado, fortalecendo a concentração e memória. É indicada na prevenção da doença de Alzheimer, da osteoporose e de outras doenças degenerativas como a diabetes, e também de alguns tipos de câncer, pois impede que o sangue chegue às células tumorais. Também contribui para a regeneração celular e para a neutralização dos possíveis malefícios causados pelo contato com o bisfenol-A, presente em produtos plásticos. Melhora a qualidade do sono e é indicada para crianças e adolescentes porque estimula o crescimento.

Para se ter uma ideia, as abelhas rainhas se alimentam exclusivamente de geleia real e vivem por volta de 5 anos, enquanto as outras abelhas vivem apenas de 5 a 6 meses. Mas, não exagere.

Aplicação: por ser um alimento caro, eficaz e muito poderoso, recomendo o consumo sublingual da geleia real conservada no congelador. Utilizo apenas a quantidade de ¼ a ½ (0,5 a 1 grama) do meu dedo mindinho, em jejum, antes da minha dose de água com limão. Entretanto, se você não simpatiza com o gosto e prefere consumi-la em elaborações ou em cápsulas como suplemento, vá em frente – de 1 a 2 diariamente. Fique atento ao consumo exagerado, especialmente se você tiver gastrite, pois pode atacar o estômago.

Dosagem: conforme indicação do seu naturopata ou nutricionista, podendo chegar a até 16 gramas/dia.

Observação 1: evite o consumo em caso de alergia aos produtos de abelhas, como pólen, especialmente na gravidez;

Observação 2: o aquecimento destrói as enzimas e as principais características benéficas. As cápsulas ou sachês podem ter sido submetidas ao calor. Informe-se!

Observação 3: crianças com mais de 2 anos podem e devem tomar. Mulheres grávidas e/ou amamentando também;

Observação 4: segundo o Dr. Lair Ribeiro, os cogumelos podem aumentar os efeitos benéficos da geleia real. No caso do Paris, sugiro refogar levemente e tomar a geleia antes de consumi-los;

Observação 5: se você consome ayahuasca em rituais, evite o consumo, ela pode aumentar os efeitos do chá.

GENGIBRE
(VER PG. 244)

GINSENG

Essa raiz é um verdadeiro tônico: promove a energia e a vitalidade, melhora o desempenho em atividades físicas e a concentração. Ajuda a equilibrar o sistema nervoso, alivia a fadiga e o estresse. É um forte antioxidante que previne o envelhecimento precoce. O ginseng ajuda a desintoxicar o organismo e tem efeitos anti-inflamatórios que podem ser benéficos nos casos de reumatismo.

Observação 1: pode parecer um pouco estranho, mas em altas doses funciona como regulador da pressão arterial; em doses baixas pode aumentar a pressão;

Observação 2: hipoglicêmicos devem evitar seu uso ou não abusar.

GOJI BERRY

Essa fruta é uma ótima fonte de vitamina C e aminoácidos. Pode melhorar a visão, fortalecer o sistema imunológico e contribuir para o bom humor e para o sono de qualidade. É antioxidante (cinco vezes mais que as passas pretas) e anti-inflamatória, combatendo o envelhecimento precoce e as celulites. Ajuda a metabolizar a glicose, a queima de gordura e a formação de colágeno – o que pode ser mais agradável do que ter um parceiro que ajude você a eliminar gorduras indesejadas e a ter uma pele mais durinha? Pode prevenir doenças cardiovasculares, derrames, diabetes, tumores e equilibrar os níveis de colesterol.

Aplicação: gosto de comer pura, em saladas, na finalização de pratos, sucos, chás, granolas, smoothies e coalhadas. Tem gosto similar ao das uvas-passas.

Observação 1: o ideal é deixar de molho na véspera para melhor assimilação;

Observação 2: indicada para o pré-treino, já que é um estimulante natural, promovendo o bom desempenho físico.

Grapefruit ou Toranja

A polpa contém pectina, que contribui para a diminuição do colesterol. Promove o bom funcionamento dos intestinos, é desintoxicante (especialmente do fígado), tem atividade anticancerígena e parece ser particularmente protetora contra o câncer de estômago e do pâncreas. O suco é antiviral. Alto teor de vitamina C e muito antioxidante, ajudando a combater doenças. Mas, atenção! Pode piorar a azia e provocar reações medicamentosas.

Guaraná em pó
(VER PG. 245)

Hibisco
(VER PG. 246)

Kefir
(VER PG. 104)

Kiwi

O kiwi é pobre em calorias, isento de gorduras e rico em nutrientes – especialmente vitamina C. Funciona como um antioxidante, contribuindo para a saúde e para a qualidade da pele. Essa fruta alcalina de origem chinesa também tem muita água, clorofila e betacaroteno, fortalecendo a imunidade. Promove o sono de qualidade e, assim como a maçã, é muito rica em fibras, especialmente a pectina, que, como já vimos, promove a saciedade e ajuda a diminuir as taxas de colesterol e de açúcar no sangue. Contribui para a diminuição de sódio no organismo, bem como da pressão arterial e dos riscos de doenças do coração.

O kiwi é indicado para os praticantes de atividades físicas, pois previne a perda de massa muscular. Melhora o trânsito intestinal e aumenta o bolo fecal. Combate o estresse e fortalece o sistema imunológico. É indicado para grávidas, diabéticos, pessoas que sofrem de autismo e de pedras nos rins de repetição.

Observação 1: assim como o abacaxi, pode ser utilizado para amaciar carnes;

Observação 2: pode ser consumido com casca se for orgânico e cortado bem fino. No lanche, pode ser servido em rodelas, como base de um creme de coco – coco ralado triturado e depois batido com um pouco de leite de coco e raspas de limão siciliano. Fica uma delícia e é super-refrescante.

MAÇÃ

Que tal um sono tranquilo, uma voz "limpa" e um adeus às celulites? Pois invista na maçã. Antioxidante, adstringente, anti-inflamatória e rica em vitamina C. Um poderoso ingrediente depurativo do sangue e antiestresse. Para usufruir dos benefícios, experimente comer "uma maçã por dia" – tem até um famoso livro com esse nome, do autor Joe Schwarcz, que eu recomendo. Mas, se forem duas, ainda melhor!

A maçã pode ajudar em casos de asma e é recomendada para grávidas, prevenindo que os filhos desenvolvam a doença. Além disso, reduz inflamações no pulmão para pessoas com colesterol alto porque, apesar de ser pobre em calorias e regular o apetite – olha que boa notícia! –, ela é rica em fibra pectina, que promove absorção mais lenta dos alimentos, o que também ajuda a promover saciedade. A fibra é eficiente na eliminação de toxinas e de metais pesados.

Pode reduzir o risco de formação de coágulos no sangue, células cancerígenas no intestino e no fígado, e diminui os efeitos colaterais dos tratamentos dessas doenças. Previne cálculos renais, reumatismo, doença de Alzheimer, envelhecimento precoce da pele e ajuda a regular a pressão arterial, combatendo doenças cardíacas.

O vinagre de maçã (VER PG. 249), além de ajudar na digestão das proteínas, melhora sua absorção. Além disso, evita a queda de cabelo – uso tópico ou ingestão. E, apesar de não estarmos falando do alecrim, gostaria de aproveitar para citá-lo – o uso tópico da infusão na raiz também pode ajudar.

Observação 1: a maçã é a fruta mais indicada para o suco de vegetais;

Observação 2: pelo toque de acidez, prefiro as maçãs verdes para cozinhar. As que mais mantêm sua textura firme e preservadas após assadas e/ou cozidas são: Granny Smith ou maçã verde e Fuji;

Observação 3: nos casos de diarreia, coloque no forno até que esteja assada e consuma;

Observação 4: além da maçã, existem outros alimentos ricos em pectina como o repolho, o quiabo, a beterraba, a cenoura e as frutas cítricas.

Maqui berry

Comparada com as outras *berries*, ela é altamente antioxidante e anti-inflamatória, o que possibilita combater os radicais livres e o envelhecimento precoce. Ela pode ser encontrada em cápsulas, sachês para infusão e desidratadas.

Observação: a popularidade dessa frutinha ainda é recente, por isso as informações disponíveis a seu respeito são modestas.

Linhaça

A linhaça é antioxidante, anti-inflamatória, proteica e é rica em fibras, promovendo a saciedade. Regulariza o funcionamento do intestino e é eficaz na promoção da boa digestão. Fonte de ômega 3 e 6, por isso também ajuda na saúde e no viço da pele. Essa semente da planta de linho fortalece unhas, dentes e ossos.

É uma das melhores amigas do coração, pois regula a pressão arterial e a frequência cardíaca, reduz a taxa de LDL, além de ser reserva e fonte de energia. Ativa o sistema imunológico e defende o organismo dos agentes agressores.

A linhaça também previne e inibe o crescimento de cânceres de mama e outros tipos. É ótima aliada da próstata, regulariza as desordens menstruais/hormonais, auxilia no tratamento de infecções urinárias, distúrbios imunológicos, alergias e eczemas, artrite reumatoide, gastrite, asma e diabetes, e pode ser ótima na prevenção da formação de radicais livres causados pelo estresse. Dentre os óleos extraídos de sementes, o de linhaça é o que contém maior concentração de ômega 3, que promove o bom funcionamento cerebral e cognitivo. Mas ele deve ser conservado na geladeira em garrafa de vidro escura, para evitar a oxidação, e não deve sofrer aquecimento.

O que me parece ainda mais incrível foi a descoberta de uma pesquisa realizada pela universidade de Monash na Austrália: a linhaça funciona como repositor hormonal natural, sendo superindicada durante o período da menopausa.

> ### Linhaça marrom ou dourada?
>
> *Eu sempre sugiro o consumo de produtos locais, e a marrom é a fabricada no Brasil, sendo logicamente mais vantajosa economicamente. Entretanto, a dourada, vinda do Canadá, é mais bem selecionada e controlada com relação ao uso de agrotóxicos e ao risco de oxidação. Tem casca mais mole, sabor menos amargo e mais suave. Dê preferência à linhaça estabilizada.*

Dosagem: 1 colher de sopa cheia ao dia. No caso de colesterol alto, 2 colheres; e no caso de câncer de próstata, aumentar para 3 colheres de sopa rasas.

Observação 1: colocar nos smoothies e usar para elaborar pães, bolos, sucos, saladas, molhos, biscoitos etc. Ou ainda polvilhar a comida com farinha de linhaça em pó, de preferência triturada no momento do uso – evitando comprá-la já moída, para que a gordura dela não oxide;

Observação 2: a linhaça perde sensivelmente suas propriedades se submetida à temperatura. Para melhor absorção dos nutrientes, prefira consumi-la, hidratada, até ao menos, dobrar de volume, lubrificando os intestinos. O ideal é consumi-la de manhã, após ter deixado de molho em água por ao menos 6 horas na geladeira: 1 colher de sopa de linhaça com água suficiente para cobrir e sobrar dois dedos. Para acelerar o processo também pode ser utilizada água morna mas, lembre, jamais quente. Deixando de molho por aproximadamente 6 horas em temperatura ambiente é ainda melhor, ela desperta, se torna um alimento vivo, com mais vitalidade e ainda maiores propriedades funcionais;

Observação 3: indicada para quem sofre de doenças pulmonares. Nesse caso, você vai fazer uso da linhaça deixada previamente de molho e triturada.

MIRTILO

Alimento funcional com pouquíssimas calorias. É antidepressivo, adstringente, antibacteriano, anti-inflamatório e altamente antioxidante, ajudando no combate ao envelhecimento precoce, à obesidade e ao câncer. Tem baixo índice glicêmico e ajuda a regular os níveis de açúcar no sangue, sendo uma boa pedida para os diabéticos.

Rico em fibra pectina e em nutrientes, como a vitamina C e o magnésio, é importante para a formação do colágeno e para a fixação do cálcio. Contribui para a circulação sanguínea e melhora a memória e as funções cognitivas, sendo utilizado até por astronautas da Nasa com a intenção de reparar danos cerebrais. Indicado para os pacientes de Alzheimer e para pessoas que sofrem de vista cansada e outros problemas de visão.

Observação: infusões e suchás de suas folhas são altamente recomendados, principalmente no caso de diarreias.

NOZES, AMÊNDOAS E CASTANHAS

São antioxidantes, ótimas fontes de proteína vegetal, fibras e ômega 3. São fontes de gorduras boas, que ajudam a diminuir o colesterol ruim, a aumentar o bom e a proteger as artérias, prevenindo doenças cardíacas. Têm propriedades anticoagulantes, ajudam na queima de gordura, no controle dos níveis de açúcar no sangue (principalmente as nozes pecan) e promovem saciedade. As castanhas são predominantemente gordura, seguidas por proteínas.

Especialmente as castanhas-do-pará são ricas em selênio, eficaz no controle do estresse, fortalecendo o sistema imunológico, regulando as glândulas da tireoide e ajudando na concentração, no bom humor e no combate à fadiga – bastam de uma a quatro diariamente para a absorção da quantidade recomendada. Mas, cuidado com o consumo exagerado de oleaginosas, são tão ricas em nutrientes que podem provocar efeitos indesejados.

As castanhas-de-caju, por serem ricas em amido, podem ser usadas para dar textura em caldos, sopas, ensopados, molhos e sobremesas. O ideal é que sejam compradas cruas e que sejam hidratadas por seis a oito horas.

As nozes têm um pronunciado sabor adstringente e amargo, devido à presença de taninos. Para suavizar isso costumo colocá-las aproximadamente 45 segundos em água fervendo. Depois é só escorrer e colocar no forno até secar. As nozes podem funcionar muito bem como recheios e bases para tortas e outras elaborações. Como já sabemos, todos os alimentos precisam ser bem mastigados para serem bem digeridos e assimilados pelo organismo, e as nozes e as outras oleaginosas não fogem a essa regra.

Elas são anti-inflamatórias, ajudam a transformar glicose em energia, são estimulantes das funções cerebrais e ótimas cicatrizantes de feridas. A dosagem recomendada de nozes é de 3 unidades diárias, 5 vezes por semana, para a prevenção de doenças cardiovasculares. Mas cuidado! Em algumas pessoas as nozes podem provocar alergias.

Observação 1: ótimas para a elaboração dos proteicos leites vegetais (VER PG. 112). Com esses leites podemos fazer sorvetes, queijos, vitaminas, smoothies etc.;

Observação 2: para evitar a oxidação, guarde sempre na geladeira em vidro escuro hermeticamente fechado. Se os frutos secos estiverem amargos, é porque estão oxidados, não coma;

Observação 3: ao escolher as nozes, prefira as que não tenham o interior amarelo ou translúcido e com pontas escuras – podem conter fungos ou estar rançosas;

Observação 4: preferir as castanhas-do-pará com a casca dura e não as descascadas;

Observação 5: as castanhas-de-caju, sempre as maiores. E opte sempre pelas oleaginosas cruas e não salgadas, em embalagens hermeticamente fechadas ou lacradas a vácuo. Evite comprar a granel, pois podem estar oxidadas;

Observação 6: convém dar uma leve tostada no forno ou rapidamente na frigideira, porque isso realça o sabor, mas consuma imediatamente ou logo após (no máximo um dia, prevenindo a perda de sabor e a oxidação). Cuidado com o superaquecimento, pois os nutrientes e as proteínas podem ser perdidos e as gorduras correm o risco de sofrer saturação;

Observação 7: pessoas que sofrem com distúrbios na vesícula biliar devem evitar o consumo de nozes.

ÓLEO DE COCO

Extraído a frio, é uma gordura boa, saturada e estável, quando submetida à temperatura. Torna-se sólido quando está frio e tem sabor e aroma característicos, o que pode influenciar no gosto das elaborações.

Fortalece o sistema imunológico, aumenta o metabolismo e equilibra os níveis de colesterol HDL e LDL. É indicado para quem tem problemas cardiovasculares ou para preveni-los e ajuda a regular o funcionamento da tireoide. Ótimo para fornecer energia aos que treinam pesado e, por ser termogênico, promove a queima de gordura. Como se não bastasse, tem ação anti-inflamatória celular. "Ele aumenta a produção de substâncias protetoras e, ao mesmo tempo, diminui as concentrações de outras pró-inflamatórias. E isso é um ótimo recurso na alimentação focada em emagrecimento porque obesidade e sobrepeso são decorrentes de desequilíbrios inflamatórios", explica a nutricionista funcional Daniela Jobst, do Centro Brasileiro de Nutrição Funcional, em São Paulo.

O óleo de coco prensado a frio previne processos inflamatórios como um todo – o óleo de peixe também. Promove a saúde da microbiota intestinal, melhorando também a imunidade. Comparado com outras gorduras, sua digestão é melhor e mais fácil, evitando que seja armazenado em "pneus" indesejados. Entretanto, os ayurvedas entendem que pode apagar o fogo digestivo – segundo eles, não é recomendado para quem sofre de lentidão no sistema digestório.

É ótimo para bolos, tortas, pães, refogados e ensopados que combinem com o aroma do coco. Pratos baianos, tailandeses, indianos e orientais em geral podem ficar ainda mais deliciosos!

Por seus efeitos terapêuticos benéficos, por ser antiviral e bactericida, e por ajudar no combate aos fungos, o óleo de coco é especialmente usado no oriente como medicina alternativa ou na milenar ayurveda. É excelente para recuperar gargantas inflamadas (a partir de gargarejos), para ajudar na higiene bucal (desinfetando e removendo toxinas e bactérias da boca, gengivas e dentes), no combate à candidíase e na limpeza de feridas. Como clareador dental é ótimo quando utilizado na técnica *oil pulling* (bochechos com óleo vegetal). Existem relatos de que outras queixas, como dores de cabeça e asma, também sofrem melhorias.

Dosagem: não ultrapasse o consumo de 3 colheres de sopa ao dia.

Observação 1: para evitar ressacas você pode tomar 1 colher de sopa de óleo de coco ou de azeite de oliva antes da ingestão de bebidas alcoólicas;

Observação 2: já existem no mercado marcas do óleo de coco com sabor e aroma neutros. Indico tais produtos desde que também sejam orgânicos e extraídos a frio;

Observação 3: o consumo no pré-treino, em forma de suplemento ou junto com café na parte da manhã pode aumentar a energia e a capacidade de queima de gorduras, dependendo da intensidade da atividade física. Nesse caso, evite comer outros alimentos para que os efeitos do óleo de coco sejam plenamente aproveitados. Pesquise em dieta *bulletproof*.

Pimenta caiena
(VER PG. 248)

Pólen

Esse superalimento de grande qualidade, que nutre desde o dedo mindinho até os neurônios, contém traços de mel e é um antibiótico natural seletivo – só elimina os micro-organismos patogênicos. Promove a eliminação de metais pesados pelo organismo, contém carotenoides e milhares de enzimas e coenzimas que contribuem para o saudável equilíbrio da microbiota intestinal, facilitando a digestão e a correta absorção dos nutrientes. O pólen funciona como "óleo e combustível" para os órgãos da máquina que é o corpo humano.

Regenera as células e combate o envelhecimento precoce, porque diminui a ação dos radicais livres. Por ser rico em vitaminas, previne e melhora distúrbios e alergias respiratórias (deve ser de origem local), dá um "up" na visão e na pele, combatendo a acne e a flacidez e aumentando a capacidade e a resistência durante os treinos (é altamente proteico). É uma fonte de proteínas tão potente que é recomendado para pessoas que não comem carne vermelha ou que estão carentes de vitaminas do complexo B. Essas vitaminas também podem ser benéficas nos casos de anemia, além de melhorar a memória e as funções do sistema nervoso central, reduzindo o estresse, a fadiga e o cansaço mental.

Por ser rico em nutrientes, o pólen promove a vitalidade, a disposição e a energia. Também promove o efetivo metabolismo das gorduras (que provoca redução do LDL) e ajuda a desintoxicar o organismo do consumo exagerado de bebidas alcoólicas e de outros vícios, inclusive das compulsões alimentares. É um ótimo aliado no auxílio de todas as enfermidades – das articulações, do sistema circulatório, das veias e artérias (xô, varizes!), do coração etc. Funciona para homens e mulheres como regulador hormonal e de fertilidade. Os sintomas da TPM, como a irritabilidade e a retenção de líquidos, são amenizados, além de ser um bom aliado nos tratamentos de próstata. Uma verdadeira maravilha da natureza!

Dosagem: 1 colher de sopa rasa 1 vez ao dia é suficiente (ou segundo prescrição/tratamento, podendo aumentar para aproximadamente 4 colheres de sopa ao dia).

Aplicação: via sublingual ou em sucos, vitaminas ou smoothies. Mas não exagere, pois pode alterar desagradavelmente a textura e o sabor, e aí você pode acabar pegando birra desse superalimento tão especial.

Observação 1: pode causar hemorragias, sendo, portanto, contraindicado para grávidas;

Observação 2: procure fazer pausas iguais ao tempo de uso. Normalmente, seus efeitos só são percebidos aproximadamente após 21 dias;

Observação 3: as "bolinhas" que ingerimos contém até 2000 (!) grãos de pólen, que podem ser de várias cores, de acordo com as flores das quais foram extraídos.

Quinoa

Esse cereal sem glúten é mais considerado como uma leguminosa, tamanha a sua fonte proteica. Além se ser riquíssima em ômegas 3 e 6, fibras, vitaminas e sais minerais (principalmente as do complexo B, cálcio e ferro).

A quinoa já era consumida pelos incas há mais de oito mil anos, ela fortalece o sistema imunológico, reduz enxaquecas e ajuda a retardar o envelhecimento. Por ser calórica, prefira consumi-la em dias mais frios ou de práticas de atividades físicas mais intensas.

A quinoa é supercompleta e libera energia no organismo lentamente, sem picos de açúcar no sangue – tem baixo índice glicêmico e causa saciedade por mais tempo. É recomendada para manter o equilíbrio do colesterol e dos níveis de açúcar do sangue, além de aliviar os sintomas da TPM, aumentar a lactação e, em alguns casos, na falta do leite materno, na sua substituição. Entretanto, pode causar gases e sempre deve ser deixada de molho de um dia para o outro, ou ao menos 2 horas antes da utilização, em água morna com algumas gotas de limão. A quinoa é utilizada na prevenção da osteoporose, da doença de Alzheimer e das doenças do coração, diminuindo a hipertensão.

Observação 1: para cozinhar os grãos, a proporção de água para quinoa é de 2 para 1, como no arroz. O tempo de cozimento vai de 18 a 20 minutos, conforme seu gosto – mais ou menos *al dente*. Assim como nas leguminosas e no arroz, gosto de colocar galhos de ervas frescas – que normalmente desprezamos – ou casca de limão ou folhas de louro na água do cozimento, para aromatizar;

Observação 2: é utilizada em grãos e em flocos, em panquecas, pães, bolos, saladas, risotos, elaborações quentes e frias, salgadas e doces;

Observação 3: os diabéticos não devem abusar.

Raiz de maca

Equilibra o sistema nervoso e promove a concentração. Muito indicada para pessoas em convalescença, pois restaura a energia, a força e a vitalidade. Promove a mineralização dos ossos, prevenindo a osteoporose, e ajuda a combater o estresse e a tensão. É rica em carboidrato e em fibras. É revigorante, aumenta a libido e ajuda a combater a impotência. Eu não abro mão dela.

Dosagem e aplicação: tomo 1 generosa colher de chá todos os dias batida com meu suco, ou 1 cápsula antes das atividades físicas.

Romã

Como o chá verde, a romã é uma potente antioxidante que combate o envelhecimento.

Forte parceiro no combate ao câncer de próstata e outros, sem contar que é rica em vitaminas e é anti-inflamatória. Vá se despedindo das celulites e da acne! Pelas mesmas características do cacau também é indicada nos casos de elevação da pressão arterial.

Dosagem: aproximadamente 1 copo de suco de romã no café da manhã.

Observação 1: quem tiver propensão a cálculos renais deve evitar o consumo;

Observação 2: para extrair as sementes com facilidade, é só bater com uma colher de pau em volta de toda a fruta e depois abri-la e apertá-la dentro de uma bacia com a água que vai bater o suco. Depois, triture no liquidificador e coe. Se for retirar só as sementes para consumir em saladas ou sobremesas, apenas abra e continue batendo na casca com a fruta dentro de um bowl ou na própria mão.

SEMENTES DE GIRASSOL
(VER PG. 234)

SOJA

Segundo a avaliação da FDA (*Food and Drug Administration*) – o órgão governamental dos Estados Unidos responsável pelo controle dos alimentos, medicamentos etc. –, a proteína da soja pode ser de boa qualidade, desde que seja de ótima procedência, isto é, orgânica e não transgênica. Ela é rica em proteínas, tem propriedades terapêuticas, pode prevenir e amenizar os riscos de doenças cardiovasculares, câncer, osteoporose, e alivia os sintomas relacionados à menopausa, além de reduzir significativamente o LDL.

Mas cuidado com os excessos, pois pode causar ganho de peso, alterações da tireoide, alergias, asma e baixas no sistema imunológico, além de dificuldade de aprendizado, redução das taxas de crescimento e/ou desenvolvimento precoce nas crianças: pelos nos meninos e período menstrual nas meninas antes do tempo etc. Pode causar também fadiga, depressão, problemas nas articulações, pele e unhas. Por todos esses fatores, a melhor forma de consumi-la é fermentada: missô orgânico, shoyu proveniente da soja fermentada sem glúten (sem corantes artificiais e glutamato monossódico), glutamato monossódico, tempê ('bolo' fermentado de soja), tamari, tofu orgânico – coalhado de soja que deve ser coagulado com sulfato de cálcio importado do Japão ou, ao menos, com nigari natural (muitos chegam até a coagular o tofu com gesso!). As sojas não fermentadas têm toxinas e antinutrientes – principalmente em relação à absorção das proteínas.

A soja pode ser também um ótimo tônico para a beleza de seus cabelos, pois melhora a circulação do couro cabeludo.

Aplicação: saladas, caldos, leites vegetais etc.

Observação 1: indiretamente podemos consumir soja de qualidade questionável em cereais matinais, barras de cereais, sorvetes, leites, chocolates, pães, biscoitos, massas, bebidas light em geral, molhos de salada e maioneses, margarinas e produtos infantis;

Observação 2: quando consumida em grãos, deve ficar de molho no mínimo 24 horas antes da ingestão;

Observação 3: não indicada para quem está querendo engravidar e durante a quimioterapia. Cuidado também com os excessos, porque pode atrapalhar a absorção de alguns minerais;

Observação 4: o leite de soja é feito com o material não utilizado para fazer o óleo de soja, acrescidos de banhos químicos, que retiram a cor amarelada e o odor, além de corantes e sabores artificiais;

Observação 5: recomenda-se dar uma fervura no tofu de 10 a 15 minutos antes de consumi-lo. Para armazená-lo por mais tempo, deixe-o submerso em água mineral e troque a água diariamente (pode aguentar até 15 dias). Se quiser, coloque uma pitada de sal, uma folha de louro e cascas de limão nessa água.

SUCO DE VEGETAIS

Um verdadeiro remédio! Trata-se de um alimento de absorção rápida e repleto de vitalidade que hidrata, nutre, repara, fortalece todo o sistema imunológico e limpa o nosso organismo, trazendo-nos bem-estar. É ótimo contra o estresse, favorecendo a disposição e a energia.

Pode dizer adeus aos resfriados, algumas alergias e distúrbios intestinais (como prisão de ventre), problemas de pele ou cabelos sem brilho. É também um ótimo aliado para o emagrecimento (por conta de seu efeito desintoxicante e antioxidante), e por ser rico em fibras –, principalmente se você não coar. Tem grande quantidade de nutrientes, que são absorvidos rapidamente, saciando o apetite por mais tempo. A utilização de folhas verde-escuras, ricas em ferro, ajudará no combate à anemia, à obesidade, ao colesterol alto, à hipertensão e no combate à diabetes.

Dosagem: no máximo 2 copos ao dia.

Observação 1: centrífuga ou o liquidificador? A centrífuga peneira muito as fibras e o liquidificador, muito pouco. Portanto, no caso do liquidificador, prefira um de no mínimo 800 watts de potência. Caso você não disponha de um desses, procure cortar os ingredientes em pedaços menores, facilitando o trabalho do eletrodoméstico. Nesse caso, você vai precisar de um coador de tecido de voal Morada da Terra ou simplesmente um pedaço de voal duplo;

Observação 2: provavelmente esta será a única vez que você vai me ver sugerindo a utilização de algo sintético. Mas, no caso dos coadores, é melhor, para evitar a presença de fungos e bactérias que podem se alojar no tecido. Faça você mesmo um de voal branco e troque-o por um novo quando ele começar a escurecer com o uso. Lave-o sempre com a ajuda de um sabão neutro e deixe-o pendurado para secar. Esprema bem para extrair todo o líquido;

Observação 3: para ajudar o liquidificador a triturar melhor e mais facilmente os ingredientes, coloque sempre os mais líquidos primeiro e depois os mais sólidos, e utilize socadores vivos como a cenoura, o pepino, o nabo e a abobrinha para pressionar;

Observação 4: recomendo o consumo fresco ou no máximo 30 minutos após o preparo. Prefira sempre um suco natural aos sucos processados, de caixinha. Após a ingestão, sempre aguardo de 20 a 30 minutos para consumir outro alimento;

Observação 5: alguns alimentos podem ajudar a potencializar ainda mais os efeitos dos sucos vivos; eu mesma utilizo alguns regularmente, como a geleia real (se o consumo for imediato), sementes germinadas, pólen, ágar-ágar (a gelatina solidificada, não em pó), farinha de maca, chia ou linhaça deixadas previamente de molho (promovem saciedade), abacate (melhora a absorção de alguns nutrientes) etc.;

Observação 6: o suco de vegetais é curativo quando consumido pela manhã, principalmente em jejum ou após a água com limão, e preventivo quando consumido à tarde. Por ser estimulante, evite seu consumo à noite;

Observação 7: a fruta que melhor combina com verduras e legumes é a maçã. Mas cuidado com o excesso de frutose (por exemplo, colocar muitas maçãs no suco), e com o consumo excessivo de pepino (segundo a medicina ayurveda, pode ser indigesto), de couve ou espinafre – ambos têm duas substâncias que podem provocar pedras nos rins e atrapalhar a absorção de nutrientes como cálcio e ferro, que são eliminados nas fezes (essas substâncias também são contraindicadas para pessoas que sofrem de artrite). Adoro colocar aipo, rúcula, agrião ou a erva daninha tiririca;

Observação 8: como sempre menciono, o ideal é sempre usar alimentos vivos, frescos, locais, maduros e orgânicos. Nos sucos, utilize no máximo 2 tipos de legumes e 2 tipos de folhas, 1 tipo de fruta e 1 tipo de sementes germinadas, broto e raiz;

Observação 9: opções de vegetais e raízes que podem ser incluídos nos sucos: aipo, beterraba, cenoura, batata-doce, batata yacon, gengibre, nabo, brócolis, couve-flor, coentro, salsinha, hortelã, poejo, saião, alfavaca, capim-cidreira, couve, agrião, bertalha, acelga, chicória, espinafre, repolho etc.;

Observação 10: cuidado com o consumo dos brotos de abóbora, que podem ser tóxicos.

TEFF

Cereal que não contém glúten, é antioxidante, proteico e altamente nutritivo sendo rico em minerais como o cálcio, em quantidades superiores à presente no leite da vaca. Ajuda na recuperação e na construção muscular e a regular os níveis de açúcar no sangue (sendo indicada para diabéticos, porque tem baixo índice glicêmico). Funciona como alimento prebiótico, promovendo o equilíbrio da microbiota intestinal, e promove a saciedade, tornando-a um dos cereais prediletos das pessoas adeptas aos treinos de alta intensidade. Esse cereal ancestral é de origem africana e pode se apresentar nas cores branco, vermelho e castanho escuro. Normalmente é consumido em farinha.

Dosagem: na substituição à farinha de trigo utilize de 25 a 50% menos de farinha teff. Após o cozimento a teff é mais densa e tem textura gelatinosa.

Aplicação: cremes, sopas, molhos, pudins, pães etc.

UVA, SUCO E ÓLEO DE UVA

São antioxidantes, anticoagulantes (principalmente a uva vermelha orgânica e seu suco, ingeridos com a casca e o caroço), anti-inflamatórios e anticancerígenos, protegendo especialmente o pulmão e os intestinos.

Aumentam o HDL e diminuem o LDL. São ricos em substâncias que ajudam a evitar acúmulos de gorduras nas artérias, melhorando a circulação sanguínea e diminuindo o risco de doenças do coração. Previnem a obesidade, ajudam a reduzir a gordura abdominal e melhoram o funcionamento do sistema imunológico. Promovem a regeneração celular e são indicados para pessoas que sofrem de doenças degenerativas como a doença de Alzheimer. Além disso, aperfeiçoam as funções cognitivas, a memória e a capacidade de aprendizagem.

O óleo de uva tem sabor neutro levemente adocicado e, se não fosse tão caro, eu indicaria para cozinhar e até para a fritura (VER PG. 135). Comparado com outros óleos, suporta altas temperaturas antes de começar a produzir substâncias tóxicas e cancerígenas. Altamente utilizado na indústria cosmética devido a seu alto padrão qualidade – se extraído das sementes, a frio e sem preservativos: trata-se de um poderoso hidratante contra rugas e estrias, promotor da formação de colágeno. Antes de dormir, eu passo nas pontas e nas raízes dos cabelos um dia antes de lavá-los, e próximo à região dos olhos, na tentativa de diminuir as olheiras. Estou aguardando os resultados.

Observação 1: como em todos os produtos, recomendo a leitura prévia dos rótulos para certificar-se de que são produtos 100% naturais e orgânicos. Um parêntese: é importante ler as embalagens de tudo que consumimos, sem exageros e sem obsessão. Correndo o risco de você me achar paranoica, recomendo ler até o rótulo das pastas de dentes, dos xampus e dos produtos de limpeza, principalmente quando há pessoas alérgicas e animais de estimação em casa;

Observação 2: dar preferência aos de embalagem em vidro escuro;

Observação 3: o vinho tinto seco pode ser um aliado do coração, mas em algumas pessoas pode atacar o fígado, causando dores de cabeça. E não é qualquer vinho... Preste atenção na qualidade das uvas; prefira Malbec e Tannat. Atenção! Em algumas pessoas pode atacar o fígado, causando dores de cabeça.

VINAGRE DE MAÇÃ
(VER PG. 249)

Compostos bioativos, sua ação e os alimentos onde são encontrados

Compostos bioativos	Ação	Alimentos onde são encontrados
Ácido alfa-linolênico	Estimula o sistema imunológico e tem ação anti-inflamatória	Óleos de linhaça, colza, soja, nozes e amêndoas
Ácidos graxos ômega 3	Reduz o LDL (colesterol "ruim"), tem ação anti-inflamatória e é indispensável para o desenvolvimento do cérebro e da retina de recém-nascidos. As mães devem consumi-los, desde que de ótima procedência e de acordo com o seu médico	Peixes marinhos como sardinha, salmão, atum, anchova, arenque etc.
Antocianinas	Tem propriedades anticarcinogênica, anti-inflamatória e antialérgica	Cereja, jambolão, uva, vinho, morango, amora
Betaglucana	Controle da glicemia e do colesterol	Aveia, cevada, legumes e grãos
Carotenoides	Antioxidante, estimula o sistema imunológico e protege contra doenças cardiovasculares	Cenoura, abóbora, mamão
Catequinas	Reduzem o colesterol e a incidência de certos tipos de câncer; estimulam o sistema imunológico	Chá verde, cereja, amora, framboesa, mirtilo, uva roxa, vinho tinto
Estanóis e esteróis vegetais	Reduzem o risco de doenças cardiovasculares	Extraídos de óleos vegetais como o de soja e de madeiras
Fibras solúveis e insolúveis	Reduzem o risco de câncer de cólon e melhoram o funcionamento intestinal. As solúveis podem ajudar no controle da glicemia e no tratamento da obesidade, pois proporcionam maior saciedade	Cereais integrais como aveia, centeio, cevada, farelo de trigo etc; leguminosas como soja, feijão, ervilha etc.; hortaliças com talos e frutas com casca

Fitoestrógenos (isoflavonas, genisteína e daidzina)	Tem ação estrogênica (reduz sintomas da menopausa) e anticarcinogênica	Soja (e derivados) e inhame
Flavonoides	Tem atividade anticarcinogênica, vasodilatadora, anti-inflamatória e antioxidante	Soja, frutas cítricas, tomate, pimentão, alcachofra, cereja
Indóis e isotiocianatos	São indutores de enzimas protetoras contra o câncer, principalmente o de mama	Couve-flor, repolho, brócolis, couve-de-bruxelas, rabanete, mostarda
Licopeno	É antioxidante, reduz níveis de colesterol e o risco de certos tipos de câncer, como o de próstata	Tomate e derivados, goiaba vermelha, pimentão vermelho, melancia
Lignanas	Atuam na inibição de tumores hormônio-dependentes	Linhaça, noz-moscada
Luteína e zeaxantina	São antioxidantes e protegem contra degeneração macular	Folhas verdes (luteína); pequi e milho (zeaxantina)
Prebióticos (frutooligossacarídeos e inulina)	Ativam a microflora intestinal, favorecendo o bom funcionamento do intestino	Extraídos de vegetais como raiz de chicória e batata yacon
Probióticos (bífidobacterias e lactobacilos)	Favorecem as funções gastrointestinais, reduzindo o risco de constipação e câncer de cólon	Leites fermentados, iogurtes e outros produtos lácteos fermentados
Sulfetos alílicos (alilsulfetos)	Reduzem o colesterol e a pressão sanguínea, melhoram o sistema imunológico e reduzem o risco de câncer gástrico	Alho e cebola
Tanino	É antioxidante, antisséptico e vasoconstritor	Maçã, sorgo, manjericão, manjerona, sálvia, uva, caju, soja

(Fonte: Anvisa)

Capítulo 10

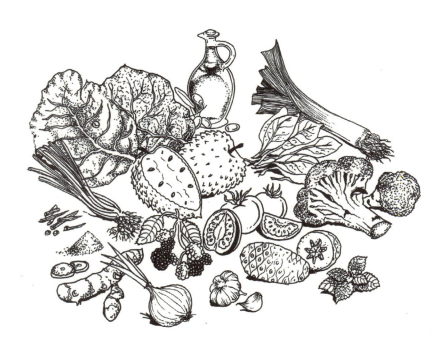

Alimentos anticâncer:
vamos prevenir?

> *"Somos todos visitantes deste tempo e lugar. Estamos só de passagem. Nosso propósito aqui é observar, aprender, crescer, amar... E depois voltamos para casa."*
>
> Provérbio dos aborígines australianos

Muitos já sabem que os maiores aliados e promotores do câncer são o desamor, a autonegação, as emoções suprimidas ou reprimidas, os ressentimentos, a raiva, o rancor, remoer o passado de forma recorrente e as atitudes impulsivas que causam alívio imediato e que são seguidas de arrependimento. Somados a tudo isso vêm a alimentação desequilibrada, o fumo – e todos os excessos resultantes de um estilo de vida intoxicante, a obesidade e o estado de inflamação constante, a falta de convívio social, da prática de exercícios físicos e de alguma atividade mental regular – sem contar com os fatores ambientais (poluição, irradiação, substâncias químicas como agrotóxicos etc.).

Contudo, estou convencida de que o sensível aumento dos casos da doença, principalmente nos mais jovens, está intimamente relacionado aos maus hábitos, especialmente alimentares. O imenso consumo de produtos açucarados e demais produtos inflamatórios e acidificantes e o baixo consumo de alimentos biogênicos e bioativos são fatores preponderantes para esse aumento. Não estou sozinha: o Instituto Nacional do Câncer tem estudos a esse respeito.

A forma como os animais passaram a ser criados e abatidos e a agricultura sofreram mudanças radicais no pós-guerra e isso alterou o modo como nos alimentamos. Esse quadro se agravou com a Revolução Industrial, quando se passou a consumir excessivamente corantes, sódio e outros aditivos químicos. Isso sem falar nos congelados, no uso do micro-ondas e nas embalagens plásticas (inclusive como revestimento interior de latas metálicas!). Para coroar o quadro lastimável, metais pesados e as mais diversas formas de toxinas, como o estresse e as drogas legalizadas.

Seguindo esse raciocínio não é de se estranhar que, a partir da década de 1940, começaram a ser identificados mais casos de câncer. Portanto, não restam dúvidas de que a doença tem, como seus maiores estímulos, o estilo de vida frenético e desumano que todos nós levamos e a consequente alimentação desregrada e equivocada. Esse tipo de alimentação prioriza o consumo de alimentos nocivos – bioestáticos e biocídicos –, que acidificam e inflamam o organismo. O excesso de alimentos cozidos, principalmente em altas temperaturas (churrascos, frituras etc.), e a ausência de alimentos naturais e orgânicos (ricos em fibras e fontes de gorduras boas que ajudam a desinflamar o organismo e a eliminar toxinas e elementos cancerígenos) sobrecarregam nosso organismo.

Os vírus, os vermes, as bactérias e, por fim, fatores internos como hereditariedade, mutações genéticas, baixas/deficiências no sistema imunológico e desequilíbrios hormonais, também estão na lista dos agentes promotores.

A quimioterapia aniquila as células doentes, mas também extermina as saudáveis, enfraquecendo o sistema imunológico. Portanto, o máximo que você pode fazer para prevenir, se defender ou ajudar na recuperação do câncer é retirar ou diminuir muito o consumo de produtos vilões e dar prioridade aos naturais, se possível orgânicos. A natureza nos dá o alimento e ele é perfeito. Quando abuso de alimentos inflamatórios – carnes, açúcar, álcool etc. –, procuro ficar uns dias me nutrindo apenas de alimentos crus ou amornados, priorizando os vegetais e as frutas. As células pré-cancerosas ou cancerosas têm perfil insulínico maior, absorvendo muita glicose e se alimentando dela para se desenvolverem e multiplicarem.

Virginia Livingston, de San Diego, Estados Unidos, em seu livro *The Conquest of Cancer*, enumera muitos aspectos positivos do consumo de frutas, vegetais e hortaliças na luta contra o câncer. Com uma ressalva: esses alimentos devem ser ingeridos crus, pois as propriedades que podem ajudar a impedir o desenvolvimento da doença são sensíveis ao calor (a perda no cozimento pode chegar a 90%). O médico suíço Max Bircher-Benner experimentou a alimentação crua em seus pacientes de câncer e nos diabéticos, principalmente em crianças, e observou ótimos resultados.

As células cancerígenas só encontram terreno fértil e favorável à sua reprodução em ambiente inflamatório, ácido e/ou de baixa imunidade. Por isso, é muito importante a boa disposição dos glóbulos brancos para defenderem o organismo. Entretanto, os alimentos cozidos provocam um aumento da produção desses glóbulos que, em vez de destruirem as células cancerígenas e nos protegerem de germes, fungos, bactérias etc., ficam ininterruptamente ocupados, enfrentando os efeitos tóxicos.

Fiz uma lista de alguns alimentos inimigos do câncer, mas existem muitos outros em estudo.

ABACATE
(VER PG. 179)

ALGAS
(VER PG. 181)

ALOE VERA
(VER PG. 94)

AZEITONAS E AZEITE DE OLIVA

Prefira os azeites de oliva virgem ou extravirgem, prensados a frio. E, consuma-os abaixo de 80°C. Eles são alimentos termogênicos e antioxidantes naturais que podem retardar a evolução do câncer e ajudar a reduzir os níveis de açúcar no sangue. Além disso, possibilitam a diminuição do risco de arteriosclerose e da doença de Alzheimer.

Contêm ômega 3 e são ricos em ômega 9, que regula as quantidades excessivas que consumimos de ômega 6 (óleos vegetais, carne vermelha etc.), potenciais causadoras de quadros inflamatórios. Aumentam a produção de bile e lubrificam os intestinos, facilitando seu funcionamento e prevenindo problemas digestivos. Ademais, previnem a azia (porque regulam a produção de ácido gástrico), diminuem o LDL, o chamado colesterol ruim mas, o HDL não sofre diminuição, podendo até ser aumentado. Protegem as artérias, pois diminuem a pressão e a coagulação, prevenindo o risco de doenças cardíacas e derrames.

Os azeites de gosto mais delicado são mais gostosos e mais neutros para cozinhar e temperar (máximo de 0,5 de acidez; confira os rótulos). Em tempos remotos, os gregos até se banhavam em azeite de oliva para manter a beleza e, com certeza, a presença dele na alimentação também ajudava.

As azeitonas pretas têm maior poder antioxidante do que as verdes, especialmente as que não passaram por fermentação em salmoura, que são salgadas e ácidas. Aumentam a produção de sucos gástricos, que auxiliam na digestão de proteínas, e ajudam a neutralizar toxinas, contribuindo possivelmente para a regressão de vários tipos de câncer em estágio inicial.

As azeitonas hidratam, portanto, são promotoras da saúde da pele, das unhas e dos cabelos. Elas prezam pelo bom funcionamento da garganta, ajudando a curar tosses, úlceras e outras doenças. As azeitonas em conserva que não sejam de azeite devem ser lavadas previamente ao consumo.

Dosagem: 1 colher de sopa de azeite diariamente.

Observação 1: as azeitonas duram aproximadamente 1 semana na geladeira. Para durar mais, elas precisam estar mergulhadas em óleo ou azeite;

Observação 2: apesar de ser "caloria boa", se você não está em paz com a balança ou for hipertenso, não abuse;

Observação 3: são ótimos como temperos os azeites aromatizados com ervas secas ou frescas. Para preservar a clorofila, o ideal é escaldá-las e esfriá-las em água com gelo e sal, secar e triturar com azeite de baixa acidez (máxima de 0,5%), com pimentas e especiarias a gosto. Se preferir, utilize apenas especiarias como os massalas (temperos indianos), cúrcuma, gengibre, mostarda e outros em pó, aquecendo suavemente para levantar o aroma. Os azeites de ervas frescas ficam melhor armazenados na geladeira, evitando fungos que o turvam e o contaminam. Retire-os da geladeira 20 minutos antes da utilização;

Observação 4: importante salientar que, ao temperar as hortaliças com azeite, ocorre uma impermeabilização que impede que os sucos gástricos cumpram seu papel na digestão. Não vou nem pensar em sugerir que as saladas não sejam temperadas, mas não exagere;

Observação 5: prefira os azeites de garrafas escuras e de vidro;

Observação 6: os azeites, quando submetidos a altas temperaturas (como outras gorduras), tornam-se instáveis e até tóxicos, cancerígenos, produzindo radicais livres, acroleína etc.;

Observação 6: se você vai cozinhar com azeite, coloque-o sempre quando a panela já estiver na temperatura desejada e no momento em que for adicionar os ingredientes, especiarias, cebola, alho etc., para evitar que o azeite fique esquentando e produzindo toxidade e radicais livres. Para elaborar carnes, aves e peixes grelhados na chapa, frigideira e outros, o ideal é colocar o azeite diretamente nas carnes, nunca na superfície onde serão elaboradas, evitando, mais uma vez, a saturação do azeite e o fumacê, economizando o produto e a saúde;

Observação 7: uma colher de sopa de azeite antes da farra com bebida alcoólica pode funcionar muito bem;

Observação 8: se estiver com diarreia é prudente evitar o consumo.

BICARBONATO DE SÓDIO
(VER PG. 166)

ÓLEO DE COCO PRENSADO A FRIO
(VER PG. 198)

ALIMENTOS FONTES DE ÔMEGA 3
(VER PG. 107)

VEGETAIS CRUCÍFEROS

A couve-de-bruxelas, couve-chinesa, brócolis, couve-flor, espinafre, repolho, rúcula, folhas de mostarda, nabo (e suas folhas), agrião e os rabanetes são vegetais com alto poder antioxidante.

As folhas verde-escuras são as grandes faxineiras do organismo, detendo enorme poder de revitalização, ajudando na desintoxicação e aumentando as defesas. São ricas em cálcio e clorofila, indicadas para pessoas intolerantes e alérgicas ao leite e seus derivados e que sofrem de osteoporose. O consumo de alimentos crus ou passados levemente pelo calor geralmente não é muito apreciado – eu mesma nunca fui muito fã, mas o hábito, combinado com molhos ou azeites aromatizados para incrementá-los, mudou minha opinião. Quando apenas amornados, pouco cozidos ou crus, a vitamina C, que é volátil, não evapora, e a assimilação dos efeitos benéficos é maior.

A fama de que o grande consumo de hortaliças pode evitar o aparecimento e até melhorar os sintomas de vários tipos de câncer é enorme – especialmente os cânceres de pulmão, mama e intestino, protegendo, principalmente, aqueles que amam um churrasquinho de carne. Não sou muito de citar termos técnicos, entretanto, me parece muito interessante que a couve, o brócolis e o repolho possam produzir uma substância chamada sulforafano, que estimula a produção de enzimas. Quando o sulforafano é perfurado na mastigação, ele interage com essas enzimas que fazem parte de um exército que protege o organismo contra invasores, inclusive os cancerígenos, eliminando-os e evitando as metástases. O sulforafano também oferece proteção ao cérebro e é antiviral; pode ajudar a reduzir as alergias respiratórias e a matar bactérias associadas às úlceras estomacais que chegam a evoluir para câncer de estômago. Quando o brócolis é consumido com mostarda em pó ou em sementes, as propriedades do sulforafano podem ser ainda mais efetivas.

O brócolis é altamente antioxidante, riquíssimo em nutrientes, fibras e proteína. Regula os níveis de açúcar no sangue (pode auxiliar na administração da diabete tipo 2), ajuda a diminuir o colesterol ruim, a prevenir anemia e pressão alta, e pode estimular a melhora da comunicação verbal e a interação em pessoas autistas. Tal como o limão, contribui para a reparação do DNA. Como é óbvio, os brotos, por serem um alimento mais jovem, superam em até cinquenta vezes os efeitos do brócolis desenvolvido.

Dosagem: para obter os benefícios em sua plenitude, procure consumir 1 punhado de brotos de brócolis por dia, ou um punhado maior 3 vezes na semana. Não despreze as folhas, porque são ainda mais potentes.

Observação 1: a prioridade deve ser sempre do alimento cru ou *al dente*. No suco vivo, isso proporciona absorção imediata;

Observação 2: normalmente, o brócolis e a couve-flor são sempre fervidos, mas eu não recomendo. Prefira fazê-los ao vapor, passá-los levemente por água fervendo (por aproximadamente 2 minutos), ou amorná-los com as mãos na companhia de alguns dentes de alho amassados, e consuma-os após deixá-los macerando de um dia para o outro. Sirva-os com um molho cremoso de tahine, gersal, inhame (passado levemente pelo calor e triturado com um pouco de suco de limão) e água. Uma receita dos deuses! Para absorver ao máximo seus benefícios, corte ou utilize o processador antes da elaboração;

Observação 3: o repolho roxo fermentado tem ainda mais magnésio. Já as folhas de mostarda cozidas podem provocar gases – nesse caso, priorize a mastigação para evitar a fermentação;

Observação 4: A tiririca não é um vegetal crucífero e, apesar de originária da Índia, é uma planta alimentícia não convencional – PANCs, muito achada no Brasil. Ela é anti-inflamatória e considerada uma aliada contra a diabetes e o câncer. Nutre o cérebro e é muito indicada no suco verde (use um maço generoso). O caruru branco (folhas completamente verdes) é diurética, a malva é altamente terapêutica e benéfica para o coração e algumas outras PANCs também.

COUVE

Ajuda a regular o hormônio feminino estrogênio, por isso é indicada para o período da menopausa. Além disso, seu consumo, assim como o dos fermentados da soja, pode evitar o crescimento de novos vasos sanguíneos, fundamentais à disseminação dos tumores.

A couve tem propriedades antibacterianas, antifúngicas e anti-inflamatórias, podendo prevenir todos os tipos de doenças e ainda contribuir no combate às celulites. Além de atuar contra a evolução de células pré-cancerosas em tumores e aumentar nossas defesas, melhora a qualidade do metabolismo celular e promove a limpeza das impurezas e das toxinas do organismo, principalmente as do fígado. A couve tem nutrientes (magnésio e outros) que contribuem para a fixação do cálcio e para a prevenção de cãibras, além de evitar a depressão. É cicatrizante, descongestionante, um antibiótico natural que reduz o colesterol LDL e a pressão arterial. Popeye devia comer couve!

O cozimento por tempo prolongado, como já dito, faz os vegetais perderem seus benefícios. Sempre que possível consuma-os *al dente*, isto é, depois de uma passagem rápida pelo calor, que obriga você a mastigar por mais tempo, proporcionando melhor absorção.

O repolho, o brócolis, a couve-flor e a couve-de-bruxelas são reguladores hormonais e contribuem positivamente para a prevenção dos cânceres relacionados a esses hormônios. Todos os tipos de câncer, especialmente os de intestino, mama e pulmão, não têm "afinidade" alguma com o brócolis. O de intestino, menos ainda pela couve, e o de mama, pela couve-flor. Sem falar que eles também podem ser grandes aliados na recuperação e na prevenção da reincidência dos mesmos.

Dosagem: para obter todos os benefícios, o consumo deve ser de, no mínimo, três vezes por semana.

Observação 1: ficam ótimas levemente refogadas, consumidas em saladas ou salteados, em caldos e em sopas. Evite cozinhá-las ou refogá-las por muito tempo, faça-o apenas até que fiquem macias – use um fio de azeite e pouca água, porque isso evita que queimem e amarguem;

Observação 2: em todos os casos, os orgânicos são indiscutivelmente melhores, principalmente no caso das folhas (por conta das pragas). Prefira as isentas de rachaduras, de manchas e de veias brancas e amareladas.

ESPINAFRE

Rico em vitaminas e nutrientes, muito embora seja menos biodisponível que os da couve. Ele, como a maioria das folhas escuras, ajuda a eliminar toxinas. Nas pesquisas, aparece como o ingrediente mais consumido na rotina de pessoas que não desenvolvem câncer, e tem quatro vezes mais betacaroteno que o brócolis.

Já que é rico em fibras, promove a saudabilidade do intestino e combate infecções do trato intestinal, além de ajudar a diminuir o colesterol ruim. Controla os níveis de açúcar no sangue e, por conta do ferro, promove a formação de glóbulos vermelhos.

O espinafre produz efeitos antioxidantes que agem nas células oculares, prevenindo a catarata. Entretanto, para obtê-los, é preciso ingerir cinco porções generosas por semana. Mas cuidado com o excesso do oxalato, que pode atrapalhar a absorção dos demais nutrientes. Sugere-se evitar o consumo do espinafre nos casos de ejaculação precoce.

Observação 1: ele é diurético, portanto, pessoas com cálculos renais devem consumir com parcimônia ou ingerir mais água do que normalmente;

Observação 2: procure consumir o mais rápido possível após a compra, pois, aproximadamente oito dias depois da colheita, ele começa a perder suas propriedades;

Observação 3: escolha os que tenham aparência fresca, com folhas achatadas e pequenas, e que não estejam molhados ou murchos. Para cozinhar, você até pode optar pelos de folhas grossas com veias marcadas. E, sempre compre a mais, pois eles rendem pouquíssimo;

Observação 4: lave bastante, pois costumam vir com muita terra. Evite o cozimento prolongado e a perda de nutrientes;

Observação 5: nunca reaqueça o espinafre: se esfriou, coma frio. E jamais use a água do cozimento do espinafre para cozinhar outro ingrediente por conta da presença de oxalatos;

Observação 6: Sonia Hirsch, no livro *Manual do herói*, indica uma receita para ressaca e combate ao alcoolismo: ferver por 2 horas o espinafre, talos e folhas, e consumir a água do cozimento;

Observação 7: jamais refogue o espinafre em fogo alto, pois pode amargar.

ERVAS AROMÁTICAS

As ervas aromáticas, como alecrim, hortelã, orégano, tomilho, manjericão, capim-limão, manjerona e salsa, não só ajudam a eliminar as células cancerígenas, como também a impedir que elas se reproduzam. Lembre-se de que o óleo essencial das ervas, onde está presente a maioria dos seus efeitos, deve ser extraído com a ajuda de um morteiro ou picando finamente. O óleo essencial do alecrim provoca, no organismo, uma melhor resposta aos medicamentos e aos tratamentos ao câncer.

Observação: todas essas ervas podem ser utilizadas de formas deliciosas em infusões, sucos, suchás, saladas, carnes, aves, queijos, tofu, arrozes, massas, leguminosas e para aromatizar águas.

CHÁ VERDE
(VER PG. 188)

FUNCHO

Raramente usamos no Brasil, mas deveríamos reconsiderar. O funcho é anti-inflamatório, tem ação antioxidante e antimicrobiana, é diurético, bactericida e vermífugo. Contribui para o bom funcionamento do aparelho respiratório, prevenindo e promovendo a eliminação de mucos, e previne gases e cólicas. Recomenda-se o consumo em datas comemorativas pois, ele possui fama de proteger o fígado.

Aumenta a lactação e ainda previne as desagradáveis cólicas nos bebês.

CURCUMA LONGA (CÚRCUMA)

Também chamada de açafrão-da-índia e conhecida no Brasil como açafrão-da--terra, é um ingrediente fantástico! E também um potente anti-inflamatório natural, sendo um ótimo remédio para inflamações intestinais. Trata-se de uma raiz amarelo-alaranjada, parente do gengibre, que realça a cor e o sabor das elaborações em geral. Assim como o alho, é antioxidante, isto é, neutraliza a ação dos radicais livres que debilitam as células.

É antibactericida, limpa o sangue e o fígado, e ajuda nos casos de depressão, artrite, Parkinson, doença de Alzheimer e diabetes, além de funcionar como um analgésico natural.

É recomendada no pós-operatório (previne a septicemia), potencializa os efeitos da quimioterapia e ajuda na redução quantitativa das células cancerosas ou com DNA danificado, principalmente na mama, no intestino, no pâncreas e na próstata, além de inibir a reprodução dos tumores. Evita a oxidação do colesterol e é super-reguladora de pressão alta, portanto, parceira do coração, evitando que ele adoeça. E também do cérebro e do pulmão.

A cúrcuma é utilizada na medicina ayurveda há mais de 2500 anos. Auxilia o sistema imunológico a combater bactérias, vírus e fungos, além de ser uma aliada em casos de hemorragia. Pode ser benéfica para os casos de doenças neurológicas e de alterações frequentes de humor, nos efeitos da menopausa, lúpus, acne, psoríase e TPM.

Ajuda a curar gases, ferimentos e dores de dente. Recomenda-se, inclusive, escovar os dentes com a cúrcuma uma vez por semana (ou mais, de acordo com seu estilo de vida), sem excluir os hábitos de higiene bucal indicados por seu dentista. Pode causar uma sensação de frescor impressionante.

Quando refogada junto à pimenta-do-reino, em temperaturas brandas e em alguma gordura saudável (ghee, azeite de oliva, óleo de coco, de palma ou de girassol), sua absorção é maior. Mas, atenção! Não é qualquer pimenta, tem de ser a do reino. Tem efeitos termogênicos, acelera o metabolismo e ajuda a queimar gordura, dando a maior força na eliminação das irritantes celulites.

A cúrcuma ajuda a combater dores e distúrbios estomacais, inflamações nas articulações, (artrite, artrose etc.), torções e inchaços. É sua presença (de 25 a 30%) que confere a cor característica ao curry amarelo. Existem também o curry verde e o vermelho, que têm outros ingredientes que influenciam em suas colorações.

Dosagem: 1 colher de chá de cúrcuma diariamente. Dissolva em ½ colher de sopa de azeite (ou óleo de gergelim e outros) e pimenta-do-reino a gosto – não economize e procure utilizar a pimenta moída na hora. Quando consumida com alimentos que são fonte de ômega 3 ou com a soja (tofu, molho de soja etc.), a cúrcuma potencializa tanto seus efeitos como os desses alimentos.

Observação 1: além do curry, ela dá coloração à mostarda, a manteigas vegetarianas, a queijos e outros. Você pode utilizá-la no preparo de pães, pastinhas de aperitivo, legumes, sopas, ensopados, aves (com frango fica uma delícia), ovos, peixes, massas, empadões, arrozes, grelhados, molhos, maioneses e até sobremesas, iogurtes e coalhadas. Outro ótimo uso é no tofu firme, rompido em pequenos pedaços e refogados, fica com aparência de ovo mexido, especialmente se estiver bem temperado com sal marinho, pimenta-do-reino preta e ciboulette picada. Utilizar a cúrcuma no cozimento de alimentos ajuda a promover a queima de gorduras dos mesmos após a ingestão;

Observação 2: o consumo diário de água morna com 2 gramas de cúrcuma antes do café da manhã pode causar efeitos milagrosos na prevenção do câncer ou durante o tratamento, especialmente o de mama e o de intestino. Também é um forte aliado contra a doença de Alzheimer e o lúpus;

Observação 3: pode ser usada para fazer cataplasma, ajudando a curar feridas, inchaços, contusões e psoríase;

Observação 4: o consumo em excesso pode causar espinhas. Contudo, eu tenho a pele mista/oleosa e nunca aconteceu comigo;

Observação 5: diga adeus ao mosquito da dengue, pois a cúrcuma funciona como ótimo inseticida natural. E também ajuda na recuperação da doença. Coloque 1 generosa colher de sopa em 1 litro de água morna, para dissolver bem, e vá tomando ao longo do dia. Nos locais onde pode haver algum acúmulo de água parada – pratos de plantas etc. – aumente a proporção de cúrcuma em relação à água e despeje regularmente, trocando sempre e sob a luz do sol;

Observação 6: cúrcuma mancha; se cair na roupa limpe imediatamente com água oxigenada de 3 a 10%;

Observação 7: o cominho também é um aliado contra o câncer; é da família da salsinha e tem sabor e aroma muito intensos, por isso, e para não arruinar as receitas, use com parcimônia;

Observação 8: para produzir uma deliciosa manteiga de origem vegetal, basta misturar a cúrcuma (a gosto) ao óleo de coco e levar ao congelador por no mínimo 60 minutos.

GENGIBRE (E GALANGA)
(VER PG. 244)

ALHO, CEBOLA, ALHO-PORÓ, CEBOLINHA, CIBOULETTE

Têm baixo teor de gordura e são ótimos prebióticos. Ricos em fibras, promovem saciedade. Ajudam a equilibrar as taxas de açúcar no sangue, reduzir o colesterol, controlar a pressão arterial, e amenizar a toxidade e os efeitos cancerígenos das carnes excessivamente grelhadas ou na brasa. Por essa razão, procure aumentar sensivelmente a ingestão desses alimentos em caso de consumo exagerado dessas carnes. Contribuem para a saúde intestinal e, portanto, para o fortalecimento do sistema imunológico. São eficazes no extermínio das células do câncer de cólon, mama, ovário, pulmão, próstata, rim e sangue (leucemia).

Observação 1: o alho-poró é parente próximo da cebola e distante do aspargo, e tem pouquíssimas calorias. Ele é anti-inflamatório e antifúngico, tem características anticoagulantes, protege o fígado e é diurético. Para limpar, faça um X na parte superior (verde) até a metade (parte branca), para que durante a lavagem a água penetre bem e remova toda a terra. São ótimos até crus em saladas, e funcionam para engrossar caldos;

Observação 2: como a cebola, a cebolinha é rica em vitamina C e em muitos outros nutrientes, proteínas e fibras, ajudando os órgãos de eliminação (rins, fígado etc.) a desprezarem as toxinas;

Observação 3: conhecidos como alimentos rajas e tamas, podem causar agitação, dificultando a prática de meditações etc. Entretanto, podem ser muito válidos quando seu corpo está precisando de energia de ação. Observe. Caso você opte por não usar esses temperos, lembre-se de que existem muitos outros como o aipo, a salsa etc.;

Observação 4: o funcho não é dessa família chamada *alliaceae* mas, pelas suas características anti-inflamatórias e antioxidantes, também pode ser um grande aliado contra o câncer. As sementes podem ajudar a diminuir o apetite e a regular os níveis de açúcar no sangue.

Alho

Depois do limão e junto com a cúrcuma, é o alimento mais poderoso em se tratando de câncer. É anti-inflamatório, bactericida, antiviral, desinfetante e antisséptico, analgésico, antitérmico, antialérgico, expectorante, antiespasmódico e o maior antibiótico natural com ação antimicrobiana que existe: combate bactérias, parasitas intestinais e vírus.

O alho é anti-hipertensivo e anticoagulante, afinando o sangue e diminuindo a pressão arterial, por isso previne doenças cardiovasculares e derrames (atenção ao consumo excessivo antes de cirurgias!). Ajuda a regular os níveis de colesterol LDL, é eficiente na cura de feridas e de cândidas vaginais (uso local), e na prevenção de infecções. Podem atuar favoravelmente na neutralização e na redução de células cancerígenas, impedindo seu crescimento e sua evolução no rim, aparelho digestivo, cólon, próstata e estômago (protege as paredes gástricas).

O alho contribui para o bom funcionamento do metabolismo. Aumenta as bactérias boas do intestino e ajuda a eliminar as ruins, contribuindo para seu bom funcionamento. Previne a prisão de ventre e os gases e ajuda a curar diarreias. Também ajuda no controle da taxa de açúcar no sangue, reduzindo a insulina e protegendo o fígado. Fortalece o músculo cardíaco, abaixa a pressão, dilata e aumenta a elasticidade dos vasos sanguíneos do coração.

Por ser um alimento termogênico, aumenta a atividade do sistema imunológico. Diminui a produção de cortisol e é rico em vitamina C, que aumenta a disposição e ajuda a limpar as toxinas do organismo. Aliás, o odor forte que sentimos depois de ingerirmos o alho é por conta dessa eliminação através da pele e das mucosas. É energético, revitalizante e estimula a produção de estrogênio e de progesterona.

Dosagem: para absorver todos os seus maravilhosos benefícios o ideal é consumir, no mínimo, 2 dentes crus diariamente.

Observação 1: eles são bulbos que nascem por baixo da terra e têm sabor pungente, mais ou menos de acordo com a variedade, idade e gênero. O alho negro é adocicado e não é pungente (tem um aroma parecido com o do melado de cana). Na hora de escolher, prefira os que não estão brotando, que estejam secos, sem mofo e inteiros. As cabeças devem estar pesadas e firmes. Guarde-os em lugares frescos e ao abrigo da luz. Ao serem refrigerados, eles perdem um pouco de sabor. E atenção! Para evitar o botulismo, guarde-os inteiros, submergidos em óleo ou azeite e com ⅓ de algum elemento ácido (vinagre ou suco de limão), na geladeira;

Observação 2: pode entrar em todos os pratos em geral, desde que consumido com parcimônia. Combina muito bem com a cúrcuma e com outros temperos da cozinha asiática, mediterrânea, francesa etc.;

Observação 3: no caso de combate às bactérias, ou para obter suas características anti-inflamatórias e anticancerígenas, o alho cru é o mais indicado. Para melhores efeitos, os alhos devem ser esmagados, mesmo que sejam posteriormente picados;

Observação 4: para cândidas vaginais, indica-se passar um fio dental pelo centro de um dente de alho, inseri-lo na vagina como se fosse um absorvente interno, deixá-lo a noite toda e retirá-lo pela manhã. Você se surpreenderá com a eficácia e, não se preocupe, em dois dias o odor do alho desaparecerá;

Observação 5: em casos de diabetes, hipertensão (problemas cardíacos) e câncer, consumir de 1 a 2 dentes de alho crus antes das principais refeições. Para prevenir doenças cardiovasculares, o alho cozido também funciona. Para evitar o hálito forte, você pode consumir em seguida alface, funcho (erva-doce), casca de maçã ou simplesmente uma limonada suíça ou suco de limão, sem qualquer tipo de adoçante. Para diminuir o colesterol ou combater gripes, tome uma xícara de chá com um dente de alho;

Observação 6: podem causar fermentação, gases e irritações gástricas. Portanto, não os consuma de estômago vazio e tente consumi-los separadamente, para identificar quais lhe provocam mais desconforto. Se o alho lhe causa certa indigestão, aromatize a comida com ele, refogando-o amassado com a casca, no azeite de oliva, ghee ou óleo de coco ou de uva. Quando a elaboração estiver pronta, despreze o alho. Você terá aroma, sabor e suas propriedades medicinais, sem que ele se torne indigesto. Algumas pessoas tiram apenas o "coração" (aquela tripinha central) e o alho já se torna menos indigesto – aprendi esse método na Itália e concordo;

Observação 7: se o bafo de alho incomoda você, experimente consumi-lo com hortelã, salsa, sementes de cominho ou erva-doce.

Cebola

Da mesma família do alho, a cebola também é termogênica – ativa o metabolismo, é antisséptica e estimulante. É anticoagulante, anti-inflamatória, antimicrobiana, antiviral, antibiótica e antialérgica. Além de ser expectorante e de ajudar nas doenças do trato respiratório como um todo – asma (especialmente a cebola roxa), bronquite, sinusite e outras.

Junto com as chalotas, as cebolas amarelas e as roxas são antioxidantes poderosas e ricas em vitamina C e em propriedades anticancerígenas: são depurativas do sangue, absorvendo e neutralizando toxinas, principalmente as que podem estar relacionadas ao câncer de estômago, laringe, ovário e rins.

A cebola é diurética, digestiva, prebiótica e indicada nos casos de prisão de ventre. Promove o equilíbrio nos níveis de colesterol, afina o sangue e equilibra a pressão arterial, prevenindo a coagulação sanguínea e as doenças cardiovasculares. É indicada para a memória por ser rica em fósforo. E, a melhor das notícias, dissolve gorduras!

Mas, cuidado, ela pode causar azia e gases. Procure cortá-la apenas na hora da utilização e tente não armazená-la cortada. Por isso, compro sempre as menores. Se você for congelar, não utilize em saladas, mas apenas em elaborações cozidas, porque ela vai soltar água. Use um recipiente próprio para isso, congele-a picada e guarde o mais horizontal possível.

Observação 1: para baixar o colesterol, coma ½ cebola crua por dia. No caso de problemas respiratórios, gripes ou resfriados, corte uma cebola ao meio e cheire até expectorar bastante muco;

Observação 2: a cebola relaxa e fortalece a musculatura, por isso indico o consumo pós-treino. Uma guacamole à noite acompanhada de torrada ou pão sem glúten (não exagere!) pode ser uma ótima opção;

Observação 3: apesar de não haver comprovação científica, de acordo com alguns costumes e lendas, a cebola pode atrair bactérias, além de fermentar, podendo causar gases, portanto, não a guarde aberta na geladeira;

Observação 4: para evitar gases, procure sempre adicionar um pouquinho de água ao refogado da cebola;

Observação 5: para evitar a choradeira, o único método em que confio, aprovo e pratico é o de colocar as cebolas no congelador até que seus líquidos congelem ligeiramente (3 minutos, aproximadamente) e trabalhar com rapidez antes que ela descongele. Um grande amigo *stylist*, me sugeriu óculos de natação. Funcionou em parte – foi mais divertido que eficiente;

Observação 6: as de casca marrom têm vida mais longa. As de casca branca e roxa duram menos. A roxa é menos pungente, o que não significa mais doce, apesar de passar essa impressão, sendo a mais indicada para se comer crua (saladas, pastinhas de aperitivo etc). Nesse caso, depois de cortadas, deixe-as de molho em água fria antes de usá-las na elaboração;

Observação 7: para caramelizar a cebola, você não precisa de açúcar. Use a cebola e um pouco de azeite com fogo médio-alto, deixe que o açúcar dela caramelize aos poucos. À medida que a água for evaporando é só mexer e adicionar água suficiente para não queimar. Você também pode incluir um pouco de vinho, cachaça, conhaque etc. no lugar da água ao longo do processo, mas não exagere;

Observação 8: nos casos de inflamação dos ouvidos, pingue gotas do seu suco morno diretamente no local;

Observação 9: nada melhor do que o suco de cebola para diminuir o açúcar no sangue. Triture 1 cebola pequena com 250ml de água e tome. E, se prepare para dizer adeus à diabetes tipo 2!

LIMÃO
(VER PG. 167)

AIPO

Os povos orientais antigos já o usavam como remédio popular para baixar a pressão arterial e o estresse, que podem contribuir para o estreitamento dos vasos sanguíneos. Além disso, o aipo tem poucas calorias e nutrientes que acalmam. É diurético e promove o bom funcionamento dos rins. Libera ácido úrico das articulações – que pode causar dores, artrose, gota etc. O aipo é anti-inflamatório, além de contribuir para a eficácia da quimioterapia e para a inibição do aumento das células cancerosas.

Dosagem: estressado? Sono perturbado e insônia? Consumir de 2 a 4 talos de aipo diariamente em sucos ou elaborações pode contribuir para a redução de hormônios do estresse no sangue. Ou ainda 1 talo antes de dormir, em forma de aperitivo, para desfrutar de um sono tranquilo e de qualidade.

Observação 1: tem sabor refrescante e pungente. Como todos os vegetais, dê preferência aos orgânicos, escolha os que estejam frescos, firmes, sem manchas, de preferência carnudos e pesados. Caso estejam danificados, use um descascador de legumes para retirar essas partes machucadas. Para que fiquem crocantes, submeta-os a um breve mergulho em água fria ou com gelo. São ótimos nos sucos vivos, nos caldos, nos refogados – especialmente com frutos do mar –, nos ensopados, nos purês e até mesmo crus como aperitivo etc.;

Observação 2: segundo a autora Sonia Hirsch, em seu livro *Manual do herói*, não é muito bom para quem está sofrendo com corrimentos vaginais esbranquiçados;

Observação 3: verificou-se grande quantidade de pesticidas nas plantações de aipo, portanto, recomenda-se, especialmente nesse caso, o consumo de aipos orgânicos.

TOMATE

Você já deve ter escutado que o tomate é rico em licopeno – o responsável por sua cor vermelha e por suas características anticancerígenas, principalmente contra o câncer de próstata, colo do útero, pâncreas e cervical – e em antioxidantes que neutralizam os radicais livres, os maiores agressores e envelhecedores das células. Além disso, contribui para a digestão, para a redução dos efeitos maléficos do desequilíbrio nos níveis de colesterol, é adstringente, desintoxicante, cicatrizante, promove a regeneração celular, e ajuda a combater doenças cardiovasculares.

Entretanto, junto com os pimentões e as beringelas, são alimentos que promovem inflamação, podendo causar desconforto nas juntas e possível agravamento dos quadros de artrite, artrose e outras patologias. Cuidado com os excessos e com a qualidade do produto que você consome.

A maior concentração de licopeno dos tomates está na casca e, geralmente, em suas plantações, como ocorre no cultivo da maioria dos produtos de casca fina (pimentões, mamão, morango, uva e outros), são aplicados muitos agrotóxicos. Portanto, prefira os orgânicos. Se você não tiver a opção do produto fresco orgânico, utilize os tomates *pelati* italianos em lata, a maioria sofre controle mais rígido. Priorizo os que não têm aditivo alimentar algum além do corretor de acidez.

Dosagem: ½ a 1 tomate ao dia. Se for peneirar as sementes, faça-o depois de cozido ou retire-as antes de cortar em pedaços pequenos, se for o caso.

Observação 1: os mais maduros e os que estão em temperatura ambiente são os mais indicados. Guardar na geladeira lhes rouba o aroma. A melhor forma de absorver as características benéficas do tomate (diferente da grande maioria dos vegetais, que são melhores se consumidos crus ou levemente passados pelo calor) é consumi-lo aquecido ou cozidos com azeite de oliva;

Observação 2: para que seu molho fique mais saboroso, inclua um toque ácido – um pouco de vinagre ou cascas de limão, açúcar orgânico ou mel, folhas de manjericão ou orégano. Gengibre também fica ótimo;

Observação 3: para tirar a pele, faça um X na parte traseira e um corte redondo na parte de cima, espete um garfo e o coloque sob a chama do fogão ou em água fervente por poucos segundos até que a pele comece a levantar. Esfrie rapidamente em seguida, em água e gelo, para que ele não absorva muita água e não cozinhe;

Observação 4: em voos de longa distância, recomendo o consumo de suco de tomate para evitar a alta da pressão e coágulos sanguíneos nas pernas. Mas, atenção! Algumas marcas são repletas de sódio e podem provocar o efeito inverso, causando retenção de líquidos. Se puder e quiser, tente levar ou tomar antes do embarque um suco preparado por você;

Observação 5: no caso do consumo de molho pronto, escolha os que são vendidos em potes herméticos de vidro;

Observação 6: além do tomate, a abóbora, abobrinha, batata-doce, beterraba, caqui, cenoura, damasco, inhame, mamão e outros de cores vivas também têm agentes antioxidantes, são ricos em caroteno e fortalecem o sistema imunológico contra células cancerígenas, inibindo seu desenvolvimento (VER CAPÍTULO 10, PG. 207);

Observação 7: os tomates verdes devem ser evitados pois podem contribuir para agravar algumas causas de cálculo renal, reumatismo e outras;

Observação 8: pessoas sensíveis ao ácido oxálico devem evitar o consumo.

AMORA

Comparada com as demais frutas vermelhas (framboesa, mirtilo, cereja e outras), é a mais rica em antioxidantes, que reagem aos radicais livres, combatendo o estresse, prevenindo o envelhecimento precoce e promovendo a boa visão. A amora aumenta a imunidade e é anti-inflamatória, o que a torna uma forte aliada contra o câncer, especialmente o de útero, cólon, mama, pulmão, esôfago e próstata. Além disso, promove a eliminação de agentes cancerígenos e inibe seu desenvolvimento e as metástases. Indicada para pessoas HIV positivas.

Evita a morte e a degeneração das células, especialmente as cerebrais e as do esôfago. Ela estimula o bom funcionamento dos rins e fortalece o fígado. Por ser rica em ferro, previne e ajuda nos casos de anemia. Controla os níveis de açúcar no sangue, portanto, é recomendada em caso de diabetes. Sua riqueza em fibras evita a prisão de ventre. A amora é rica em manganês e em vitamina C, que ajudam a fortalecer o sistema imunológico e a combater o estresse e o desânimo. Reduz o LDL e os males cardíacos, e pode auxiliar nos casos de problema de junta. A qualidade dos cabelos e a memória também são beneficiadas pelas incríveis qualidades da amora.

Observação 1: melhor do que o consumo em sucos é a mastigação das frutas, todas elas, o que aumenta a assimilação dos nutrientes e a absorção das fibras;

Observação 2: a melhor época para o consumo da amora é a primavera e o outono. Se for consumir fora desse período, ou se comprar mais do que for consumir em pouco tempo, congele, já lavadas e em embalagens próprias (VER PG. 71), pois elas mofam com facilidade. O ideal é lavá-las sempre no momento em que for consumi-las. Ao serem congeladas, as frutas perdem 10% de suas propriedades nutricionais;

Observação 3: seu sabor ácido e doce a torna um alimento bastante flexível, podendo ser utilizada tanto em elaborações salgadas como doces: musses, geleias, coberturas, iogurtes, sorbets (que não levam leite nem seus derivados), recheios, saladas, molhos de saladas, e como acompanhamento de carnes etc.;

Observação 4: o chá de suas folhas contribui para o bom funcionamento do sistema reprodutor feminino, amenizando os efeitos da menopausa, da TPM etc. (VER PG. 282).

AMEIXA

A ameixa é bem mais barata do que as frutas vermelhas no Brasil, e é mais rica em antioxidantes também. Junto com o pêssego e as nectarinas, pode ser uma grande aliada contra o câncer. São anti-histamínicas, aliviando os efeitos alergênicos. Contra o estresse, você pode fazer refeições exclusivas de ameixas por 3 dias. Só de pensar nisso fico estressada. Entretanto, já fiquei um dia à base de ameixas secas, cozidas, cruas, salteadas, em suco e purê. Valeu a experiência, inclusive do ponto de vista intestinal.

FRUTAS CÍTRICAS

Limões, laranjas, limas, tangerinas, romãs, grapefruits etc. são ricos em fibras e em vitamina C, grandes parceiros do sistema imunológico. São antioxidantes, promovem a boa saúde das células e das enzimas protetoras, combatendo as ações de alguns aditivos químicos presentes nos produtos consumidos pela maioria das pessoas (salsichas, embutidos etc.). Isso contribui para a prevenção do câncer, principalmente os relacionados ao estômago e ao trato digestivo. Entretanto, se você sofre de problemas renais ou tem histórico familiar relacionado a esses distúrbios, não é recomendado o consumo excessivo.

Observação 1: a casca concentra a maior parte dos aromas. Sugiro experimentar em elaborações doces e salgadas, para aromatizar cozimentos ou finalizar pratos, ralando ou cortando com o descascador de legumes ou com a faca bem afiada, em lascas finas, sem deixar chegar na parte branca, para não amargar. Você pode também torcer as cascas, fazendo com que exalem melhor os aromas. Sucos, chás, sobremesas, molhos, vinagretes, bolos e pães nunca mais serão os mesmos. Substâncias encontradas na casca da tangerina podem ser potentes aliadas contra os tumores no cérebro;

Observação 2: escolha os cítricos que pareçam ter casca fina, os mais firmes e pesados (mais suco!). Pressione-os sobre uma bancada, movendo-os para a frente e para trás para extrair melhor o líquido.

Figo

O figo é um vermífugo natural e pode auxiliar na regressão de tumores. Fortalece o pulmão e, por seu poder laxativo, ajuda na limpeza dos intestinos. Como as tâmaras, é sedativo e bactericida, matando, inclusive bactérias relacionadas à gastrite e à úlcera. Ele também tem propriedades adstringentes, diuréticas, emolientes, antiasmáticas, antirreumáticas e hipoglicêmicas.

Observação 1: pode causar dor de cabeça em algumas pessoas;

Observação 2: por ser muito úmido, é muito frágil. Quase não tem acidez e pode mofar e apodrecer internamente com facilidade;

Observação 3: quando maduros, procure armazenar na geladeira e cozinhá-los, ou utilizar crus antes de começarem a se deteriorar.

Tâmaras

Essa frutinha de formato e cor únicos é muito utilizada na culinária oriental. Elas estão entre as líderes no ranking dos alimentos naturalmente antioxidantes e, por serem ricas em minerais como cálcio e ferro, são altamente nutritivas. De sabor deliciosamente doce, os parasitas não resistem a elas, o que as torna também um alimento eficaz na luta contra o câncer. Ajudam a proteger o pâncreas e o estômago, e contribuem para a redução do colesterol ruim e para a boa circulação sanguínea.

Como já falamos, o intestino pode alterar, e muito, a saúde mental, emocional e física do nosso corpo. As tâmaras, por serem ricas em fibras, contribuem para o bom funcionamento intestinal e para a eliminação de toxinas por meio das fezes, diminuindo a possibilidade de reincidência de prisão de ventre. Como o figo, têm características antibacterianas, matando inclusive as que podem causar úlceras. Funcionam como tranquilizantes e analgésicos naturais e, por ativar o hormônio do sono tranquilo, a melatonina, pode auxiliar nos casos de insônia.

Observação 1: pode causar dor de cabeça em algumas pessoas;

Observação 2: mantenha-as em temperatura ambiente. Se você não sofre de diabetes, use-as para adoçar, pois fornecem uma textura macia às receitas. Para substituir, a proporção é de 1 tâmara para 1 colher de sobremesa de açúcar;

Observação 3: atenção às tâmaras secas, porque podem conter de 3 a 4 vezes mais açúcar que as frescas.

Graviola

Antimicrobiana, antiviral, antifúngica e, portanto, um tanque de guerra no combate a todos os tipos de câncer. Ao combater os parasitas, também impede a corrosão das paredes intestinais, combatendo, dessa forma, a toxidade no organismo, os gases, as dores na barriga etc. Atua diretamente no sistema nervoso central, protegendo contra o estresse e a depressão.

Observação: normalmente compro a polpa congelada e consumo em sucos ou shakes.

Noni

Originária do Sudeste Asiático, é utilizada há milênios na Polinésia no combate a parasitas, bactérias e vírus, sendo excepcional para gripes, diabetes, baixo índice glicêmico, hipertensão, reumatismo e doenças renais. É uma potência nutricional, inclusive em vitaminas do complexo B, betacaroteno e minerais. Tem alto poder antioxidante e cicatrizante, curando feridas e queimaduras. É boa inclusive para depressão. Contudo, não é tão fácil encontrá-la fresca nos mercados, e a Anvisa já chegou até a proibi-la (por que será?). Ótima parceira do fígado e da pele. É anti-inflamatória e uma forte aliada contra as células tumorais.

Dosagem: aproximadamente 1 xícara de chá por dia.

Observação: apesar de poder ser consumida por meio do chá das folhas, ou em sucos, os aborígenes australianos preferem consumi-la crua e com sal. Eu prefiro em cápsulas, pois seu odor e sabor não costumam ser muito agradáveis.

Alcachofra

Trata-se de um alimento que cresce em lugares frios. Reduz o colesterol ruim e estabiliza os níveis de açúcar no sangue, evitando picos de glicemia. Desintoxicante, é uma ótima amiga do fígado – se este órgão está em ordem, sua saúde agradece! Mas não consuma as que são conservadas em vinagre. As alcachofras precisam obrigatoriamente ser orgânicas, porque suas plantações sofrem com muitas pragas.

Observação 1: quando descascadas, devem ser deixadas de molho em água com vitamina C, ou com bastante salsinha picada, ou com limão ou vinagre, para evitar que escureçam (oxidação);

Observação 2: para facilitar o cozimento no vapor, faça um corte transversal na parte superior. Apesar de não gostar muito de panela de pressão e de micro-ondas (pois alteram a estrutura molecular e a energia vital dos alimentos), eles também servem para isso. No caso do micro-ondas, apenas abra as folhas e tempere com sal marinho ou flor de sal, azeite e ervas;

Observação 3: para cozinhar na água, corte-a com uma tesoura, retirando as pontas. Higienize e cozinhe, de cabeça para baixo (para que boie), numa panela com água fervendo com sal e algumas gotas de limão. Quando puxar as folhas com facilidade estará pronta;

Observação 4: consuma com molho de azeite ou manteiga clarificada, de preferência ghee, ou com limão, salsinha e/ou outras ervas aromáticas que também combinem.

Cogumelos

São uma rica fonte de proteína vegetal e uma ótima fonte de fibras, as melhores amigas do funcionamento dos intestinos – o primeiro cérebro do nosso corpo, segundo os conceitos da medicina chinesa e muitos estudiosos.

São consumidos e muito apreciados nos países asiáticos como elixir da longevidade, e lá são até indicados a pacientes em quimioterapia, pois evitam o crescimento dos tumores e estimulam o bloqueio da metástase – especialmente nos casos de câncer de mama. Mas, atenção! Podem ter interação medicamentosa, portanto não são indicados para todo mundo.

Os cogumelos claros – Paris, Cantarelo e outros – têm menos grau de toxidade. O shiitake, ainda mais rico em proteína, promove a desintoxicação, ajuda a eliminar mucosidade e é antiviral. Os pacientes de leucemia e os portadores do HIV podem ser muito beneficiados por seus efeitos.

Os cogumelos também contribuem para a prevenção de doenças do coração. Provocam saciedade, ajudando nas dietas de emagrecimento e no controle dos níveis de colesterol. Além do mais, fortalecem o sistema imunológico. Em caso de quadros fúngicos (candidíase, micoses etc.) e verme, evite, pois podem agravar os sintomas. E fique alerta à validade, podem ser muito tóxicos se consumidos vencidos ou estragados.

Dosagem: se ingerido diariamente, aproximadamente 100 gramas de shiitake fresco podem diminuir o colesterol em até 10%, além de fortalecer o sistema imunológico.

Aplicação: cozidos, assados, refogados e diversas outras. Ele é muito versátil.

Observação 1: os secos têm sabor concentrado e intenso. Prefira os italianos. Reidrate-os, cobrindo-os de água – só use água morna se estiver com muita pressa; e use o caldo, retirando com uma concha, sem as impurezas que ficam depositados no fundo do recipiente, para um risoto ou para ferver arroz, legumes, massas etc.;

Observação 2: se possível, retire os cabos e use-os em caldos ou recheios.

Quanto aos cogumelos Portobello e Paris, prefira os de lamelas mais escuras (aquelas listras localizadas na parte inferior dos "chapéus" dos cogumelos), são mais saborosos;

Observação 3: consuma o mais rápido possível, não deixe na geladeira por muitos dias. Conserve num saco de papel ou plástico ou tupperware, sempre envoltos num pano limpo ou em papel toalha, para absorção do líquido que soltam;

Observação 4: os cogumelos são como uma esponja; se tomam sol, assim como nós, conseguem transformar os raios UVB em vitamina D. Portanto, que tal lavá-los e levá-los à praia para tomar um bronze? Não é brincadeira: 30 minutos são suficientes. Para facilitar, você pode deixá-los sob o sol na sua janela, desde que não seja um lugar muito poluído.

Aspargo
(VER PG. 52)

Soja
(VER PG. 201)

Batata-doce[11]
(VER PG. 54)

Arroz integral
(VER PG. 234)

Método Cavalo de Troia

Segundo a literatura e alguns estudiosos, como o pesquisador de medicinas naturais anticâncer Webster Kehr e o padre brasileiro Frei Romano, o método a seguir oferece bons resultados no combate ao câncer. Consiste em enganar as células cancerígenas, possibilitando que substâncias anti-inflamatórias como o aloe vera, a cúrcuma, o gengibre e a canela possam penetrar nas células cancerígenas, combatendo-as.

Dosagem: *dissolver 2 colheres de chá de mel com 1 colher de chá de cúrcuma ou gengibre.*

---

[11] A dieta do Dr. Barcellos não indica (VER PG. 229).

SUGESTÕES DE ALIMENTOS PARA A PREVENÇÃO E COMBATE AOS DIVERSOS TIPOS DE CÂNCER

CÂNCER DE BEXIGA
Priorizar os alimentos crus (verduras, legumes e frutas).

CÂNCER DE ESÔFAGO
Diminuir o consumo de álcool, fumo, alimentos salgados, defumados e muito quentes. Aumentar a ingestão de frutas e verduras, de preferência priorizando-os crus.

CÂNCER DE ESTÔMAGO
Priorizar os alimentos crus (verduras, legumes e frutas) e evitar o consumo de alimentos com corantes artificiais, como os embutidos e os defumados, e os com excesso de sódio.

CÂNCER DE FÍGADO
Diminuir o consumo de açúcar e de produtos açucarados, álcool, fumo, gorduras (especialmente de fonte animal) e frituras.

CÂNCER DE INTESTINO E RETO
Consumir mais legumes, frutas e verduras com betacaroteno e eliminar o consumo de gorduras saturadas.

CÂNCER DE OVÁRIO
Eliminar a gordura do cardápio e privilegiar alimentos ricos em fibras e em carotenoides, como batata-doce, cenoura, laranja, mamão, manga, beterraba, brócolis, couve e tomate.

CÂNCER DE PÂNCREAS
Priorizar os alimentos crus, verduras, legumes e frutas.

CÂNCER DE PRÓSTATA
Restringir ao máximo o consumo de carne vermelha e aumentar a ingestão de verduras, legumes e frutas, principalmente tomate.

CÂNCER DE PULMÃO
Alimentos ricos em betacaroteno são os mais indicados, como cenoura, mamão e folhas verde-escuras.

Câncer de Tireoide

Vegetais crucíferos ricos em enxofre (como brócolis, couve-flor e repolho) exercem um papel protetor.

Câncer do Colo do Útero

Dieta rica em vegetais, principalmente os que contenham vitamina C, betacaroteno e ácido fólico; utilizar pouca gordura para evitar a obesidade. Pesquisas recentes mostraram que a isoflavona presente na soja também é benéfica no tratamento desse câncer, por absorver uma série de substâncias cancerígenas da parede do órgão.

Para todos, diminua o consumo de sal, açúcar e produtos industrializados em geral. Passe a dar preferência aos alimentos crus e ao consumo de, no mínimo, 5 sucos de vegetais vivos com sementes germinadas e bastante clorofila, usando um sal temperado com ervas (VER PG. 339).

Nas três jornadas do curso "Saúde é outra coisa", com a jornalista Sonia Hirsch, ela cita a dieta do Dr. Barcellos, sobre a qual também escreveu um livro, *A dieta do Dr. Barcellos contra o câncer (e todas as alergias)*, lançado pela editora CorreCotia. Recomendo a leitura, já que o médico carioca curou a si mesmo e a outros pacientes com a alimentação. Ele sugere a importância da desintoxicação do organismo, especialmente do sangue, e da eliminação dos parasitas e vermes. Em resumo, eis suas sugestões:

Sugestões do Dr. Barcellos

Saem da rotina alimentar: *leite e seus derivados, tubérculos (batatas, aipim etc.), leguminosas (ervilha, vagem, guandu, grão-de-bico, tremoço, fava, feijões em geral e seus brotos etc.), carne de porco, lagosta e camarão, aveia, abacate, castanha portuguesa e vitamina C sintética.*

Observação: *Sonia também recomenda a exclusão de açúcar e farináceos.*

Entram: *folhas verdes em todas as refeições, raízes (bardana, cenoura, nabo, rabanete comprido etc.), bulbos (alho, alho-poró, aipo, erva-doce ou funcho, cebola, beterraba etc.), flores, caules, cogumelos (como o shiitake), sementes, óleo de coco virgem, azeite de oliva extravirgem, ovos e carne de boa procedência.*

Observação: *Sonia inclui a ingestão de água e/ou chás com frequência, especialmente em jejum e ao deitar, o consumo de caldos e de uma maçã diariamente como lanche da tarde; também aconselha privilegiar alimentos cozidos e amornados e evitar crus à noite.*

Mas, de tudo que falamos, o mais importante é, dentro do possível, não julgar, não guardar mágoa, não levar uma vida excessivamente estressante, evitar o sentimento repetitivo/ruminativo de raiva, rancores, medos e angústias. Ser feliz só depende de você e de suas escolhas, e começa hoje. Por isso, escolha a melhor forma de jogar seu lixo fora. Procure nutrir-se com alimentos que promovem a saúde e a faxina do organismo, seja gentil consigo mesmo, extravase suas emoções gritando numa almofada (para não parecer maluco), pratique exercícios que descarreguem adrenalina, ou simplesmente reserve um tempo para você, observe sua respiração e entre em contato com seu **Ser**, em meditação ou não (VER PG. 307). Eu não abro mão disso.

Capítulo 11

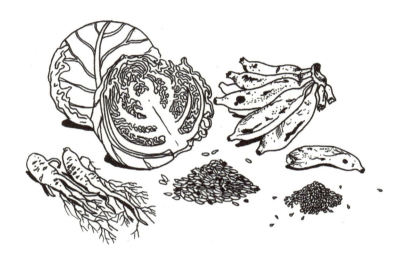

Alimentos antiestresse:
relaxe

> *"Para os sábios orientais, qualquer coisa que exija esforço demais não é natural. Ou as coisas acontecem naturalmente, sem desgastes, ou a pessoa está atrás de alguma coisa que não corresponde às possibilidades do momento. Se existe esforço excessivo, a pessoa pode estar tomada pelo desejo e pela obstinação. E, muitas vezes, para conquistar o objeto de desejo, ela acaba tendo atitudes insensatas como ir pelo caminho de maior atrito e de maior dificuldade."*
>
> Roberto Otsu, A sabedoria da Natureza: Taoismo, I Ching, Zen e os ensinamentos essênios. (2006)

Pode não parecer, mas, assim como a raiva, o estresse pode ser utilizado como ferramenta, transmutado em energia de ação. Ele provoca reações químicas relevantes no organismo, movimentando bastante os hormônios que nos impulsionam, o que pode nos ser favoráveis. Já que o estresse faz parte da vida moderna, por que não fazer uso dessas reações e dessa força, administrando-o em benefício próprio?

A busca frequente por objetivos além dos limites pessoais, situações e metas desafiadoras, é inerente ao ser humano. O nome dessa pressão ou desse estresse positivo – se é que podemos assim dizer – é "eu-estresse". Ele funciona como combustível, permitindo-nos cumprir tarefas desafiadoras, em direção à superação. Mas, como em tudo na vida, o importante é o equilíbrio. A intensidade, a frequência, a forma de lidar, o controle e a duração da exposição ao estresse são alguns dos fatores que determinarão a sua qualidade. Pouco estresse mal administrado vira uma bola de neve; e muito estresse tem potencial para virar uma avalanche ou uma grande conquista.

O estresse em exagero provoca o aumento da produção dos hormônios relacionados a ele. É a forma que o corpo encontra de reagir. Pode até viciar, causando fadiga, irritabilidade e esgotamento emocional, mental e físico. Efeito cascata e rebote. Muitas publicações citam sua relação com problemas do sistema respiratório, com o consumo excessivo de álcool, café, doces e outros estimulantes, com o comprometimento do metabolismo e com a baixa imunidade (acúmulo de infecções, herpes recorrente etc.). Isso sem mencionar o aumento da pressão sanguínea e dos problemas cardiovasculares, os distúrbios da glândula da tireoide, gastrites nervosas e alterações digestivas (como microbiota intestinal desequilibrada, prisão de ventre e gases). Entre outros problemas estão: o esgotamento da glândula adrenal e aumento do cortisol – hormônio relacionado ao estresse, que pode provocar retenção de líquidos e de glicose, resistência aos efeitos da insulina, distúrbios alimentares como a desnutrição e a obesidade e outros – ansiedade, insônia, cansaço, agressividade, depressão, pânico, infertilidade, osteoporose, tensões musculares e hérnias. Pessoalmente já sofri alguns desses desconfortos, e quem não?

O Dr. Paulo Gusmão, em seu livro *Saúde: o maior dos prazeres*, explica a síndrome do burn-out, muito comum nos dias de hoje. Trata-se de sintomas e queixas de excesso de estresse relacionados a desgastes sofridos no trabalho e que levam ao esgotamento. A estimativa é de que ⅓ dos trabalhadores brasileiros sofram de *burn-out*. Algumas causas frequentes são o excesso de tarefas, sensação de impotência, insegurança, baixa autoestima, indisposição entre os colegas de trabalho, falta de tempo etc.

Um dos melhores conselhos aos estressados: beba água (VER PG. 89). O estresse aumenta a desidratação e vice-versa! Outro conselho: se você se considera uma pessoa irritada em demasia, evite comer pão em excesso, as farinhas podem causar certa irritação, fadiga e mal-estar. Assim como o excesso de proteína no organismo, o consumo de farinhas em grande quantidade (especialmente as refinadas) pode comprometer a produção de serotonina, substância neurotransmissora responsável pelas sensações relacionadas ao bem-estar e ao prazer. De acordo com o meu homeopata, as farinhas podem causar calor no fígado, despertando a intolerância e a impaciência. O único grande problema é que sou absolutamente tarada por pães, bolos e todas as elaborações que levam farinha. Para não ter de abdicar desse prazer, comecei a consumir e elaborar receitas com farinhas de cereais alternativos, sem glúten. Não resolve, mas me causam menos desconforto. Por outro lado, o que importa é o equilíbrio e consumo de alimentos crus, como frutas, verduras, oleaginosas, legumes, germinados e brotos, pois aumentam os níveis de serotonina.

Sou a favor da boa alimentação e de tratamentos fitoterápicos em primeiro lugar, sempre e desde que prescritos por nutricionistas e naturopatas que competentes. Dicas encontradas em mídias sociais são ótimas, mas, quando se trata de saúde, o assunto é sério. Tenho certeza de que você concorda.

Segundo meus estudos, alguns nutrientes contribuem para o bom funcionamento da microbiota, das glândulas e dos hormônios relacionados ao combate do estresse. São eles:

ABACATE
(VER PG. 179)

AIPO
(VER PG. 220)

SEMENTES DE GIRASSOL

Além de muito saborosas, são ricas em nutrientes, como o cálcio, o ferro e, principalmente, o magnésio, que ajuda a evitar o estresse, a depressão e a síndrome do pânico. São antioxidantes, atuando contra o envelhecimento celular e na prevenção do câncer. Combatem a pressão alta e o colesterol ruim, promovendo a saúde das artérias. Estimulam o crescimento e funcionam como relaxante muscular.

Dosagem: 3 colheres de semente de girassol sem casca. Deixar de molho, cobertas por água mineral ou filtrada, por 8 horas, e consumir em sucos ou bater com água para fazer um delicioso leite/extrato vegetal (VER PG. 112). Ou utilizar para elaborar queijos, bolos, pães, granolas, torradas etc.

ARROZ INTEGRAL CATETO

Ótima e duradora fonte de energia, o arroz integral cateto, por ser rico em fibras, é um carboidrato de absorção lenta que evita os picos de insulina e diminui o colesterol ruim no organismo. Contribui também para o bom funcionamento do intestino. É rico em vitamina B6 e outras do complexo B, que ajudam o corpo a liberar serotonina, aumentando o bom humor e provocando bem-estar, além de ajudar na prevenção do estresse e contribuir no combate às doenças cardíacas.

O arroz integral é depurativo e ajuda o corpo a se regenerar das toxinas provenientes do consumo excessivo de produtos industrializados. Conheço muita gente que segue ou já seguiu a alimentação macrobiótica, principalmente no período de tratamentos de câncer e quimioterapia, utilizando muito a papa de arroz (cozinhando com mais água para passar do ponto de cozimento), e consumindo-a na companhia de folhas verde-escuras e temperado com missô, gersal, banchá, cebolinha verde, ameixa umeboshi finamente picada etc. Porém, evite consumir na companhia de carne vermelha e de outras fontes de proteína animal. E lembre-se disso: quanto mais papa/cozido estiver o arroz, mais depurativo ele será.

Observação 1: guarde-o na geladeira em pote hermeticamente fechado;

Observação 2: o arroz integral tem mais nutrientes, menos amido e mais calorias do que o arroz branco. Mas não são calorias vazias, o que significa que seu corpo as aproveita. Se você faz questão de arroz branco, prefira o basmati, que é menos polido. E acompanhe-o sempre de uma fonte de gordura boa: ghee, azeite de oliva, oleaginosas etc.;

Observação 3: recomenda-se sempre deixar de molho por um período mínimo de 8 horas em água – se for morna melhor, porque paralisa os inibidores enzimáticos, tornando o processo mais rápido. Se quiser insira ainda algumas gotas de limão – dessa forma, as enzimas e os lactobacilos ajudam a neutralizar o ácido fítico presente nos cereais, permitindo melhor absorção dos nutrientes;

Observação 4: evite refogar os grãos, pois parte do amido pode ser eliminada na lavagem e o tempo de cozimento pode aumentar ao "selar" os grãos no refogado;

Observação 5: ele leva mais tempo para cozinhar do que alguns tipos de arroz, por isso precisa de mais água para o cozimento. A proporção que utilizo é de 3 para 1;

Observação 6: coloque uma pitada de sal na água do cozimento do arroz, porque isso ajuda a conservar os minerais;

Observação 7: dê preferência ao cozimento na panela de pressão se você estiver aéreo, necessitando de foco e concentração. Nesse caso, quando atingir a pressão, abaixe o fogo e deixe cozinhar por aproximadamente 35 minutos;

Observação 8: de todos os carboidratos provenientes de cereais, talvez o arroz seja o que menos provoque gases.

ALGAS
(VER PG. 181)

TÂMARAS
(VER PG. 224)

MAÇÃ
(VER PG. 194)

BANANA

Se você anda mais ansioso que o normal, aposte na banana para elevar os níveis de serotonina. Quando esses níveis estão baixos, falha a comunicação entre as células cerebrais, aí você fica irritado e mais propenso à ansiedade. A fruta combina doses importantes de substâncias que estimulam a produção da serotonina. Também alivia e ameniza a acidez estomacal, especialmente quando cozidas no forno ou no vapor, com a casca (lave bem).

Dosagem: 2 a 3 unidades por dia.

Observação 1: ver mais sobre biomassa de banana verde (VER PG. 55);

Observação 2: promove a recuperação celular, portanto consuma pós-treino. Com aveia e mel a dose de bom humor aument;

Observação 3: Sonia Hirsch, em *Manual do herói*, a recomenda nos casos de fezes ressecadas. Diz que a banana também é uma aliada nos casos de dependência alcoólica e cicatrizações;

Observação 4: se as bananas estiverem verdes, coloque-as no sol. Na escolha, as com pontos pretos na casca são as melhores;

Observação 5: evite misturar banana crua com abacate, pode ser indigesto;

Observação 6: quando estiverem muito maduras, descasque e congele cortadas em rodelas para evitar que estraguem. Ficam uma delícia em smoothies.

Repolho (especialmente o roxo)

Como mecanismo de reação ao estresse, o corpo produz radicais livres. Os repolhos, por serem antioxidantes, ajudam a combatê-los, contribuindo para a melhora do humor. Além disso, promovem a boa digestão, o que também aumenta o bem-estar. Antiviral e antibacteriano, são indicados nos casos de úlceras por bactérias, no combate de dores estomacais e na prevenção do câncer de estômago (entre outros) e crescimentos tumorais, especialmente pólipos mamários. Sem falar que podem evitar o aumento da próstata.

Dores de dente frequentes, dores de cabeça, queda de cabelo, reumatismo, problemas oculares e de audição, hemorroidas, quistos e cistos podem ser beneficiados com o consumo frequente dos repolhos. Fortalecem os ossos e melhoram a qualidade de raciocínio. Apesar de não parecer, tem sabor levemente adocicado.

Dosagem: 2 colheres de sopa por dia (e todo dia!), em sucos e/ou preparações, podem curar as úlceras e prevenir o câncer de estômago.

Observação 1: os repolhos encontrados com maior facilidade são o verde, o roxo e o branco – os escuros têm mais nutrientes. Evite cozinhar longamente, pois se tornam um tanto indigestos, perdem a crocância e as características funcionais, além de exalarem um aroma forte;

Observação 2: como todas as verduras e hortaliças, coloque-os em água e gelo para despertar as fibras, deixando-os mais crocantes;

Observação 3: em algumas pessoas, pode causar gases. Por isso, e como sempre recomendo, observe-se. O autoconhecimento é o maior mestre e a melhor referência! Os fermentados (chucrute) não produzem esses efeitos. Os cozidos costumam causar mais gases;

Observação 4: no caso do chucrute, as enzimas fazem desaparecer alguns sintomas que podem gerar gases.

Amêndoas

Podem ser amargas ou doces – as doces são mais indicadas para consumo. Têm magnésio de sobra e previnem alguns desconfortos como a insônia, a impaciência e a fadiga, além de contribuir para o bom funcionamento da glândula do estresse, a adrenal. São ricas em ômegas, o que fortalece nosso sistema imunológico, previne doenças cardíacas e pulmonares, melhora a concentração e a memória (são indicadas para as pessoas que sofrem da doença de Alzheimer).

Dosagem: no máximo 10 ao dia, de preferência consumidas ao longo do dia e não de uma só vez.

Aplicação: se possível, consuma na forma de leite vegetal, ou toste bem de leve e consuma inteiras – trituradas, formando uma farinha, ou cortadas grosseiramente – em bolos, pães, molhos, sucos, smoothies, recheios, massas etc. Você também pode e deve deixá-las de molho previamente para fazer massas de tortas, entre outras.

Frutas vermelhas
(VER PG. 223)

Laranja
(VER PG. 223)

Alface e folhas verde-escuras
(VER PG. 211)

Alimentos fontes de ômega 3
(VER PG. 205)

Sementes de gergelim

Ricas em fibra integral, sendo ótimas aliadas contra o colesterol ruim e riquíssimas em cálcio (até nove vezes mais que o leite). Tonificam os rins, o fígado e o intestino, neutralizam toxinas e estimulam a produção de serotonina. Além disso, fornecem zinco – necessário durante os momentos de tensão, porque é aliado na metabolização dos ômegas.

Observação 1: as sementes de gergelim podem ser brancas, pretas ou castanhas. As mulheres devem priorizar o consumo do gergelim branco;

Observação 2: as sementes torradas liberam mais aroma e sabor. Tenha cuidado na hora de torrar para não queimarem. E jamais toste em grandes quantidades, pois oxidam e ficam rançosas com facilidade;

Observação 3: se você sofre de prisão de ventre, procure utilizar o gersal para temperar sua comida. Basta tostar suavemente 10 colheres de sobremesa de gergelim claro com 1 colher de chá de sal marinho, até "levantar" o aroma e triturar conforme o seu gosto: mais ou menos inteiros;

Observação 4: altamente proteico, o gergelim pode contribuir para a formação muscular (lembre-se de que é riquíssimo em cálcio!). Por isso, se você evita leite animal e derivados, coloque gergelim em ensopados, legumes, leguminosas, preparações com arroz, peixes, grelhados, pães, bolos, doces etc. É o ingrediente principal do tahine – muito utilizado pelos árabes em sanduíches, com legumes crus ou cozidos, frutas e no tradicional e delicioso homus. Outro dia me sugeriram elaborar o brigadeiro com 1 colher de tahine. Ficou uma delícia! Faça o teste.

Pepino
(VER PG. 171)

Aspargo
(VER PG. 52)

Lêvedo de cerveja

O lêvedo de cerveja é um probiótico resultante de um processo de fermentação. Promove a eliminação de toxinas e fortalece o sistema imunológico, sendo rico em nutrientes que ajudam na qualidade do repouso e das funções cerebrais, cognitivas, digestivas e metabólicas. Além de ser rico em fibras, é um concentrado de proteína de fácil absorção. Lembre-se de que as proteínas são fundamentais para a formação de músculos, e tanto elas quanto as fibras ajudam no emagrecimento e no ganho de massa magra. Se você é vegetariano, ele pode ser um grande aliado! É diabético e cardíaco? Adicione já à sua vida!

Dosagem: o indicado é consumir de 1 a 2 colheres de sopa de lêvedo de cerveja em pó por dia, ou em cápsulas, mas o ideal é conversar com um nutricionista de sua confiança. O gosto não é lá muito saboroso; por isso, prefiro ingerir em cápsulas antes das refeições.

Observação 1: contém glúten!

Observação 2: pode ser usado na elaboração e na fermentação de queijos.

Ginseng

De sabor levemente adocicado, o uso do ginseng entre os orientais é milenar. É excelente para fornecer energia, principalmente se você se encontra prostrado e desanimado, necessitando de ação. Ele ajuda a diminuir a ansiedade e o estresse.

Dosagem e aplicação: é muito utilizado em infusões, mas não passe da quantidade de 8 gramas diárias (2 gramas para cada 100ml de água), pois pode causar problemas de pele, hipertensão etc. O ideal é de 3 a 4 xícaras, não mais. Em cápsulas, 1 ao dia é suficiente (ou segundo a prescrição do seu especialista).

Maçã
(VER PG. 194)

Capítulo 12

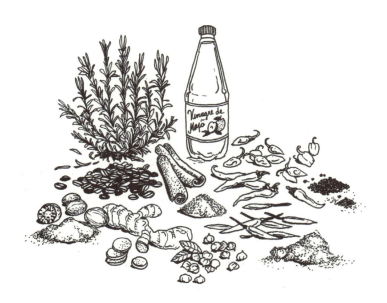

Alimentos termogênicos:
vamos queimar calorias?

"A vida enriquece quem se arrisca a abrir novas portas. Para a vida, as portas não são obstáculos, mas diferentes passagens..."

Dr. Içami Tiba, frases

O QUE SÃO E O QUE FAZEM?

Esses alimentos – especialmente o café, o chá verde e o guaraná em pó – são fortes parceiros das dietas de emagrecimento, aumentando a temperatura do corpo e acelerando a circulação e o metabolismo em aproximadamente 20%. Eles oferecem disposição durante o treino e utilizam a gordura corporal para promover o gasto energético e a queima de calorias, eliminando-as. Inclusive as famosas gorduras localizadas, as celulites! Além dos já citados, as pimentas (caiena, malagueta, dedo-de-moça, do reino e outras), açafrão-da-terra (ou cúrcuma), hibisco, curry (vermelho, amarelo e verde), gengibre, mostarda, wasabi, canela, vinagre de maçã, óleo de coco, cebola, alho e o alecrim funcionam como ótimos alimentos termogênicos na refeição em que são consumidos.

Todos são antioxidantes e alguns, anti-inflamatórios. Eles ajudam a promover a digestão e a diminuir os gases. Podem também ser eficazes no combate a gripes e resfriados, e a vários tipos de câncer, como os de ovário e de intestino.

Porém, o excesso de alimentos termogênicos pode causar taquicardia, incômodos gastrointestinais (como queimação no estômago e gastrite), fadiga, insônia (se consumidos próximo ao horário de descanso), dores de cabeça etc. O chá verde, o café e o guaraná em pó são ocasionalmente responsáveis por tais incômodos. Hipertensos, cardíacos e pessoas que sofrem de grande ansiedade e problemas na glândula da tireoide devem consumir com cautela (em especial o chá verde). Procure saber se você tem alguma restrição com relação a esses alimentos; caso não tenha, tente incluir em suas receitas diárias um ou dois desses alimentos (no máximo), e observe como seu corpo reage. Contudo, só você saberá se eles funcionam bem para você.

ABACATE

(VER PG. 179)

ÁGUA GELADA

Segundo a nutricionista Gabriela Avvad, a água gelada é uma grande aliada no emagrecimento, desde que sejam consumidos de 3 a 4 copos em jejum, para despertar o metabolismo com força total. A temperatura corporal interna é de 37°C; por isso, o corpo gasta calorias para elevá-la e recuperar este patamar. Apesar de não haver comprovação científica e da nutricionista recomendar o consumo apenas ao acordar, encontrei na literatura alguns registros que sugerem até 4 copos de água gelada 20 minutos antes das principais refeições para ajudar a queimar aproximadamente 100 calorias. Cuidado com os excessos, que podem causar distensão abdominal.

ALECRIM

Essa erva aromática tem toque amadeirado e é deliciosamente perfumada. Anti-inflamatória e antioxidante, tem ação antimicrobriana, antiviral e bactericida, e pode contribuir para a eficácia da quimioterapia. Estimula a produção de bile, que favorece a digestão das gorduras, eliminando, assim, toxinas. Ajuda a fortalecer o coração e o estômago (protege a mucosa), pode aliviar distensões abdominais, gases, dores de cabeça e gripe. Também previne tosse, asma e ressaca.

Dosagem: de 1 a 2 colheres de sobremesa cheias, picadas ou em infusão.

Observação 1: combina muito com as elaborações salgadas de todas as carnes (especialmente as vermelhas e as de caça), pães (principalmente a tradicional focaccia), aves, leguminosas (eu destacaria o feijão-manteiga e o feijão-preto), molhos, marinadas, vegetais (especialmente abóbora, batata-doce e outras), além de cebola, alho, azeitonas, queijos e tofu. Além disso, combina com frutas como o limão, laranja, tangerina, grapefruit, manga, uva, abacaxi, melancia, pêssego, damasco – e com as oleaginosas e o chocolate (especialmente os de 70% cacau);

Observação 2: sua infusão (popularmente chamada de chá) é digestiva, antiespasmódica e combate as náuseas;

Observação 3: ótimo também para banhos relaxantes.

ALIMENTOS COM ÔMEGA 3

(VER PG. 107)

Alho
(VER PG. 218)

Café
Recomendado por seus efeitos termogênicos pela manhã, o café contribui para a memória e pode evitar comportamentos depressivos nas mulheres. Minha amiga e ultrapraticante do crossfit, Bel Vasconcellos, toma todo dia com óleo de coco ou ghee, e está supersatisfeita com o aporte energético e gasto calórico.

De acordo com o Dr. Lair Ribeiro, pode ser usado na prevenção da doença de Alzheimer e, conforme a Universidade do Sul da Califórnia, o café pode ser um aliado contra o câncer de fígado.

Dosagem: preferencialmente antes do treino, não exceder 100 ml. Evitar à noite – pode provocar agitação – e após as refeições, quando pode atrapalhar a absorção de ferro.

Observação 1: o café pode ser "salpicado" sobre a terra como fertilizante de plantas e pode ser utilizado para eliminar odores indesejados na geladeira (sempre mantenho um pote com furos e o renovo de 3 em 3 meses). As formigas não costumam resistir a ele; coloque no foco do formigueiro e comprove;

Observação 2: não indicado na semana que antecede retiros com práticas espirituais.

Canela
Tem propriedades antioxidantes, anticoagulantes suaves, antivirais, bactericidas, antifúngicas e digestivas (ajuda a eliminar os gases). A canela aumenta a temperatura corporal, acelera a queima de calorias, especialmente na região abdominal, e reduz o índice glicêmico dos preparos – não é de se estranhar que muitas sobremesas levam canela! Ela também estimula a produção de insulina e ajuda a equilibrar os níveis de açúcar no sangue, além de diminuir a compulsão por doces. É, portanto, indicada no caso de diabetes tipo 2. Também reduz os níveis de colesterol ruim e é rica em cálcio, um mineral que comprovadamente ajuda na perda de peso. Se você sofre de pressão alta, não exagere.

Dosagem: no máximo 2 colheres de chá por dia. Em excesso, pode atacar o fígado.

Como usar: seu sabor levemente doce vai bem em chás, café, sucos, frutas cruas ou cozidas (maçã, ameixa, pêssego, pera, banana, abacaxi), chutneys, conservas, molhos, doces, coalhadas, iogurtes, mingaus, pães, bolos, tortas, doces (de preferência, sem açúcar ou adoçados com melado, açúcar demerara, frutas secas ou estévia), marinadas, elaborações com carnes vermelhas e frango. Também combina com pratos das cozinhas africanas, árabes etc.

Observação: 1 grama de canela por dia diluída em água, em jejum, pode baixar em aproximadamente 17% o nível de glicose no sangue, segundo a Universidade Columbia. Sugiro intercalar as infusões de cúrcuma com canela e a água com limão morna em jejum. Esses hábitos simples podem ajudar a promover a saúde e a prevenir desconfortos.

CEBOLA
(VER PG. 219)

CHÁ VERDE
(VER PG. 188)

CRAVO

Potente antioxidante, antisséptico, antifúngico, antibacteriano e germicida, tem um forte sabor doce e amargo, com um toque picante. Pode ser anti-inflamatório, afina o sangue, é indicado nos casos de reumatismo e promove a eliminação de toxinas pelo fígado.

Dor de dente, inflamação nas gengivas ou mau hálito? Faça bochecho com a infusão ou mastigue o cravo. Ele tem propriedades analgésicas e cicatrizantes. O cravo é ótimo para aliviar tosses, bronquites, gases, indigestão, enjoos e vômitos. O óleo essencial pode ser usado para estimular a criatividade.

Dosagem: 1 colher de sopa ao dia (inteiros, em infusões, ou triturados como tempero, em elaborações).

Observação 1: ótimo para temperos, infusões, molhos, chutneys, ingredientes confeitados, frutas cozidas e ao forno, geleias, compotas e conservas, bem como todas as elaborações doces (especialmente com melado e açúcar mascavo). Nos preparos de carnes vermelhas e de caça, marinadas com vinho ou espetados nas cebolas e nos legumes, aromatizando-os;

Observação 2: use com parcimônia, seu sabor é bastante dominante;

Observação 3: mau olhado? Ande sempre na companhia de 3 cravos. Proteção das mais antigas. Funciona? Tem que acreditar. Em caso negativo, no mínimo seus bolsos e bolsas ficarão aromatizados!

Observação 4: seu óleo pode ser usado como cicatrizante em feridas, picadas de insetos, queimaduras etc.

CÚRCUMA
(VER PG. 215)

Curry amarelo

É resultante de uma mistura de temperos e especiarias, como gengibre, coentro, pimentas dedo-de-moça e reino, cominho, mostarda, erva-doce (funcho), cardamomo e forte predominância de cúrcuma ou açafrão-da-terra, que lhe confere a cor amarelada. É digestivo, pode ser um forte aliado no combate à artrite, ao câncer de mama, de próstata e de cólon, e à doença de Alzheimer.

Dosagem: de acordo com o peso de cada pessoa. Geralmente 0,01 grama por quilo. Por exemplo, se eu peso 55 quilos devo consumir aproximadamente 0,55 gramas/dia.

Observação 1: combina muito bem com molhos, pastas e patês, pratos com legumes, carnes, aves, peixes, frutos do mar e até algumas elaborações doces;

Observação 2: o curry vermelho e o verde também são considerados termogênicos, e combinam com camarões, peixes, frango e legumes.

Gengibre

Tem características antidepressivas e dá o maior gás, por ser estimulante físico e cerebral. É o famoso "levanta, sacode a poeira e dá volta por cima". Além de ser bactericida, antifúngico, antisséptico, antioxidante e anti-inflamatório, o gengibre aumenta a imunidade. As células cancerígenas não resistem muito a ele, as insistentes celulites também não – principalmente se consumido em pó. Ele é termogênico, expelindo o frio e ajudando as pessoas focadas em emagrecimento e em queima de gordura.

É um digestivo natural que evita a fermentação e, portanto, a produção de gases; é supereficiente se colocado fresco no cozimento de feijões e em outras elaborações que, para alguns, é indigesta. Combate o enjoo matinal, marítimo ou em viagens terrestres, náuseas pós-anestesias e em grávidas. Atenção, grávidas! Usem gengibre em pó com parcimônia; em doses muito altas pode ser abortivo. Auxilia nos casos de diarreia e vômito.

É altamente recomendado para pessoas que não comem carne vermelha, pois é rico em vitamina B6. Por ter capacidade analgésica, as dores de cabeça, enxaquecas, congestões, gripes, tosses e resfriados também não costumam resistir a ele. Ativa a circulação, ajuda nos casos de artrite e reumatismo e fortalece os tendões. Em algumas pesquisas encontrei registros de que a pele e os cabelos ficam mais saudáveis.

Dosagem: 1 colher de sopa de gengibre ralado ou em lascas, em infusões ou chás.

Observação 1: esse produto pungente, de gosto picante, é um dos mais versáteis, podendo ser usado em sucos, chás gelados ou quentes (um forte candidato a substituir o cafezinho que atrapalha a absorção de ferro quando consumido após as refeições) ou simplesmente em rodelas, aromatizando a água, pois ajuda a produzir sucos gástricos que reduzem as náuseas, tão frequentes em pessoas submetidas à quimio e à radioterapia. Também funciona em smoothies, pastinhas de aperitivo, chutneys, picles, conservas, bolos, caldas, biscoitos, pães, sopas, purês, pratos das cozinhas baiana, peruana (como o ceviche) e asiática (tailandesas, japonesas etc.), pratos de legumes (salteados, refogados etc.), peixes, frango, carnes, saladas e molhos, no preparo de leguminosas (feijão azuki, lentilha, ervilha etc.), sobremesas, marinadas, frutas, salgados etc.;

Observação 2: quando seco, para evitar náuseas, vômitos e diarreias, ½ colher de sopa dissolvida em 1 copo d'água – ajuda a esquentar as extremidades. As infusões de gengibre fresco devem ser fervidas por 10 minutos. Podem ser consumidas geladas;

Observação 3: balas de gengibre com açúcar e chocolate, nem pensar!

Observação 4: quando fresco, os melhores são os firmes, com a casca lisa e poucas fibras. Normalmente tem sabor mais forte e picante que o gengibre seco e é regularmente consumido em lascas finas nos restaurantes de comida asiática, principalmente na japonesa, mas não exagere, pois eles acrescentam vinagre e açúcar;

Observação 5: para dor de cabeça, consuma ½ colher de chá do gengibre em pó, dissolvida em 1 copo d'água;

Observação 6: para aliviar dores e/ou inflamações de garganta, tosse, gripes, resfriados, febres com calafrios, mucos e diarreia, mastigue-o fresco;

Observação 7: o consumo pode ajudar a diminuir a vontade de fumar;

Observação 8: uma ótima opção de lanche da tarde são frutas com um toque de suco de limão-taiti e gengibre ralado;

Observação 9: se estiver "dando um tempo" de bebidas alcoólicas, experimente uma limonada elaborada com água naturalmente gaseificada, gengibre e hortelã. Uma delícia.

GUARANÁ EM PÓ

É um energético natural com alta concentração de cafeína e ação termogênica. Estimula o sistema nervoso central, libera adrenalina e dopamina na corrente sanguínea e dá um "balé" nas fadigas mental e física, aumentando a energia. Além disso, estimula a concentração, é anticancerígeno, digestivo, diurético e combate a flatulência. De 15 a 45 minutos após a ingestão, a cafeína atinge seus níveis máximos e permanece bombando no organismo, no bom sentido, de 3 a 7 horas. O guaraná em pó ajuda a romper as moléculas de gordura, ajudando no emagrecimento e no combate à obesidade. Atenção! Não é indicado para quem tem problemas gastrointestinais ou sofre de hipertensão. Grávidas e mulheres amamentando também não devem consumir.

Durante 15 dias, fiz alguns eventos em que servi um chá detox com guaraná e acabei tomando de dois a três copos por dia. Foi um exagero! Cortou meu apetite, provocou fadiga e gastrite. Segundo Rachel Barros, naturopata expert em medicina chinesa, com quem fiz um curso de seis meses, nem tudo são flores no caso do guaraná. Ele pode ser perigoso por ser um fortíssimo estimulante. O consumo excessivo de estimulantes pode viciar seu corpo, que passará a não funcionar sem eles.

Dizem que é afrodisíaco. Aí é questão de provar e comprovar!

Dosagem: 1 colher de café, 2 vezes ao dia. Não consumir mais que 2 colheres de sopa. É ótimo para se consumir no pré-treino, pela manhã, sobre a banana amassada ou nas massas de crepioca, tapioca etc.

Aplicação: em massas de panquecas, em chás, iogurtes ou coalhadas (adoçar com mel, melado ou estévia), sucos ou água.

Hibisco

O hibisco é antioxidante, antimicrobiano e diurético. Rico em nutrientes como a vitamina C, o cálcio e o magnésio, é considerado um poderoso termogênico, queimando e eliminando calorias. Contribui para as funções intestinais e digestivas, para o controle da pressão arterial e para o equilíbrio dos níveis de colesterol – protegendo as artérias –, além de ter propriedades antioxidantes que retardam o envelhecimento (combate os radicais livres). Ajuda a regular a taxa glicêmica no sangue e auxilia no combate e na prevenção das celulites. Amigas mulheres, o que pode ser melhor que isso?

Dosagem: 1 litro de infusão ao dia pode ajudar no emagrecimento.

Observação 1: pode atacar o estômago, portanto, evite consumir com o estômago vazio;

Observação 2: no lugar de ferver a água, outra opção é deixar de molho 1 punhado de hibisco desidratado (preferencialmente), ou 4 sachês de chá de hibisco durante uma noite, numa jarra com 8 copos d'água. No dia seguinte, tempere com suco de limão a gosto e, caso julgue muito necessário adoçar utilize melado, sucralose ou xilitol – especialmente no caso de diabéticos.

Mostarda (em grãos)

Esse ingrediente da família do repolho é antioxidante e bactericida natural. Tem propriedades desinfetantes e antissépticas, descongestionantes e expectorantes; adeus, sinusite! Ajuda também nos casos de prisão de ventre e de colesterol alto.

Assim como os demais ingredientes termogênicos, acelera o metabolismo e tem o poder de transformar parte das calorias dos alimentos em calor, auxiliando no emagrecimento. Como o wasabi, tem um sabor picante que é sentido na boca, no nariz e nos pulmões. Pode ajudar a prevenir vários tipos de câncer e é indicada para quem sofre de diabetes, principalmente a mostarda em folhas. Porém, um alerta: os que sofrem com a tendência à formação de cálculos renais devem evitar.

Dosagem: 2 colheres de chá da mostarda em grãos, 2 vezes ao dia. O consumo de 1 colher de chá ao dia pode provocar uma redução de até 45% das calorias ingeridas. Se você não tiver em grãos, pode usar uma mostarda de ótima qualidade sem aditivos e conservantes químicos.

Como usar: em elaborações com carnes e aves, tartares, marinadas, molhos (com mel e ervas aromáticas), purês, legumes (batata-doce, abóbora, repolho etc.), saladas, sopas (prefira em grãos), ensopados, refogados, chás (em folhas) etc.

Observação 1: ao esquentar, ela fica menos picante. Em contato com o ar também, portanto, se você for utilizar a mostarda industrializada (efeitos incomparavelmente mais brandos), guarde-a bem fechada na geladeira depois de aberta. Nesse caso, as minhas preferidas são à mostarda de Dijon, a l'ancienne e a roxa;

Observação 2: existem mostardas em sementes pretas, roxas, marrons e brancas/amarelas.

NOZ-MOSCADA

Uma aliada contra a anemia e, como o gengibre, é digestiva, podendo ajudar nos casos de náuseas, enjoos, inchaços, dores abdominais, gases e indigestão.

Observação 1: diarreias de repetição podem ser atenuadas com seu uso. Você pode cozinhar o arroz com a noz-moscada ralada no momento da utilização com ralador fino, se possível cobrindo toda a superfície da água do cozimento. Coloque água em excesso e consuma um pouco desse caldo junto com o arroz;

Observação 2: tem sabor doce e suavemente amargo. É ótima em elaborações doces, com tubérculos, em cremes salgados e doces, molhos, purês, com pratos de legumes e carnes, principalmente no fondue. O clássico molho bechamel leva noz-moscada.

ÓLEO DE CÁRTAMO

Essa gordura de origem vegetal provoca sensação de saciedade e reduz o apetite. É um suplemento alimentar termogênico rico em vitamina E, que promove a queima e a eliminação de gordura corporal e ainda pode aumentar o nível de serotonina – hormônio relacionado à sensação de bem-estar e prazer.

Dosagem: por ser um suplemento termogênico, sugiro consumir conforme prescrição do profissional de sua confiança.

Observação: assim como o café, o chá verde e o guaraná em pó, o óleo de cártamo pode estimular enzimas que talvez provoquem queimação estomacal. Evite o consumo com estômago vazio.

ÓLEO DE COCO PRENSADO A FRIO
(VER PG. 198)

PIMENTA-DO-REINO, CAIENA, MALAGUETA OU DEDO-DE-MOÇA

Com sabor picante, são antioxidantes e bactericidas. Aumentam a temperatura corporal e aceleram o metabolismo, ajudando a queimar gorduras. São ótimas nos casos de tosse, dor de garganta, gripes e resfriados, em especial as pimentas brancas.

Em geral, todas as pimentas são descongestionantes e expectorantes, principalmente a pimenta-do-reino preta. São agentes preventivos da bronquite e do enfisema pulmonar, porque dissolvem a mucosidade nos pulmões. Além disso, diminuem a pressão sanguínea, por promover a vasodilatação, e aliviam a fadiga e os sintomas de histeria, dores de cabeça, na nuca, nas articulações e distensões musculares, pois também têm características analgésicas, principalmente a branca e a páprica picante. A pimenta vermelha, assim como o gengibre e o cravo, tem propriedades anticoagulantes e podem ajudar a prevenir derrames e infartos.

Além disso, as pimentas não atacam o estômago como muitos pensam. Pelo contrário, contribuem para a cura dos tecidos do estômago, prevenindo as úlceras. Auxiliam na digestão – principalmente a pimenta-do-reino preta –, e em clima frio. Contribuem para o controle de verminoses e da glicemia, por isso, podem e devem ser consumidas por diabéticos.

Dosagem: ½ pimenta ou 3 gramas da pimenta em pó ou fresca, 2 vezes ao dia. Molhos de pimenta industrializados e com a presença de vinagre, sódio etc., não entram nessa lista.

Aplicação: em saladas – dedo-de-moça e biquinho ficam uma delícia –, em temperos e em molhos em geral. As pimentas combinam muito bem com queijos, pastinhas de aperitivo, verduras e legumes, sopas e caldos, ensopados, refogados em geral, em feijões, carnes brancas e vermelhas, peixes, frutos do mar, pratos asiáticos, peruanos e da cozinha baiana, geleias, chás, sobremesas como bolos (de chocolate, inclusive, ajudando a regular os picos glicêmicos), e numa infinidade de outras coisas. Prove com sutileza, você vai gostar.

Observação 1: você aumenta as propriedades da pimenta ao usá-la fresca ou ralada no momento do consumo. Para diminuir a pungência, retire as veias centrais e as sementes das pimentas frescas;

Observação 2: para curar a dor de cabeça o ideal é que a pimenta seja inalada. Para dores articulares, o ideal é que seja injetada – consulte um naturopata;

Observação 3: a pimenta-do-reino é conhecida por estimular o apetite e queimar calorias;

Observação 4: funciona como repelente de insetos e contra pragas nas plantações orgânicas;

Observação 5: para fazer sua própria pimenta, cubra com azeite (não muito perfumado) ou um óleo de sabor neutro, como o de girassol. Outra opção é cobri-la com vinagre e sal. Guarde num pote esterilizado (coloque o vidro e a tampa em água fervente por poucos minutos), retire com uma pinça de cozinha e coloque sob panos de prato limpos para secar;

Observação 6: a melhor forma de armazenar é envolvê-la em papel toalha, dentro de um saco plástico, na parte menos fria da geladeira (a parte de baixo);

Observação 7: para aliviar a sensação de ardor na boca, coma uma torrada. Jamais tome água, pois assim seus efeitos podem se espalhar ainda mais.

RAIZ-FORTE, MAIS CONHECIDA COMO WASABI

Assim como o gengibre, é altamente termogênica, ajudando a queimar calorias. A raiz-forte é uma planta rica em vitamina C, que fortalece o sistema imunológico e, por ter forte característica diurética, previne inchaços. Ótima no combate às infecções e desobstruidora das vias respiratórias, é antisséptica e indicada nos casos de prisão de ventre, pois ajuda a soltar o intestino. É indicada nos casos de reumatismo.

A autêntica raiz de wasabi é fresca e deve ser ralada na hora do consumo. As pastas que compramos ou consumimos nos restaurantes são chamadas de wasabi, mas normalmente levam mostarda em pó, amido de milho, corantes verdes e aromatizantes artificiais, podendo não ser tão fortes. Tem parentesco com a mostarda e sabor bastante picante, dependendo da qualidade e do frescor.

Observação: combina muito bem com marinadas, saladas (pepino, rabanete, beterraba etc.) e peixes, especialmente os gordos.

VINAGRE DE MAÇÃ

Como todos os termogênicos, acelera o metabolismo. Além de ajudar o fígado a eliminar toxinas, auxilia a queima de gorduras, principalmente na região abdominal, e ainda por cima é diurético. Promove o equilíbrio dos níveis de açúcar no sangue, prevenindo a diabetes tipo 2. Auxilia no controle da hipertensão e do colesterol e pode aliviar os efeitos do reumatismo. Por ter propriedades antioxidantes, pode retardar o envelhecimento precoce. É antisséptico, antifúngico, antiviral e bactericida. Ajuda na limpeza da pele e de ferimentos.

Aplicação: 1 ½ colher de chá, 2 vezes ao dia, no tempero de saladas, em marinadas, em pães e bolos (aumenta a potência do fermento) etc. Indicado para esportistas no pós-treino, pois contribui para a recuperação muscular e evita as cãibras.

Observação 1: para promover o emagrecimento, consumir ½ copo de vinagre, com a mesma quantidade de água, 30 minutos antes das refeições (atenção, dilua sempre e evite consumir puro para não provocar queimação no estômago). A mesma fórmula funciona para limpar a pele. Para a saúde dos cabelos, borrifar algumas gotas nas pontas;

Observação 2: combinado com o bicarbonato de sódio, pode ser usado como substituto do fermento químico, na mesma proporção. Isto é, 1 colher de sopa de fermento químico = ½ colher de bicarbonato + ½ colher de vinagre de maçã;

Observação 3: no caso de diabetes tipo 2, sugiro cortar a batata yacon em lâminas bem finas e temperar com um molho preparado com 1 colher de sopa de azeite de oliva extravirgem, 2 colheres de sobremesa de vinagre de maçã, 1 colher de sobremesa de missô branco, suco de 1 limão, mostarda e amêndoas a gosto.

Capítulo 13

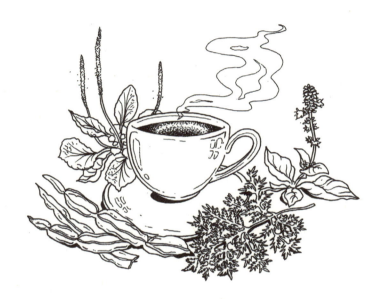

O poder
das ervas e das curas alternativas

> *"A temperança é essa moderação pela qual permanecemos senhores de nossos prazeres, em vez de escravos. É o desfrutar livre e que, por isso, desfruta melhor ainda, pois desfruta também sua própria liberdade."*
>
> André Comte-Sponville

As plantas, as ervas e os alimentos são nossos principais aliados. Espero, sinceramente, que todos façamos cada vez mais uso dessas alternativas.

> **ATENÇÃO!**
> *Nenhum recurso proposto neste capítulo, bem como nos outros deste livro, visam excluir ou anular tratamentos alopáticos e/ou tratamentos médicos especializados.*

FITOTERAPIA

A palavra vem do grego e significa tratamento com vegetais, isto é, tratamento de doenças com plantas medicinais que, do ponto de vista bioenergético, têm princípios ativos eficazes e poderosos que estimulam ou reprimem reações no organismo, cuidando do corpo e da energia vital. Por não utilizar substâncias ativas isoladas, é o método de tratamento mais natural que existe. Assim como nós, as plantas são filhas da sagrada Mãe Terra – *Pachamama*. Nós e o ecossistema somos um corpo energético e, por isso, co-criadores da nossa realidade.

Na Antiguidade, muitas civilizações, inclusive o pai da medicina e brilhante médico, Hipócrates, já fazia uso desse tipo de medicina. Entretanto, e como sempre gosto de lembrar, é necessário o acompanhamento de um profissional experiente. Por ser uma alternativa natural, é fundamental que a dosagem e a periodicidade sejam bem receitadas e seguidas à risca. Caso contrário, poderá ser inútil ou causar efeitos inesperados.

Homeopatia

Essa ciência foi criada pelo alemão Samuel Hahnemann, em 1796, e introduzida no Brasil por Benoît Mure, em 1840. A homeopatia compreende a totalidade sintomática do paciente, enxergando-o com suas particularidades e não apenas pelo ponto de vista da doença. Trata-se um método que visa o equilíbrio físico e emocional, evitando efeitos colaterais.

Nele são utilizados medicamentos extraídos da natureza em formatos farmacêuticos de glóbulos, tabletes, papéis, comprimidos e gotas. Essa medicina está baseada na lei dos semelhantes de Hipócrates, que diz que os semelhantes se curam pelos semelhantes, "o que provoca febre num ser humano é a cura para um ser humano que tem febre". Todas as substâncias que provocam sintomas também podem curar os sintomas que são capazes de produzir. Pessoalmente, sou fã dessa medicina, pelo fato de não me causar efeitos colaterais, e a utilizo há muito tempo.

Observação 1: os medicamentos devem ir direto da embalagem à boca, sem contato com as mãos. Coloque os glóbulos na tampa do pote e em seguida leve à boca, sem encostar neles. Os medicamentos fornecidos em papéis também devem ser ingeridos diretamente. Procure mantê-los sempre ao abrigo da luz, calor, umidade e radiação emitida por alguns aparelhos;

Observação 2: no livro *Organon da arte de curar*, Hahnemann foi o primeiro a citar a valiosa ajuda dos passes espirituais nos mais variados procedimentos médicos e processos de cura, e a importância de tratar o paciente para que ele seja capaz de despertar para a nobre missão pela qual veio ao mundo, ativando o poder da sua energia pessoal, seu darma pessoal.

Acupuntura

Tratamento milenar da medicina chinesa. O objetivo é equilibrar e restaurar todas as conexões do corpo por meio dos pontos de acupuntura, que são acionados com agulhas para recuperar a saúde do corpo físico, emocional e mental. Reforça a imunidade e regula o apetite, podendo ajudar a reduzi-lo. Recomendo para absolutamente todas as queixas; sempre me ajudou.

Terapia com argila e carvão vegetal

O carvão e as argilas, sempre quando extraídos de lugares limpos (sem aterro, química e resíduos, quando absorvem substâncias tóxicas e venenosas), são utilizados para fins medicinais. A argila mais utilizada é a dolomita, que pode ser verde (alívio de dores e reconstituição de tecidos e inflamações nos órgãos), branca (pele e acne) e rosa (uso cosmético). A argila é rica em minerais com alto poder terapêutico.

Os cataplasmas são ótimos condutores de temperatura e são muito fáceis de fazer: é só juntar argila com água e fazer uma massinha com consistência cremosa o suficiente para você conseguir espalhar sobre o local, sem escorrer. Em seguida, coloca-se um pano embebido com água quente por cinco minutos sobre o local e retira-se quando já estiver frio. Deve-se lavar apenas no dia seguinte, evitando molhar o local e retirando o excesso com um pano seco. Sylvia Rodrigues, especialista em fitoterapia, chás medicinais e farmácia, recomenda o uso dessa terapia no máximo duas vezes ao dia.

Os cataplasmas são absorvidos pelos poros, penetrando na membrana celular, podendo ter efeitos analgésicos e cicatrizantes. Ajudam nos casos de doenças estomacais, quadros alérgicos ou inflamatórios (inclusive acne e celulite), regiões com abscessos, tumores, TPM e cólicas, dores articulares e reumáticas, e outros. Ao colocar o cataplasma, você será capaz de identificar o local exato da inflamação – a região que estiver inflamada não secará. Essa prática, como todas as outras, deve ser realizada sob a supervisão de profissionais. Mesmo assim, não costuma ter efeitos colaterais.

O carvão é capaz de combater a diarreia e os gases, quando ingerido em pó com água ou em cápsulas. Como emplastro, pode ser utilizado para aliviar machucados, dores, inflamações e picadas de insetos e de animais venenosos.

TERAPIA FLORAL

Essa terapia, reconhecida em 1976 pela Organização Mundial de Saúde, teve como precursor o inglês Edward Bach, que tinha por objetivo democratizar e dignificar a medicina. Os florais são elaborados a partir de flores e seu conteúdo energético. São substâncias líquidas que devem ser diluídas e conservadas em conhaque de uvas com baixo teor alcoólico. Essa terapia leva em consideração o contexto da unicidade e da integralidade, visando o equilíbrio e o bem-estar físico, mental, emocional e espiritual, sem criar dependência, sem contraindicações e sem excluir nenhum tratamento de medicina tradicional (podendo ser complementar).

Atualmente faço uso da linha de florais do terapeuta Joel Aleixo, desenvolvida artesanalmente a partir da energia viva das flores brasileiras presentes na Mata Atlântica e dos princípios milenares da alquimia e da astrologia antiga, aplicados desde o plantio até a finalização da elaboração. Cada flor tem uma vibração energética; as cores presentes na aura de cada uma delas se relacionam aos nossos chacras e às suas cores correspondentes, atuando no equilíbrio vibracional dos corpos sutis e físicos, com foco não só nos sintomas, mas na origem deles. Os sintomas são as mensagens mais expressivas do corpo e da alma e, em vez de acobertá-los, os florais promovem nossa conscientização dos mesmos. Promovem também um desprendimento de padrões pessoais que já não são necessários, aumentando as potencialidades de cada indivíduo e fortalecendo-o, para que cada um consiga lidar melhor com o sofrimento e suas causas.

Observação: recomenda-se tomar no máximo 3 florais ao mesmo tempo ou segundo prescrição do seu terapeuta.

ÓLEOS ESSENCIAIS

São elaborados com a utilização de ervas aromáticas ou de plantas com bases vegetais e ativos nobres, por meio da destilação a vapor ou extração a frio, o que permite a concentração e a manutenção dos princípios ativos e das propriedades terapêuticas. Eles devem ser 100% orgânicos e puros. Alguns podem ser ingeridos e outros são usados apenas para inalação, aromatização em sprays, compressas, massagens, banhos, escalda-pés e outros.

Sylvia Rodrigues, estudiosa e consultora deste capítulo, me explicou não ser muito a favor dos difusores, já que a água pode evaporar completamente, exalando o aroma de óleo essencial queimado. Para aplicá-lo sobre a pele o ideal é diluir 10 gotas de óleo vegetal (de amêndoa, uva, girassol e outros) com 1 gota de óleo essencial. O óleo vegetal protege a pele e não é absorvido. A única exceção diz respeito ao *tea tree oil*, que pode ser aplicado diretamente na pele e nas mucosas – já utilizei para diversos fins, como prevenir odores indesejados nas axilas, sintomas de candidíase etc. Trata-se de um poderoso antifúngico e bactericida.

Costumo aplicar os óleos essenciais nos pulsos e nas têmporas e sinto os benefícios imediatamente. Para tomar, coloque 2 gotas em 2 dedos de água, no máximo três vezes ao dia. Nos casos de ingestão por via oral, normalmente consumo 2 gotas em ½ copo de água ou segundo indicação.

MASSAGEM OU MASSOTERAPIA

A massagem é uma técnica utilizada há milênios e por muitas civilizações que utiliza o toque e/ou instrumentos e movimentos. Entretanto, foi Hipócrates o primeiro médico a relatar suas vantagens medicinais e a utilizá-la como ferramenta terapêutica.

São inúmeros os benefícios relatados, que promovem o bem-estar físico, emocional e mental. A massagem melhora a oxigenação celular e dos tecidos, a circulação sanguínea, é diurética, garante o bom funcionamento intestinal, o trânsito dos nutrientes e a eliminação de toxinas, melhorando a qualidade do sistema imunológico e prevenindo doenças. Funciona como ótimo relaxante muscular e beneficia o movimento das articulações. Ajuda a diminuir a produção dos hormônios relacionados ao estresse e a aumentar a produção de substâncias responsáveis pelas sensações de prazer. Ela contribui positivamente para a concentração, para a memória e para a criatividade, sem falar que estimula o rejuvenescimento da pele e ajuda a eliminar o aspecto de casca de laranja e as indesejadas celulites.

Podem ser feitas com gorduras (como a manteiga ghee), óleos essenciais, cremes, chocolate, mel, velas, pedras quentes e outros, com ou sem a ajuda de aparelhos/instrumentos, com emprego ou não de contraste de temperatura, para aumentar os benefícios. Existem vários tipos, mas destaco algumas:

Ayurvédica

Técnica indiana com toques fortes e suaves dos cotovelos, pés e mãos, com alongamentos e movimentos que o terapeuta utiliza para estimular a eliminação de toxinas, o realinhamento energético e postural, o desbloqueio de tensões (inclusive crônicas) etc. Além dessa, existem muitas outras massagens que são aplicadas na medicina ayurvédica, abhyanga (com óleos e ideal para promover o equilíbrio de mente, corpo e energia), udwartana-garshana (a seco, indicada para emagrecimento), Kalari (realizada com os pés e as mãos e ajuda a equilibrar os Nadis, canais energéticos do corpo), shantala (criada para bebês e criança de, até oito anos de idade). Utiliza óleos vegetais como amêndoas e uva e pode ser aplicada por pais, parentes, terapeutas ou qualquer pessoa disposta a doar amor através de movimentos suaves. Não é indicada antes do primeiro mês, pois os chacras ainda não estão formados. Outra técnica conhecida é a shirodhara, feito com óleo específico para o paciente sobre a testa e a cabeça, visando o relaxamento profundo.

Shiatsu

É uma técnica chinesa que visa equilibrar os canais energéticos por meio da pressão dos dedos e das palmas das mãos. Pode ajudar o corpo a criar uma resistência natural e a atuar na cura de alguns distúrbios e patologias. O shiatsu não é recomendado para quem sofre de alergia crônica.

Drenagem linfática

Ativa os linfos e a circulação, eliminando toxinas, retenção de líquidos e celulites. Muito indicado no período da gestação e para pessoas em busca do emagrecimento.

Massagens desportivas

Basicamente, têm foco no relaxamento dos grupos musculares e na recuperação física. A sueca tem influências romana e chinesa, com aplicação de toques vigorosos – mais fortes ou mais leves –, com deslizamentos longos, fricção e pressão. Como todas, promove a circulação, a eliminação de toxinas e substâncias que provocam bloqueios e dores articulares, e um profundo relaxamento muscular, sendo muito utilizada por atletas – é uma das minhas preferidas.

Reflexologia

Estimula os pontos energéticos do pé e suas inúmeras terminações nervosas, diretamente conectadas aos órgãos, sistemas e glândulas do corpo.

Watsu

Sofre influências do zen-shiatsu e é realizado em piscinas com a temperatura em torno dos 35ºC, aproveitando o movimento antigravitacional do corpo com o suporte e o direcionamento do terapeuta, que utiliza movimentos – com emprego opcional de luz e música –, que proporcionam um profundo estado de relaxamento, além de todos os outros efeitos das demais práticas aqui sugeridas. Sou muito fã dessa prática.

Massagem com bambu

É altamente energética e teve seu berço na França. Pode dispensar o uso de gorduras ou cremes e combina técnicas da reflexologia, drenagem linfática, shiatsu e outras. Nela, o bambu, aquecido ou não, funciona como extensão dos dedos do terapeuta, modelando, drenando, revitalizando e proporcionando, ainda, um lifting facial.

Além dessas, existem muitas outras: holística, intuitiva, aromaterapêutica, neuromuscular, bioprânica, biodinâmica, bioenergética, geotermal japonesa, lipomodelagem, quiromassagem, tibetana, havaiana lomi lomi etc.

Observação: em estados febris, quadros inflamatórios, infecciosos e em casos de gripes ou resfriados, a prática de massagens normalmente não é indicada. Pacientes com câncer jamais devem fazer massagens, pois podem, **de alguma forma**, contribuir para a expansão das células patogênicas.

Leitura corporal

Por meio dessa técnica, é possível identificar no corpo as emoções e os processos psíquicos da pessoa. O corpo é visto como um registro e é capaz de informar as disfunções metabólicas, o estado de saúde e os desequilíbrios energéticos, promovendo o autoconhecimento, a liberação de bloqueios e a evolução pessoal.

De acordo com a professora Nereida Vilela: "Para a leitura corporal, nutrir-se é permitir-se a aquisição e o experimento daquilo que se reconhece como necessário para si. De todas as maneiras que possam ser consumidos e utilizados, os alimentos oferecem elementos que sustentam o nosso desenvolvimento biopsíquico. Seus princípios ativam as três forças de formação do Eu: Ânimo (princípio da Manifestação, da representação da vida no plano material), Animus (princípio masculino gerador da forma) e Anima (princípio feminino nutriente e mantenedor)."

Iridologia

Esse é o método e a ciência que contempla a análise da íris, que armazena informações sobre nosso estado interno e nossa personalidade. A partir da íris é possível identificar deficiências nutricionais, inflamações dos tecidos do corpo e o estágio em que se encontram. O método é capaz de revelar áreas débeis de cada indivíduo e órgãos que sofrem maior sensibilização e fraqueza. São avaliadas as capacidades de absorção, de processamento dos alimentos e de eliminação de resíduos tóxicos. Desse modo, a prevenção e as curas de patologias acontecem naturalmente.

Osteopatia

O norte-americano Andrew Still desenvolveu essa ciência que envolve anatomia e fisiologia. Por meio dela o profissional entende o corpo como um todo e é capaz de diagnosticar e manipular as causas de disfunções físicas – musculares, ósseas, articulares, respiratórias, circulatórias, digestivas etc. –, liberando bloqueios e restabelecendo o equilíbrio dos tecidos e dos fluidos corporais.

Terapia real ou urinoterapia

Há sete mil anos já se fazia uso dessa terapia que, na Alemanha, deu origem à homeopatia. Foi criada com base na reingestão da própria urina para metabolização das causas dos desconfortos e/ou patologias. Como se fosse uma vacina.

A urina é antibacteriana, funciona como analgésico e antibiótico e gera anticorpos contra alergias e picadas de insetos. Ajuda o corpo a aproveitar melhor as proteínas (para formação muscular etc.), e a eliminar gordura, metais pesados, resíduos e toxinas, criando defesas e fortalecendo o sistema imunológico. Isso evita a proliferação de células patogênicas, tornando a urina uma inimiga do câncer, segundo pesquisa da Universidade de Kyoto, de 1971. E tem mais! Acredite você ou não, ela promove a desobstrução das artérias, é rica em nutrientes como cálcio e, segundo estudos, ajuda a regularizar o ciclo menstrual, promovendo a fertilidade nas mulheres e aumentando a testosterona nos homens. Assim como no soro do sangue, ela tem o DNA de cada um impresso e funciona como método de aceitação, aumento da autoestima, exclusão do medo e do sentimento de rejeição.

A urina também é indicada para as queimaduras de água-viva, mordidas de cobra e de tubarão, picadas de insetos (uso tópico), e também pode ser ingerida antes que você tome o medicamento apropriado. Indicada também nos casos de alergias, acne, celulites etc., curando de dentro para fora. A título de curiosidade, e usando a natureza e sua suprema sabedoria como exemplo, os animais tomam sua própria urina quando estão doentes.

Como funciona?

Ingerir a primeira urina depois das 4 da manhã, em jejum. Desprezar o primeiro jato e encher um copo de vidro com 3 dedos do xixi (esta é a quantidade regularmente recomendada para maior efetividade mas, para enfermidades crônicas, é mais bem mais alta, podendo chegar a 1 litro). Os alemães a usam dinamizada – colocam-na num vidro de cor âmbar (como esses onde se colocam florais), tampam e sacodem 60 vezes com a mão direita e 60 com a mão esquerda, e depois tomam, aumentando o princípio ativo de imunização.

Quando fiz uso dessa terapia, um mês antes de viajar e durante todos os 28 dias que estive no Ashram Oneness University, na Índia, realizando processos espirituais, tomei sem dinamizar. Mesmo assim funcionou, e muito bem. Em um grupo de mais de 60 pessoas fui a única a não ter diarreia, não adoecendo uma vez sequer e, o mais importante, sendo pouco assediada pelos mosquitos – juro que eu não cheirava a xixi.

Excesso de carne vermelha, de crustáceos e de produtos industrializados, por exemplo, amargam e causam cheiro forte à urina, por isso procure evitar todos os "vilões" durante esse período de terapia. O álcool adoça a urina. Entretanto, infelizmente, não basta ingerir apenas um dia.

Observação 1: não é indicada para pessoas com marca-passo, implantes, cirrose ou infecção urinária;

Observação 2: recomenda-se a ingestão imediatamente após urinar;

Observação 3: é natural que, durante esse período, o corpo expulse toxinas e reaja com alguns sintomas como diarreia, erupções cutâneas, secreções etc. Isso faz parte do processo de limpeza;

Observação 4: durante um período de jejum, ou logo antes deste, essa terapia pode e deve ajudar;

Observação 5: a urina também pode contribuir para a atividade de algumas enzimas, contribuindo para o bom funcionamento digestório.

AYURVEDA

Conforme a tradução do sânscrito, o significado de ayurveda é "a ciência da vida". A medicina e a alimentação ayurvedas levam em consideração as necessidades e o funcionamento de cada corpo, individualmente, dentro de suas doshas ou categorias (Vata, Pitta e Kapha), de acordo com os alimentos adequados para cada estação do ano. Para a medicina ayurvédica, a alimentação e as características naturais dos alimentos – doce, salgado, picante, amargo, ácido e adstringente – são altamente relevantes, e o estilo de vida é um método preventivo no tratamento de doenças, promovendo a digestão, a absorção e a assimilação apropriadas dos pensamentos, das emoções e dos nutrientes, e a correta eliminação das toxinas, naturalmente.

Por ser um instrumento perfeito, o corpo bem nutrido – com a alimentação adequada dos nossos vários "corpos", e práticas como ioga, exercícios respiratórios, meditações, relaxamento, descanso, massagens com gorduras, alimentos saudáveis (com consumo de especiarias e ervas medicinais), bons pensamentos e práticas espirituais que liberam cargas – determina o perfeito desempenho das funções essenciais das células necessárias ao perfeito equilíbrio e harmonia do organismo em direção à uma existência 100% fluida e saudável.

Alimentação Macrobiótica

George Oshawa foi o grande divulgador no Ocidente dessa alimentação resultante da filosofia e da medicina orientais, e Tomio Kikuchi foi o maior responsável pela importação da macrobiótica do Japão para o Brasil.

O grande boom da **macrô**, como muitos a chamam, foi na década de 1970, e até hoje tenho alguns amigos que são fãs incondicionais.

Os grandes protagonistas são o arroz integral e outros cereais integrais, verduras, legumes, missô, gersal, feijão azuki e outras leguminosas, raízes, algas, ameixa umeboshi, cogumelos, alimentos fermentados, chá verde e banchá, peixe (com exceção dos de couro e alguns de água doce), frutas locais, oleaginosas (no máximo três vezes na semana, também em pouca quantidade). Esses alimentos não têm gorduras saturadas, são pouco calóricos e ricos em fibras. São tidos como preventivos e curativos quando combinados com bom senso e de acordo com as características e demanda de cada indivíduo – em constante movimento, com circunstâncias e ambiente externo próprios – e as características yin-yang de cada alimento, em relação a uns com os outros. Ela tem como fundamento a dualidade entre essas duas energias opostas e complementares, visando o equilíbrio entre elas para a promoção da felicidade por meio da harmonia e da saúde – física, mental e espiritual.

O médico Elias Mutchnik é um fervoroso seguidor de Henrique Smith, sobrevivente de câncer que escreveu o livro *Macrobiótica Zen para o Brasil* – que eu superindico para os interessados nesse estilo de vida baseado no equilíbrio e nutrição balanceados. Essa alimentação pode ajudar a limpar o sangue – xô, câncer e outras doenças –, reduzir o colesterol ruim, a pressão alta, os riscos de doenças cardíacas, diabetes, obesidade, alergias, distúrbios intestinais e renais, depressão etc. É bastante energética e ajuda a manter a forma. Contudo, como em todas as práticas, destaco que o radicalismo não é uma opção e a mastigação, uma obrigação.

Observação: os alimentos vilões (VER CAPÍTULO 7, PG. 114) devem ser evitados, assim como os condimentos picantes. Para adoçar, utilize frutas, como a ameixa seca e xaropes de cevada ou de arroz – ainda não são muito fáceis de achar aqui no Brasil. Para salgar, sal marinho com parcimônia, gersal ou tamari (molho shoyu sem glúten). Água em temperatura ambiente e só quando houver sede. Sopas ou caldos antes das refeições são recomendados para ativar o fogo digestivo, aumentar a circulação e contribuir para a melhor absorção dos nutrientes já que ajudam, também, a romper as moléculas dos alimentos.

CHÁS E INFUSÕES

Os chás e as infusões são as bebidas mais tomadas no mundo depois da água, e a qualidade dessa última vai influenciar decisivamente no resultado final da elaboração (VER PG. 89). Na Europa, por exemplo, é importantíssimo o uso de água mineral.

A água nunca deve superar 100°C, pois os ingredientes com que estamos trabalhando têm aromas e sabores que podem se perder, assim como os óleos essenciais, que são voláteis.

Os tratamentos baseados na ingestão de chás e infusões devem durar de cinco a, no máximo, dez dias, pois, segundo Sylvia Rodrigues, baseada na já comentada lei dos semelhantes, não se deve repetir a ingestão do mesmo chá por muitos dias seguidos, o que pode acabar induzindo sintomas. Entre uma ingestão contínua e outra (se for o caso), recomenda-se uma pausa de dez dias.

COMO PREPARAR CHÁS E INFUSÕES

Em geral, a quantidade recomendada e mais utilizada de ervas em relação à quantidade de água é de 20 gramas por litro. Chás e ervas mais "fracas" podem demandar 30 a 40 gramas por litro. O tempo de infusão – sempre coberta com um pires ou com a tampa da panela para não perder aroma, sabor, princípios ativos e propriedades terapêuticas – varia de acordo com as espécies vegetais a serem utilizadas e as características de cada uma (fermentação, secagem etc.).

Se forem utilizadas plantas, cascas de frutas e ervas frescas, é importante deixar acalmar um pouco a temperatura da fervura – por volta de 85 a 90°C, quando a água já não queima seu dedo –, deixar em infusão por 1 minuto e coar. Ramos, folhas e flores secas como a flor de camomila ou a folha de sálvia seca devem ser deixados em infusão por 2 a 3 minutos e coados antes de servir. Se estamos falando de sementes, como a erva-doce, a canela em pau e o anis-estrelado, 4 minutos na mesma temperatura é o ideal. Os sachês, mais comumente utilizados, devem ficar por no máximo 3 minutos e retirados em seguida. Jamais pressione-os contra a colher ou a xícara, e nunca os utilize mais de uma vez.

O chá branco tem a folha muito dura, portanto o ideal é deixar em infusão por 4 minutos. Já o chá verde é diferente, por ter as folhas mais abertas e sabor mais pronunciado, o tempo de infusão não deve superar os 30 segundos, sob o risco de ficar com gosto demasiado amargo. Eu procuro sempre fazer em pequenas quantidades para evitar a fermentação.

Os recipientes mais indicados são os de vidro, de barro ou de louça – sem revestimento; os de alumínio ou ferro podem soltar resíduos, por isso não são recomendados. Se quero fazer infusões ou chá gelados, guardo na geladeira em jarra com tampa, preferencialmente de vidro (ciente de que o sabor se perderá gradativamente).

Existem algumas outras formas de trabalhar as ervas e as plantas medicinais. A maceração, por exemplo, é muito utilizada para ervas ou plantas de sabor amargo e forte, pois, ao não serem submetidas ao contato com a água quente, não soltam o tanino e conservam melhor as propriedades terapêuticas. As plantas e as ervas frescas são rasgadas com as mãos, socadas com a ajuda de um pilão ou outro utensílio. Em seguida, são transferidas para um vidro fumê, ao abrigo da luz, e ficam macerando em álcool, de preferência de cereais ou de cana. Se forem flores, brotos e folhas podem macerar por 10 horas; já as partes mais firmes das plantas, como os talos, caules, raízes, sementes e cascas, devem ser cortados em pedaços menores para liberarem mais facilmente os princípios ativos, e devem ficar macerando por 24 horas. Segundo o teor de concentração desejado, a maceração pode ser feita por 10 a 15 dias. O processo da decocção, normalmente utilizado para partes mais rígidas, secas e firmes, começa a partir da água fria, já com as ervas submersas, em fogo alto, com tempo de fervura por volta de 5 a 20 minutos e descanso por alguns instantes antes do consumo. Quando esse procedimento é realizado com flores, folhas e brotos, não se recomenda a fervura por mais de 10 minutos.

Outra forma de preparação envolve ervas e plantas inteiras. Se a fervura for em fogo brando, deve ser por pelo menos 30 minutos, acrescentando-se as ervas até que seja extraído todo o "suco", isto é, até ficar com a cor e o aroma da substância utilizada. Os franceses costumam ferver os vinhos, branco ou tinto, de 30 segundos a 2 minutos, de acordo com o órgão a ser tratado – rim ou fígado, respectivamente. Após esfriarem, deixe macerar em contato com esse solvente, por tempo e temperatura variável, em vidro fumê e ao abrigo da luz. Nesse caso, salvo variações, a dosagem normalmente consumida é de 10 gotas dissolvidas em 250ml de água. Esse método, quando em frio, também pode ser elaborado com álcool de cereais ou vinagre. Alguns chegam a dar uma fervura leve no álcool – nesse caso, destampado e ainda sem as plantas/substâncias terapêuticas.

Observação: via de regra, as fervuras e as infusões devem ser sempre tampadas e podem ser usadas em escalda-pés, banhos e banhos de assento, ou consumidas em gotas, conforme indicação.

Importante: com toda humildade do mundo, no momento da preparação de chás, infusões, emplastros e tratamentos fitoterápicos, ore e coloque a intenção de cura segundo o merecimento de quem for receber.

• • •

"A fé e o amor adicionados à energia vegetal são instrumentos indispensáveis para começarmos nossa reforma interior. Esse é o primeiro caminho em direção à cura."

Fernando Fratane

Observação 1: a arnica é um remédio para todos os males, por isso pode estar em todas as composições. Normalmente a arnica D3 é utilizada para o físico e a CH para o emocional. Mas, atenção, aproximadamente 1% da população tem alergia a ela. As dosagens da arnica, bem como das infusões, chás etc., devem ser prescritas por um profissional confiável da área de saúde;
Observação 2: os chás e as infusões também podem ser usados como substitutos da água em massas, bolos, sucos e outros;
Observação 3: se você ainda não domina o preparo, o ideal é não misturar mais de 2 ou 3 tipos de ervas ou plantas no mesmo chá ou infusão, respeitando as categorias de cada uma (frescas ou secas etc.);
Observação 4: normalmente a indicação é tomar 4 xícaras ao dia, mas consulte seu especialista. Nos tratamentos alternativos e fitoterápicos, a dosagem e a periodicidade são de fundamental importância. As informações aqui oferecidas funcionam apenas como sugestões que não pretendem desrespeitar a subjetividade do organismo de cada um.

MAIOR EFICÁCIA DOS EFEITOS DAS ERVAS SEGUNDO AS ATIVIDADES DOS ÓRGÃOS

Fígado (1 às 3 horas) e **vesícula** (23 à 1 hora)
Pulmão (3 às 5 horas)
Intestino grosso (5 às 7 horas)
Estômago (7 às 9 horas), **baço e pâncreas** (9 às 11 horas)
Coração/pressão alta (11 às 13 horas)
Intestino delgado (13 às 15 horas)
Bexiga (15 às 17 horas)
Rins (17 às 19 horas)
Circulação (19 às 21 horas)
Sistemas respiratório, digestivo e excretor (21 às 23 horas)

ERVAS, FLORES E PLANTAS, E SEUS POSSÍVEIS BENEFÍCIOS

Autoconfiança: jasmim.
Autocrítica/autoestima/medo: infusão de bergamota, alecrim.
Acne e beleza da pele: violeta (infusão das flores), amor-perfeito (infusão das folhas e flores; fazer compressas locais com a mesma infusão), tanchagem (infusão das folhas ou cataplasma das folhas socadas com mel), estévia (infusão das folhas), babosa (passar o gel nas manchas a noite), *tea tree oil* (passar diretamente).
Alergias respiratórias: guaco, hortelã e alfavaca.
Asma: alface, cominho, hortelã, gengibre (raiz), couve (infusão das folhas, adoçar com mel).

Analgésico: arnica, colônia, novalgina, hortelã.
Anemia: chapéu-de-couro, artemísia, agrião e carqueja (infusão das folhas).
Ansiedade/angústia: jasmim.
Anti-inflamatório: arnica, colônia, manjericão, macaé e camomila.
Articulação e queixas osteopáticas: arnica, erva-baleeira e caroço de abacate (uso externo – emplastro).
Azia: espinheira-santa.
Bronquite: infusão das folhas de couve (adoçadas com estévia ou mel), guaco (chá das folhas com mel), tinhorão roxo (cortar 7 rodelas do caule, fazer um patuá e pendurar no pescoço), gengibre (infusão da raiz), capim-limão, alecrim, erva-doce e sementes de cominho.
Boca e garganta (inflamações): romã (casca da fruta), guaco, chá verde.
Cãibra: alfazema (infusão das folhas).
Calmante: alfavaca, alface, erva-cidreira, camomila, capim-limão/capim-santo (a partir da segunda xícara pode ser estimulante), hortelã.
Câncer: tanchagem e outras ervas aromáticas como a salsa, o alecrim, o orégano fresco, o manjericão etc.
Cansaço e fraqueza: ora-pro-nóbis, alecrim, lavanda (infusão e óleo essencial).
Cicatrizante: alho, estévia, boldo e malva (infusão ou emplastro com a infusão), tintura de arnica, emplastro com o gel da babosa.
Circulação (tônico das funções circulatórias): laranja-da-terra, artemísia e carqueja.
Cólica: artemísia, cidreira, hortelã (cólica hepática), funcho e anis, bolsa térmica de sementes de linhaça – você mesmo pode confeccionar: 1 saquinho de 15 x 30cm de algodão 100% com 1 copo de linhaça marrom e 1 copo de flores de camomila seca, desde que não fique muito cheio, costurado. Borrifar ligeiramente com água e envolver em papel manteiga, colocando sobre um pirex e aquecer em forno baixo por aproximadamente 10 minutos. Colocar no local repetidamente até provocar o alívio desejado.
Colesterol: jamelão, cana-do-brejo, macaé e chapéu-de-couro.
Consciência e meditação: pu-erh.
Contusões: arnica na dose prescrita no rótulo.
Depressão: couve (chá das folhas), erva-de-são-joão, sete-sangrias, jasmim, alecrim, artemísia, manjericão (mastigar 3 folhas de manhã e 3 à tarde por 7 dias, fazer uma pausa de alguns dias e repetir) e goji berry.
Depurativas: sete-sangrias, dente-de-leão, chapéu-de-couro, picão, avenca, tanchagem, camomila, carqueja, cebolinha verde (da parte branca), cavalinha, arnica (tomar a tintura conforme indicado no rótulo ou prescrição).

Descongestionante: hortelã.
Desinfetante de ferimentos: carqueja.
Desordens menstruais: artemísia.
Diabetes/diminuição do açúcar no sangue: carqueja, dente-de-leão, chá verde, macaé e jamelão.
Diarreia: macaé, goiaba (folha), artemísia, alecrim, erva-doce, hortelã, romã, camomila, missô. Evitar mel.
Digestivo: anis, erva-doce, espinheira-santa, boldo, sálvia, erva-cidreira, camomila, alecrim, gengibre, louro, carqueja, hortelã, dente-de-leão, pu-erh e capim-limão.
Diurético: alfavaca, cavalinha, dente-de-leão, carqueja, erva-cidreira, erva-doce, hibisco (evitar excesso, para não perder minerais), erva mate, capim-limão e aipo.
Dor de cabeça: picão, alecrim, hortelã, manjericão.
Emagrecedor: jamelão, carqueja (20 minutos antes de comer ou 1 hora depois), chá das raízes de salsa em jejum, chapéu-de-couro, cavalinha, jiló (infusão da casca).
Enjoos: boldo (quem sofre de problemas oculares, como catarata, deve evitá-lo), macerar 20 gramas das folhas e acrescentar 250ml de água; não tomar mais de 2 vezes ao dia. E também: gengibre e erva-doce.
Problemas no estômago (dor, inflamação, acidez): boldo e espinheira-santa.
Estresse: hortelã miúda, erva-cidreira, lavanda, malva, camomila (infusão das folhas e flores), alface (chá dos talos à noite antes de deitar-se, tomar morno, adoçado com 1 colher de mel), alfavaca (chá das folhas e sementes, fazer gargarejos 4 vezes ao dia).
Estimulante sexual: marapuama, canela, jasmim, guaraná em pó e goji berry.
Expectorante: manjericão, alfavaca, artemísia, hortelã, maçã (4 maçãs para 1 litro de água, descascar e retirar os caroços, cortar em pedaços e ferver por 10 minutos; retirar as maçãs e tomar 1 xícara 2 vezes ao dia, quente e adoçado com mel), gargarejo de água morna com limão e sal.
Fadiga: tília e lavanda/alfazema.
Febre: sabugueiro.
Fígado: picão, erva-macaé, beterraba (casca), carqueja e boldo.
Foco: hortelã e alfavaca.
Garganta (inflamações etc.): boldo, romã, tanchagem, alfavaca (infusão das folhas e gargarejos), gargarejo de água morna com limão e sal.
Gases: funcho (todas as partes), erva-doce (infusão das sementes), espinheira-santa e alecrim.
Gastrite: espinheira-santa, alfavaca e bardana (infusão da raiz), dente-de-leão.

Gripes e resfriados: capim-limão, erva-cidreira, alho, hortelã, zimbro (infusão das sementes), guaco (infusão das folhas e raízes, adoçado com mel).

Hemorroida e furúnculo: babosa (congelar o galho em pedaços, retirar a casca e fazer um supositório natural, inserindo-o ainda congelado), alecrim, boldo, chicória (banho de assento), camomila e carqueja (infusão combinada, 1 xícara após o almoço).

Herpes: romã (chá da casca), *tea tree oil* (passar localmente e compressas), chá verde e emplastro de argila com chá verde.

Hipertireoidismo: erva-cidreira.

Impotência sexual: catuaba, ginseng, cipó-mil-homens, cravo-da-índia e alecrim.

Imunidade: beldroega, saião, gel de babosa (aloe vera) e cactos (folha oval ou redonda, retirar os espinhos e fazer a infusão).

Inchaço: cana-do-brejo, artemisia (infusão das folhas, flores e raízes).

Insônia: cidreira (infusão das folhas e raízes), camomila (infusão das folhas), tília, jasmim, capim-limão (mais de uma dose pode fazer o efeito inverso); evitar hortelã à noite.

Leite materno: erva-doce, erva mate, anis e funcho; evitar hortelã.

Mau hálito: anis, cravo, espinheira-santa e carqueja (10 gramas para 1 litro de água; bochechar ao menos 3 vezes ao dia).

Memória: alfavaca, alecrim e hortelã.

Menopausa: laranja-da-terra, artemísia, jasmim, sálvia, cidreira e amora (folha).

Micose: gervão roxo e emplastro de arruda.

Negatividade: desata-nó (banho), arruda, fumo de rolo, flor-de-são-miguel ou viuvinha (infusão ou banho) e capim-limão.

Obesidade: jamelão, alecrim, abacate (folha) e pata-de-vaca (utilizar entre 2 a, no máximo, 8 folhas por xícara).

Pós-parto: malva.

Pressão alta: cana-do-brejo, casca de chuchu, macaé e calêndula; evitar gengibre e canela.

Prisão de ventre: anis, artemísia (infusão com 1 colher de chá de sal), dente-de-leão (infusão das folhas secas adoçada com mel), escarola (infusão de 1 folha por 5 minutos, em jejum, por 7 dias seguidos; dê uma pausa de 10 dias). Evite viciar o organismo.

Problemas respiratórios: guaco, tanchagem, alfavaca, anis e gengibre (raiz).

Queda de cabelo: infusão das folhas de alfavaca ou das folhas da batata-doce para tomar e passar na raiz dos cabelos, cebolinha verde (ferver a partir de água fria; se possível da erva fresca e da parte branca junto com a verde, para tomar).

Queimaduras, infecções e regenerador de tecidos: tomar ou passar no local o gel da babosa, óleo de gergelim, calêndula, óleo de rosa-mosqueta (uso externo, emplastro ou compressa).

Rins (cálculos) e **bexiga (cistite):** chapéu-de-couro, cavalinha, salsa (cuidado, pode ser abortiva), alface, unha-de-gato, cabelo de milho, quebra-pedra, dente-de-leão e novalgina.

Regulador hormonal: amora (folha).

Ressaca: boldo, carqueja, dente-de-leão e alecrim.

Tosse: hortelã (folhas grandes), alecrim, jasmim e guaco.

TPM: amora (folha), artemísia, cúrcuma ou açafrão-da-terra, sálvia.

Tristeza: jasmim.

Vermífugo: erva-de-santa-maria, erva-macaé, artemísia, alfavaca, gervão-roxo e hortelã miúda.

Vícios: mão-de-deus.

Observação 1: cuidado com os excessos de infusão de romã, porque pode ser tóxica e causar náuseas, vômito, enxaquecas, vertigem, cegueira noturna e sonolência. A romã é contraindicada para pessoas com cálculos renais;

Observação 2: gestantes não devem tomar chá de nenhuma natureza, a não ser em casos de prescrição médica.

CATAPLASMA OU EMPLASTRO

São papas medicamentosas feitas com as ervas socadas ou amassadas misturadas com farinha de trigo, de milho ou de mandioca, colocadas sobre o local. Em caso de feridas abertas, colocar uma folha de couve sobre a ferida e, sobre ela, o emplastro. Antes da aplicação, limpar bem o local com sabão de coco e passar pomada de arnica ou azeite de oliva.

INDICAÇÃO DE INGREDIENTES FAVORÁVEIS E DESFAVORÁVEIS

ACNE/FURÚNCULOS

Romã, cogumelos, cenoura crua, bardana, brócolis, salsinha, mamão, ameixa, mel, estévia, agrião (hortaliças em geral), tomate, batata-doce, abóbora, laranja, limão, grapefruit, morango, damasco seco, pólen, amêndoas, lêvedo de cerveja (conforme prescrição ou indicação no rótulo); aplicar gel de babosa no local; passar um algodão embebido em vinagre de maçã ou suco de tomate; amassar abacate e colocar no local por

1 hora; esfoliação com cúrcuma. Se forem furúnculos, faça uma compressa de água quente e inhame cru (ralado sem casca) com 10% de gengibre ralado e *tea tree oil* e coloque sobre o abscesso sem abafar. Evite leite e derivados, café, chocolates com muita gordura, frituras, manga, carnes gordas, carne de porco e embutidos.

Óleo essencial de eucalipto: fazer inalação e colocar nos pulsos e nas têmporas.

Afta
Bochecho com o chá de alfavaca 3 vezes ao dia e colocar com mel sobre o local.

Alergias respiratórias
Cenoura crua, brócolis, salsinha, mamão, agrião, batata-doce, laranja, damasco seco, pólen e amêndoas.

Óleo essencial de hortelã: colocar 1 gota em cada pulso e nas têmporas e/ou tomar 2 gotas em 1 copo d'água.

Analgésico
Leguminosas, grãos germinados, cereais integrais, castanhas, gergelim, lêvedo de cerveja, pólen, banana, repolho e derivados da soja orgânica fermentada (missô, tamari, molho shoyu etc.).

Ansiedade
Arroz integral, quinoa, semente de girassol, couve, chocolate amargo, cacau em pó, peixes gordos (sardinha, cavala, anchova, salmão selvagem, atum, truta de água doce e arenque etc.).

Anticoagulante
Arnica, abacate, alimentos fonte de ômega 3 (como a linhaça), peixes gordos (ver acima), óleo de girassol, alho, cebola, pimenta-dedo-de-moça, cogumelos, gengibre, cravo, açafrão.

Anti-inflamatório
Páprica, óleo de cânhamo, peixes gordos (já citados anteriormente), chia, linhaça, cenoura, salsa, cebola, aipo, alecrim, óleo de coco, camomila.

Asma
Cenoura crua, brócolis, salsinha, frutas em geral (acerola, laranja, mamão e damasco seco), agrião, batata-doce, pólen, amêndoas, saladas e cereais integrais.

Anemia
Realizar exame de fezes regularmente (de preferência o exame completo de 3 dias para verificar a presença de vermes). Consumir laranja e outras frutas cítricas como

a acerola, banana, açúcar mascavo ou melado de cana, leite de aveia, nozes, amêndoas, castanhas, goiaba, avelã, brotos germinados como a alfafa, clorofila, couve, semente de gergelim, salsinha, curry, aspargo, agrião (e todos os vegetais ricos em clorofila), repolho, beterraba, lêvedo de cerveja, leguminosas como o feijão azuki (deixadas previamente de molho por 12 horas), caldo de ervilha, feijão preto e feijão branco (2 vezes ao dia), lentilha e grão-de-bico, inhame, gema de ovo, mostarda fresca, cominho, carnes vermelhas e brancas. Evitar café, chá preto, erva-mate, chocolate, refrigerante, tomate, leite e derivados junto às refeições com alimentos ricos em cálcio (o famoso filé com queijo), cereais integrais e seus farelos (principalmente o centeio).

Azia e ardência no estômago

Água com limão (exceto no caso de úlceras e refluxo) sem qualquer adoçante, ameixa umeboshi (deixar dissolver ao lado da boca), melancia e manga em jejum, mamão. Evitar remédios em geral, má combinação de alimentos, excesso de carboidratos (especialmente refinados e combinados com proteína animal), açúcar e sobremesas (especialmente frutas logo após a refeição), leite e derivados, bebidas alcoólicas, cigarros, café, chá verde, guaraná em pó, chocolate e outros ingredientes ricos em cafeína, laranjas e outras frutas ácidas. Evite também condimentos e temperos fortes e artificiais, frituras e gorduras, bebidas gasosas, tomate cru e os não maduros, bebidas durante as refeições, antiácidos e bicarbonato de sódio (que têm alumínio e sódio). Leite e água gelados podem aliviar temporariamente, pois diminuem a produção de ácido clorídrico, mas depois podem vir a causar úlceras e pólipos intestinais. É fundamental priorizar a mastigação e comer com calma e sem pressa. As enzimas da salivação são fundamentais.

Beleza da pele e fortalecimento muscular

Pepino, castanhas, óleo de girassol, cereais integrais e abacate.

Bom humor

Pistache e peixes gordos (já citados anteriormente).

Bronquite

Cenoura crua, brócolis, aspargo, salsinha, mamão, agrião, batata-doce, laranja, damasco seco, pólen, amêndoas, alfavaca, anis-estrelado e cominho.

Cabelo (queda)

Broto de alfafa, batata-doce, ágar-ágar em forma de gelatina, melancia com a parte branca da casca, castanhas, cogumelos, ovos, peixes, hortaliças verde-escuras, leguminosas, suco de tomate triturado com cravo, chá de alecrim e/ou vinagre de maçã passados diretamente na raiz com a ajuda de um algodão (deixar atuar por aproximadamente 10 minutos).

Cáibras
Banana, água de coco, laranja e melão.

Calmante
Suco vivo, grãos germinados, ovo, leguminosas, cereais integrais, castanhas, sementes de gergelim, manjericão, baunilha, aipo, alface, repolho, maracujá, banana, lêvedo de cerveja, pólen, soja fermentada orgânica e natural.

Óleo essencial de capim-limão: colocar 1 gota em cada pulso e nas têmporas, e tomar 2 gotas diluídas em 1 copo d'água, não mais que 3 vezes ao dia.

Candidíase
Óleo de coco e alho. Você pode fazer um absorvente interno com o alho e um pedaço de fio dental – perfure o alho utilizando uma agulha com aproximadamente 30cm de fio dental; quando o fio sair pela outra extremidade, deixe um pedaço razoável dos 2 lados para facilitar a retirada; introduzir na vagina por uma noite com as duas partes do fio para fora e retirar na manhã seguinte. Em 1 dia já será notada a melhora, entretanto, a candidíase tem um ciclo e a operação deve ser repetida por 3 dias até desaparecerem os sintomas por completo. O óleo de coco ou iogurte também são indicados: molhe um absorvente interno no óleo de coco ou no iogurte, insira e retire-o na manhã seguinte. Se comparados com o alho, os efeitos são mais suaves.

Evite todas as fontes de açúcar, leite e derivados, glúten e aipo.

Óleo essencial de bergamota: tomar 2 gotas diluídas em 1 copo de água, não mais que 3 vezes ao dia;

Tea tree oil: colocar 1 gota em cada pulso, nas têmporas e no local.

(Lembro que nenhuma dessas "medicinas" caseiras substitui a consulta ao ginecologista ou médico da sua confiança.)

Cansaço e fraqueza
Pasta de tamarindo, ora-pro-nóbis, broto de alfafa, pólen, algas marinhas, rabanete, agrião, alho, cebola, alcachofra, alimentos crus.

Óleo essencial de alecrim e/ou **óleo essencial de capim-limão** e/ou **lavanda:** colocar 1 gota em cada pulso e nas têmporas e tomar 2 gotas diluídas em 1 copo d'água, não mais que 3 vezes ao dia.

Cáries e placas bacterianas
Em jejum fazer bochechos de 2 colheres de chá durante 15 a 20 minutos com óleos vegetais – *Oil Pulling*: coco, gergelim ou girassol – ou bochechar 2 vezes ao dia, du-

rante 4 minutos[12]. Não engula! Cuspa num recipiente designado para óleos/azeites ou na lata de lixo, e enxágue com água quente. Essa prática não substitui a higiene bucal com pasta de dentes e, principalmente, o uso do fio dental. Se seu caso for crônico, você pode realizar os bochechos antes de cada refeição. Apesar de eu nunca ter sentido, podem causar reações esperadas em processos de desintoxicação, como dores de cabeça.

Celulite

Avelã, óleo de coco e outras fontes de gordura boa.
Óleo essencial de gerânio: colocar no creme hidratante e tomar 2 gotas diluídas em 1 copo d'água, não mais que 3 vezes ao dia.

Cicatrizes

Nozes, estévia, óleo de uva e clorofila.
Óleo essencial de copaíba, patchouli ou sândalo: colocar no local e massagear.

Circulação

Abacate, peixes gordos (já citados anteriormente), óleo de gérmen de trigo, o gérmen em si, grãos germinados, gema de ovo cozida, vinho tinto.
Óleo de girassol orgânico e óleo de uva, inclusive como hidratante.

Cistite

Suco de melancia ou melão em jejum durante 7 dias, cranberry.

Coagulante

Abóbora, figo, algas, alfafa, espinafre, farinha de trigo integral, gérmen de trigo, hortaliças cruas, beterraba, gema de ovo, lentilha, mel, nabo, sementes de gergelim e peixes gordos (já citados anteriormente).

Colesterol

Abacate (e suas folhas), peixes gordos (já citados anteriormente) e outros alimentos considerados gorduras boas (como o azeite de oliva prensado a frio), cebola, alho – deixe de molho em água mineral por 4 a 5 horas e beba o líquido, cenoura, tomate, azeitonas, bacalhau, leguminosas (como os feijões, as lentilhas e o grão-de-bico), limão, abacaxi,

---

12 Recomendação do Dr. Amala Guba do departamento de imunologia e medicina da *University of Connecticut Health Center* e fundador/presidente da *International Society for Ayurveda and Health*.

jamelão, tofu orgânico, arroz integral e aveia em flocos finos ou farelo, nozes, castanhas, amêndoas, pistaches e avelãs, sementes de gergelim, linhaça (de preferência, a dourada) e sementes de girassol (germinadas, se possível), ágar-ágar e a pectina presente na maçã e na laranja, lima-da-pérsia, vinho tinto, aipo, salsa, vegetais crucíferos como o brócolis (principalmente os brotos), gengibre, morango, goiaba, melancia, cerejas frescas, goji berry e amaranto. Evite anticoncepcionais, margarina, leite e queijos amarelos, manteiga, frituras, carnes com pele, gema de ovo (no máximo 2 por semana), café, chocolate, bebidas alcoólicas, oleaginosas e coco (óleo e *in natura*).

Óleo essencial de limão: coloque 1 gota em cada pulso e nas têmporas e tome 2 gotas diluídas em 1 copo d'água, não excedendo a marca de 3 vezes ao dia.

Chulé

Fazer uma pastinha com bicarbonato de sódio e água, e passar ao menos 2 vezes ao dia.

Cólica

Óleo do gérmen de trigo, grãos germinados, gema de ovo, abacate, hortelã (inclusive quando estiver amamentando, para evitar cólica nos bebês; estes, com mais de 6 meses, podem tomar o chá). Evite a romã.

Dengue

Pólen, geleia real, própolis, folhas verde-escuras, suco vegetal e inhame. Evite ameixa fresca, amêndoas, nozes, passas, frutas vermelhas, limão, maçã, pêssego, tangerina, groselha, melão, nectarina, tomate, uvas, pepino e batata – podem piorar os efeitos da doença.

Depurativo/desintoxicante

Suco vivo, dente-de-leão, inhame, alho, bardana crua em salada, pepino, agrião, salsa, cebolinha, coentro, limão, mel, limonada sem açúcar ou qualquer tipo de adoçante, melancia, água de coco, frutas vermelhas. Evite açúcar e outros produtos refinados.

Óleo essencial de limão ou gerânio: coloque 1 gota em cada pulso e nas têmporas e tome 2 gotas diluídas em 1 copo d'água, não mais que 3 vezes ao dia.

Depressão

Peixes gordos (já citados anteriormente), linhaça, nozes, castanha-do-pará, frutas secas, feijão preto, suco de vegetais com couve e/ou outras folhas verde-escuras, alface, gérmen de trigo, aveia e cereais integrais, abacaxi, banana, maçã, melancia, pepino, repolho, aipo, leguminosas, grãos germinados, gergelim, sementes de abóbora e de girassol, ovos, lêvedos, pólen, iogurte e coalhada, goji berry, banana, alecrim e derivados da soja orgânica fermentada: missô, tamari e molho de soja. Pratique *exercícios físicos* e não exagere. Evitar produtos com aspartame, ricos em cafeína e açúcar em excesso, glúten, proteínas e óleos vegetais ricos em ômega 6 (milho, soja etc.).

Óleo essencial de alecrim e lavanda: colocar 1 gota em cada pulso e nas têmporas e tomar 2 gotas diluídas em 1 copo d'água não mais que 3 vezes ao dia;

Óleo essencial de pau-rosa: colocar 1 gota em cada pulso e nas têmporas.

DESCONGESTIONANTE

Hortelã, cortar 1 cebola pela metade e cheirar vigorosamente até expectorar.

DIARREIAS

Bastante água, água de coco, chás e infusões, maçã no forno ou crua raspada (sem a casca), pera sem a casca, maracujá, goiaba, hortelã (em infusão ou não), romã, melancia, pêssego, caju, suco vegetal na centrífuga para eliminar o excesso de fibras (incluir o repolho), limão e limonada sem açúcar ou qualquer tipo de adoçante, ameixa umeboshi (se for por intoxicação lavar e colocar no umbigo), banana prata ou maçã assada (acompanhada de coalhada é ainda melhor), papa de arroz branco junto com água, mingau de arroz, missô, batata inglesa ou baroa ou aipim orgânicos cozidos, cenoura, inhame ou cará, abobrinha e chuchu cozidos, canja de quinoa sem muito tempero, carvão em cápsulas. Evitar café, mel, adoçantes (principalmente o sorbitol, normalmente presente em alguns chicletes) e pepino.

DIABETES

Bastante água, lima-da-pérsia, limão, acerola, coco, kiwi, abacaxi, abacate, maçã, pera, melancia, morango, amora, mirtilo, ameixa, cereja, alfarroba (em substituição ao chocolate, por exemplo), alho, cebola assada inteira com ervas no papel-manteiga bem fechado (no mínimo 1 vez ao dia), suco de cebola crua antes das refeições (nada apetitoso, mas muito efetivo), feijão azuki, feijão fradinho, lentilha, grão-de-bico, farelo de trigo, trigo-sarraceno, cereais integrais não refinados (painço, aveia, arroz etc.), semente de linhaça, rabanete, dente-de-leão, cogumelos, alcachofra, nozes, óleo e semente de gergelim, bardana, batata-baroa, batata yacon, repolho, couve-flor, aspargo, beterraba e rabanete, carnes brancas e magras, espinafre, alface, folhas de mostarda, chicória, brócolis, broto de alfafa, abobrinha, berinjela, cenoura, pepino orgânico com casca, canela, açafrão-da-terra, louro (no arroz, no feijão, nas carnes etc.; retire ao final do cozimento), ervas aromáticas (como salsa, coentro, cebolinha e hortelã), algas marinhas e missoshiro (sopa de missô), abóbora japonesa, peixes gordos (já citados), ovos – só se forem cozidos. Evitar alimentos gordurosos e sobremesas logo após as refeições. Tomar 3 colheres de sobremesa de vinagre de arroz ao dia. Evitar beterraba e acelga. Não ficar muito tempo em jejum. Evitar fruta-do-conde, manga, mamão, uva, banana, leite e derivados, cereais refinados e açucarados, batata-doce e inglesa, açúcar, mel e outros adoçantes que não sejam permitidos para diabéticos. É melhor eliminar o álcool.

Digestivo

Broto de bambu, agrião, almeirão, alface, coentro, missô, capim-limão, orégano, alecrim, hortelã, gengibre, salsa, anis, funcho, cominho, canela, páprica, maracujá, cebola e louro.

Diuréticos

Abóbora, hortaliças e frutas frescas e secas, melancia, água de coco, maracujá, manga, figo, ameixa, laranja, amêndoas e nozes, alface, acelga, funcho, rabanete, aipo, aspargo, batata yacon, arroz, café, agrião, coentro, salsa, algas, chá verde, capim-limão, hortelã, pepino e sementes de linhaça.

Óleo essencial de cedro e/ou **cipreste:** colocar 1 gota em cada pulso e nas têmporas e colocar 10 gotas com água no difusor.

Dor de Cabeça

Pêssego, acerola, banana, laranja, manga, alecrim, hortelã, manjericão, vinagre de maçã.

Óleo essencial de alecrim: colocar 1 gota em cada pulso e nas têmporas e tomar 2 gotas diluídas em 1 copo d'água.

Dor de Garganta

Agrião, batata-doce, brócolis, salsinha, manga, mamão, laranja, damasco e amêndoas. Gargarejo com vinagre de maçã.

Dor de Ouvido

Ralar ½ cebola e fazer uma "trouxinha" com um pedaço de algodão fino branco ou uma gaze. Espremer bem para sair o líquido e colocar dentro do ouvido por 15 minutos. Macerar por 15 dias 40 folhas de manjericão fresco rasgadas com as mãos em álcool de cereais até cobrir, pingar 2 gotas 3 vezes ao dia.

Dor de Estômago

Aloe vera em gel, mel (½ xícara, diluída em água morna, 1 vez ao dia por 7 dias), manga e repolho. Evitar bebidas excessivamente quentes, excesso de hortelã e gengibre, principalmente no suco vegetal.

Ejaculação precoce

Evitar camarão, bertalha, espinafre, lêvedo de cerveja, gema de ovo e grãos germinados.

Emagrecimento

De 6 a 8 copos de água ao dia, água com limão em jejum (desde que você não sofra de refluxo), alimentos ricos em fibras como os cereais integrais (por exemplo, 1 colher de sopa de linhaça hidratada em ½ copo d'água de um dia para o outro consumida com a fruta de sua preferência, ou simplesmente ingerir pura em jejum). Após as refeições, tomar o suco da casca do jiló puro ou batido com limonada suíça adoçada com estévia ou mel (juro que o gosto não é ruim e é ótimo para eliminar gorduras). Alimentos crus como folhas verde-escuras, germinados, sucos de vegetais, banana, cenoura, aipo, espinafre, algas, fontes de gorduras boas (como as sementes de linhaça mencionadas acima), peixes gordos (já citados anteriormente), nozes e outras oleaginosas, damasco e ameixa secos, iogurtes, kefir, cravo e canela nas elaborações, e outros termogênicos para diminuir os picos de glicemia e ajudar a queimar as calorias. Em vez de achocolatados, prefira leite vegetal com canela. Chocolate só se for 70% de cacau. Jantar até às 20 horas, no máximo, e repousar à noite. Evitar os alimentos vilões e frutas em excesso, como o caqui, a goiaba e a jabuticaba.

Óleo essencial de patchouli: colocar 1 gota em cada pulso e nas têmporas.

Estresse

Tâmaras, aipo (3 a 4 talos por dia), repolho, arroz integral e lêvedo de cerveja (conforme indicação no rótulo e prescrição).

Estrias

Coloque 1 colher de sopa de 1 ou mais óleos vegetais no creme hidratante da sua preferência (óleo de amêndoas, óleo de uva, óleo de prímula ou óleo de rosa-mosqueta – os argentinos são os melhores).

Estimulante sexual

Canela, pimenta e café.
Óleo essencial de ylang ylang: colocar 1 gota em cada pulso e nas têmporas.

Fadiga

Pólen, lêvedo de cerveja, algas, agrião, hortelã, rabanete, alcachofra, sal marinho, gema de ovo, grãos germinados, cenoura, aspargo.

Febre

Beber muita água e, se tiver a sensação de muito calor interno, evitar mel, gengibre e alho. Se for de calafrios, esses alimentos são indicados – e, além deles, abóbora, alho-poró, canela, cravo, cebola, cebolinha verde, cenoura e frango orgânico.

Foco

Hortelã e alfavaca.
Óleo essencial de limão: colocar 1 gota em cada pulso e nas têmporas, e tomar 2 gotas diluídas em 1 copo d'água, não mais que 3 vezes ao dia.

Gastrite

Água com limão em jejum sem adoçar, aloe vera, couve, mamão maduro com linhaça hidratada por ao menos 1 hora (no café da manhã e ½ hora antes das refeições).

Garganta (inflamações etc.)

Pitanga, romã, clara de ovo, espinafre, pepino, óleo de coco, brócolis, salsa, manga, mamão, agrião, batata-doce, laranja, damasco e amêndoas sem casca. Gargarejo de água morna e sal, gargarejo com óleo de coco e gargarejo com infusão de boldo com gengibre.

Gases

Clorofila, coalhada, iogurte, alecrim, gengibre, salsa, hortelã, cominho, coentro, erva-doce, funcho e missô.

Gravidez (ou para quem pretende engravidar)

Priorizar vegetais (especialmente o inhame) e frutas, de preferência alimentos orgânicos, livres de agrotóxicos. Também são recomendadas todas as fontes de gordura boa (como o abacate, as oleaginosas, o coco e seu óleo), todos os alimentos ricos em ômega 3 (VER PG. 107), beterraba e sementes de abóbora e, claro, uma rotina saudável (descanso de boa qualidade, práticas físicas e meditações).

Retirar produtos químicos e industrializados da alimentação e ter cuidado com o contato da água e de outros ingredientes com materiais plásticos. Evitar algas marinhas, romã, agave, salsa, manjericão, alecrim e dente-de-leão em excesso, além de peixe-espada, cação, tubarão e atum em lata, principalmente no último trimestre. Náuseas na gravidez? Gengibre, mas não em excesso, porque pode ser abortivo. No período pré-parto natural, recomenda-se o consumo de quiabo.

Gripes e resfriados

Em primeiro lugar, água! Rabanete, alecrim, agrião, curry, algas. Cheirar cebola até expulsar todo o muco; tenha um rolo de papel higiênico por perto, você vai precisar. Evitar pepino, manga, leite e derivados, mel, caqui e aveia, pois podem formar muco.

Óleo essencial de eucalipto: fazer inalação e colocar nos pulsos e nas têmporas.

Hemorroidas

Algas como ágar-ágar, alho-poró, cebola roxa, banana cozida, tofu, limão, laranja, frutas vermelhas, salsa, cataplasma de acelga.

***Tea tree oil*:** 1 gota em cada pulso, nas têmporas e no local.

Herpes

Beterraba, peixes de água salgada com escamas, sushi, missô e missoshiro, ágar-ágar e algas em geral, feijão azuki, gengibre, açafrão-da-terra. Evitar oleaginosas, amendoim, chocolate, laranjas ácidas e gelatinas de origem animal (essas industrializadas de pacote).

***Tea tree oil*:** colocar 1 gota em cada pulso, nas têmporas e no local da herpes.

Hipertensão

Ruibarbo, coentro, alface manteiga (lisa), mix de hortaliças, manjericão, beterraba e sua folha, acelga e alface roxa. Priorize o consumo de ao menos 1 porção de salada de folhas verdes (100 gramas) ao dia, e tempere com 1 colher de sopa de vinagre de arroz ou maçã no molho de sua preferência.

Observação: todos esses ingredientes melhoram o fluxo sanguíneo, portanto contribuem beneficamente para o desempenho sexual dos homens.

Hipertireoidismo

Amora, ameixas frescas e secas, morangos, cereja, kiwi, frutas cítricas, carnes brancas, alimentos ricos em ômega 3, tomates, couve e abóbora. Evitar os alimentos vilões, sal, produtos industrializados, carne vermelha, alimentos refinados (farinha branca e seus derivados), cereais não integrais e todos os tipos de açúcar provenientes da cana-de-açúcar, o mel e o adoçante à base de sucralose.

Hipotireoidismo

Água, amora, geleia real, abacaxi, morango, abacate, laranja, limão, ameixa seca, salsa, agrião, couve-flor, rúcula, hortelã, quinoa, algas marinhas, alimentos ricos em ômega 3 (oleaginosas, cápsulas de óleo de peixe, peixes de água salgada com escamas, como a sardinha, e linhaça), frutos do mar, frango e ovos orgânicos, e sal marinho (que não tenha sido iodado artificialmente). O Dr. David Bronstein e outros médicos recomendam a utilização da tintura de lugol (criada pelo químico francês Jean Lugol), verificar dosagem conforme prescrição. Consumir sem exageros o espinafre e a couve crus (ou priorizar o consumo desses alimentos amornados ou levemente refogados). Evitar o adoçante à base de sucralose, remédios de emagrecimento, pasta de dentes com flúor e cloro, produtos para higienizar verduras ricos em cloro, aipo, nabo, rabanete, folha de mostarda, amendoim, aipim, soja, milho e derivados.

Infecções

Alface, folhas verde-escuras, cebolinha verde, salsinha, aipo, clara de ovo, nabo daikon, limão, mamão, lima-da-pérsia, melancia, tomate orgânico, pera, maçã, suco de vegetais.

Impotência

Alho-poró, framboesa, nozes, pistache, cravo e canela.

Insônia e distúrbios do sono

Cereja, amora, goji berry, kiwi, romã, alface (suco de 16 folhas com 1 maçã antes de dormir), tâmara, mel (½ xícara diluída água morna, 1 vez ao dia por 7 dias), gema de ovo, espinafre cru, nozes, grãos germinados, lêvedo de cerveja, gersal, capim-limão, lavanda, alecrim, semente de abóbora.

Óleo essencial de capim-limão, lavanda ou laranja: colocar 1 gota em cada pulso e nas têmporas, e tomar 2 gotas diluídas em 1 copo d'água, não mais que 3 vezes ao dia.

Laxante

Linhaça hidratada com ou sem ameixa (pode bater com suco de mamão, banana e água de coco), chá de artemísia com uma pitada de sal em jejum, ou suco de laranja morno com gel de aloe vera (babosa) e sementes de zimbro à tarde.

Leite materno (aumentar lactação)

Canjica, clorofila, coco, abóbora, milho, amêndoa, avelã, castanha-do-pará, centeio, aveia, funcho, erva-mate, erva-doce, cominho, lentilha, feijão mulatinho e preto, grão-de-bico, ovos, salsa. Atividades físicas também são recomendadas. Grávidas devem evitar hortelã, que pode diminuir a lactação.

Observação 1: procurar esvaziar um peito para depois oferecer o outro. Priorizar a amamentação em detrimento de qualquer outro alimento (chás, papinhas e outros) até os seis meses;

Observação 2: a posição mais adequada é a barriga da mãe encostada na barriga do bebê, que deve abocanhar boa parte da aréola e não apenas o bico do peito.

MAU CHEIRO NOS PÉS E NAS AXILAS

Tea tree oil, **leite de magnésia**, ou **bicarbonato com suco de limão:** passe várias vezes ao dia e fique longe do sol.

MAU HÁLITO

Mastigar cravos, gengibre e/ou hortelã, bochechar com infusão de alfavaca, escovar os dentes com uma solução de bicarbonato de sódio e água (conforme periodicidade prescrita por seu dentista; eu faço 1 vez na semana), tomar em jejum água com mel, clorofila, hortelã e suco de limão batidos no liquidificador.

MAU HUMOR

Castanhas e peixes gordos (já citados). Pode ser ausência de magnésio: verificar com médicos e/ou naturopatas da sua confiança.

MEMÓRIA

Lecitina de soja, nozes, banana, pêssego, agrião, alface, espinafre, couve, gema de ovo, beterraba, centeio, arroz integral, batata-doce e feijão. Evitar leite e derivados.

Óleo essencial de alecrim: colocar 1 gota em cada pulso e nas têmporas e tomar 2 gotas diluídas em 1 copo d'água.

MICOSE

Lêvedo de cerveja conforme indicação no frasco e/ou conforme prescrição, emplastro de arruda ou inhame, e pomada de própolis no local de 2 a 3 vezes ao dia.

MENOPAUSA

Amora, inhame, arroz integral, missô, grão-de-bico, linhaça, broto de alfafa, couve, repolho, couve-flor, brócolis e peixes gordos (já citados anteriormente). Suplementação com óleo de prímula, magnésio e vitamina D. Pegar sol durante 15 minutos diariamente (VER PG. 96).

Óleo essencial de gerânio: colocar no creme hidratante, nas têmporas e nos pulsos.

NÁUSEAS

Coentro e gengibre – coloque no suco de vegetais.

Osteoporose

Sementes de gergelim (de preferência cruas ou levemente tostadas no momento do consumo) e seu leite, gersal, oleaginosas, caju, couve-flor, couve, agrião, brócolis, espinafre, alfafa, sálvia, coentro, alecrim, cominho, feijões preto, mulatinho e branco, grão-de-bico, algas, amaranto, melado de cana, ovo etc. Queijos brancos não são fontes completas de cálcio, já os queijos amarelos, sim, mas podem aumentar o colesterol, então cuidado!

Observação: se estiver fazendo reposição de cálcio, o excesso de caseína (proteína presente no leite e seus derivados) pode provocar toxemia.

Ovulação
Evitar estévia.

Pele

Maçã, abacaxi, abacate, grão-de-bico, goji berry, cereais integrais como a aveia e o arroz integral, óleo de girassol, abóbora, pepino, couve, algas e pimenta-do-reino preta. Compressa de sálvia.

Picadas de insetos

Passe alho ou faça uma pastinha de cominho ralado e água e coloque sobre o local. Repelente natural: 100ml de óleo de coco com 15 gotas de essência de lavanda ou citronela/capim-limão, ylang ylang ou manjericão e 5 cravos.

Pré e pós-operatório

Sucos de vegetais, folhas verde-escuras, espinafre, beterraba, batata-baroa, batata-doce, inhame, bardana, feijão azuki, raiz de lótus, nabo daikon, castanha-do-pará, orégano, ovo caipira e repolho. Evitar açúcar em geral (especialmente o branco), berinjela, tomates, crustáceos, carne vermelha, doces, embutidos e produtos industrializados.

Pressão alta

Clorofila, limão, óleo de girassol, alho (deixar de molho em água mineral por 4 a 5 horas e tomar a água), ameixa umeboshi (deixar de molho em água e gelo até que perca um pouco do sabor salgado, desprezar a água e comer a ameixa), trigo-sarraceno, cebola crua, salsa, sal rosa do Himalaia (desde que não tenha sido iodado artificialmente), cenoura, alga nori, aipo, capim-limão e peixes gordos (já citados anteriormente). Beber bastante água. Devem ser evitados o sal, bebidas alcoólicas, café, azeitonas, missô e shoyu, alimentos diet, alecrim, mozarela de búfala, queijo de cabra, produtos com excesso de glutamato monossódico, nitratos e sódio (embutidos, conservas e enlatados, alimentos em salmoura) e chás diuréticos (hibisco, cavalinha, cana-do-brejo e cabelo de milho). Estresse e banhos quentes podem ser mortais.

Óleo essencial de cedro: colocar 1 gota em cada pulso e nas têmporas.
Observação: a perda de cálcio na menopausa pode causar pressão alta.

Prisão de Ventre

Manteiga ghee, água, banana madura, tâmara, ameixa seca, tangerina, pera, cereja, wasabi, beterraba, azeitona, mel (2 colheres de sobremesa diluídas em água morna, 1 vez por dia por 7 dias), queijo fresco e magro de cabra e ovelha, suco de laranja em temperatura ambiente com 1 colher de sobremesa de aloe vera antes de dormir, iogurte à noite, farelo de aveia, repolho e folhas verde-escuras, triturar semente de linhaça hidratada por 8 horas com 2 ameixas e tomar à noite ou de manhã (já visto em laxantes naturais), óleo de gergelim, batata yacon, arroz integral com abóbora e todos os laxantes naturais. Evacuar com calma, reservar um tempo para completar totalmente a eliminação. Evitar pimenta preta, brócolis e produtos refinados (pães, arroz, farinha etc.). Cuidado para não viciar o intestino com laxantes.

Queda de Cabelo

Ameixa, casca de melancia, manga, banana, damasco, oleaginosas, brotos de alfafa e de trigo, lêvedo de cerveja, alecrim, cebolinha, cogumelos, vegetais verde-escuros (temperados com vinagretes com limão, laranja ou outro cítrico), alho-poró, cebola, nirá, cereais integrais, ovos e outras fontes de proteína animal, vinagre de maçã, vagem e outras leguminosas.

Queimaduras

Passar óleo de gergelim, babosa ou clara de ovo no local imediatamente após a queimadura, depois pode passar mel ou continuar com a babosa e óleo de andiroba com rosa-mosqueta.

Rins (Cálculos) e Bexiga (Cistite)

Salsa, aipo, cranberry, laranja-lima, abacate, mamão, melancia, alho-poró, cenoura, galinha caipira, pepino, abóbora, leguminosas de grãos pequenos como o feijão azuki, shiitake, ovo de codorna, painço, pistache, gergelim e agrião. Evitar: açúcar em geral, especialmente refinado, frutose, gorduras trans, lêvedo de cerveja, proteína de origem animal (especialmente a carne vermelha; reduzir o consumo para no máximo 3 vezes na semana), carne de porco (bacon, salsichas e outros embutidos são carne de porco, atenção!), bacalhau, anchovas, salmão, truta, sardinhas, mexilhões, fígado, rins e miúdos de animais, molhos e outros temperos industrializados, pães e outros alimentos fermentados. Também devem ser evitados: romã, abacaxi, carambola, alecrim, cogumelos, excesso de sódio (cuidado com os enlatados), alimentos congelados e o uso de micro-ondas (enfraquecem os rins), espinafre, oleaginosas, leite e derivados (queijos incluídos), cacau e ovos de galinha.

Ressaca

Suco de vegetais com casca de beterraba, pera, pepino, missô, aveia, ameixa umeboshi, almeirão, espinafre, hortelã miúda, folhas verde-escuras, alecrim, ovo, pão integral sem glúten.

Óleo essencial de alecrim: colocar 1 gota em cada pulso e nas têmporas, e tomar 2 gotas diluídas em 1 copo d'água.

Tosse

Alecrim, cebola, pepino, uva, banana, orégano, maçã sem casca e manga.

TPM

Água com limão de manhã, lima-da-pérsia, suco de abacaxi com hortelã, melancia, maçã, folhas verde-escuras, suco de vegetais com couve, vinagrete de azeite com limão, pão integral, iogurte de boa qualidade, feijão azuki, castanhas, cenoura, abóbora, couve-flor, tofu; praticar atividades físicas leves ou em contato com a água. Evitar sal e açúcar, shoyu e missô, cafeína e outros estimulantes, gorduras e frituras e proteínas de origem animal, principalmente carne vermelha. Evitar excesso de atividades e de praia nesse período, além de uma rotina (profissional ou não) que exija muito esforço mental, caso seja uma opção.

Óleo essencial de gerânio ou **lavanda:** colocar 1 gota em cada pulso e nas têmporas.

Vermes

Abóbora e sementes de abóbora (mastigadas cruas em jejum), alho, cebola, hortelã, amêndoas, castanhas, aveia, arroz integral, feijão, lentilhas, cebola, couve, couve-flor, alho, pimenta.

IMPORTANTE

Para evitar a oxidação, as sementes devem ser tostadas no momento da utilização. A maioria, como as de linhaça, são sensíveis ao calor e podem perder propriedades benéficas. As ervas devem ser picadas com as mãos ou, no máximo, com facas de cerâmica, no momento da utilização – e devem ser colocadas, preferencialmente, ao final das elaborações. Para evitar a presença de mercúrio, procure consumir atum de boa procedência. O mel deve ser orgânico, não ter sido filtrado nem submetido à temperatura.

Capítulo 14

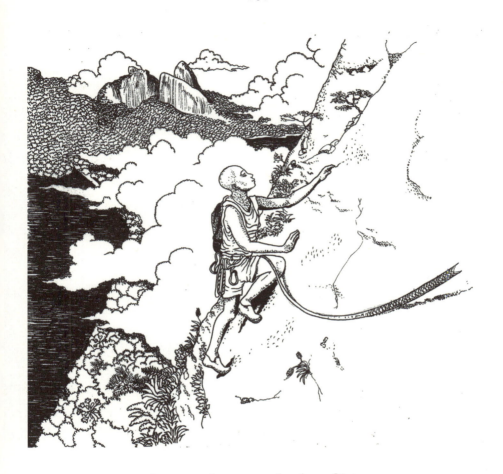

Práticas de atividades físicas:
movimente-se

> *"O que for teu desejo, assim será tua vontade. O que será tua vontade, assim serão teus atos. O que forem teus atos, assim será teu destino."*
>
> *Deepak Chopra*, sobre reciprocidade

A prática de atividades físicas, especialmente ao ar livre e/ou em locais com pouca presença de toxinas, é determinante para a saúde emocional, física e mental – o espírito também agradece. A sensação de bem-estar e o estímulo que advêm da prática regular são fundamentais para a qualidade da circulação sanguínea, da respiração e tudo que isso representa pois, o corpo é oxigenado. Também beneficia o coração, equilibra os níveis de colesterol e a produção de hormônios relacionados ao bem-estar e ao prazer (serotonina, dopamina etc.).

As atividades físicas não só contribuem para a boa forma física – flexibilidade, aumento de massa magra e postura, como também para a percepção que temos sobre o próprio corpo, proporcionando aumento da autoestima e da autoconfiança. Liberam a mente e o organismo de quadros de ansiedade, preocupações e estresse, e ainda melhoram o metabolismo, promovendo a eliminação de toxinas através do suor. Isso sem falar nos benefícios para a textura da pele, na diminuição de gorduras e açúcar no sangue, na qualidade óssea e articular, na oxigenação das células e na hidratação do nosso sistema como um todo.

Normalmente, a prática de exercícios diminui o apetite do seu corpo por pensamentos negativos e derrotistas e por vícios (drogas ilegais e legais, como bebidas, cigarros, calmantes, estimulantes e outros), ambos prejudiciais à saúde.

Lembre que o alongamento prévio ou um pouco depois das práticas é fundamental. Aliás, antes mesmo de levantar da cama procure dar uma bela espreguiçada, alongando-se por cima das pernas e depois encostando os joelhos no peito. Isso já influenciará positivamente a qualidade do seu dia, prevenindo lesões, dores, bloqueios energéticos e tensões.

ALGUNS ALIMENTOS PARA O PRÉ-TREINO

Antes de tudo, 2 copos d'água! Depois: omelete ou tortilla de batata-doce; pão sem glúten com um fio de azeite de oliva ou óleo de coco, melado orgânico, geleia de damasco ou de ameixa seca ou pastinha vegetal ("ricota" de tofu com cenoura); tapioca e crepioca (sem glúten) com alguma semente (chia, linhaça e outras); cereais integrais com pouca fibra (a aveia tem muita fibra, podendo atrapalhar a absorção do carboidrato, por isso só é indicada se você for treinar uma hora, no mínimo, após o consumo); fruta com linhaça ou chia deixadas previamente de molho ou trituradas no momento do consumo, em farinha; flocos de arroz (sem açúcar) com frutas; frutas com sementes de girassol (1 colher de sopa), chia e goji berry (½ colher de sopa de cada); smoothies com água de coco ou extratos/leites vegetais de amêndoas; arroz ou coco batidos com frutas (como mamão, frutas vermelhas, kiwi) e 2 colheres de sopa de gelatina de ágar-ágar; maçã, pera e/ou banana amassada (assada ou crua), com amaranto ou quinoa em flocos ou coco ralado, canela e melado orgânico; sucos de frutas com vegetais: por exemplo, beterraba com melancia (utilize a polpa branca porque tem fibra) e suco verde (com couve, rúcula, salsa e hortelã), e uma colher de sopa de batata yacon ou 1 colher de sopa de linhaça ou chia hidratadas.

ALGUNS ALIMENTOS PARA O PÓS-TREINO
(De preferência, até 30 minutos após)

Sanduíches no pão sem glúten ou 100% integral: de atum, ovos com maionese de abacate ou aspargo, guacamole, homus e rúcula, pesto (com espinafre) e outros. Omeletes, arroz com feijão e salada, alguma proteína animal (frango, peixe ou a carne de sua preferência) combinada com folhas verde-escuras e alguma oleaginosa ou legumes sem amido ou alguma raiz (aipim, batata-doce etc.), cogumelos e outros. Whey protein orgânico (como o de quinoa ou de arroz sem lactose, ou outro recomendado por seu nutricionista) no suco ou na água de coco.

Observação: não sou muito a favor do whey, por isso recomendo que o consumo desse e de outros produtos industrializados para treinos devam, obrigatoriamente, seguir recomendação médica especializada.

MÉTODO PILATES

"É estar presente, concentrado e não distraído.
É a mente que esculpe o corpo."
Joseph Pilates

Joseph Pilates teve uma infância sofrida e frágil, e criou o método em 1880. Ele não se rendeu às suas moléstias e reverteu seu quadro patológico, estudando medicina oriental e praticando esportes, ioga, artes circenses e marciais etc. Juntou equilíbrio entre mente e corpo – controle respiratório/concentração, controle corporal/flexibilidade, coordenação motora, força e tônus muscular – para criar um método com aproximadamente 500 exercícios realizados no solo (Mat Pilates) e em aparelhos.

Trata-se de um sistema completo de condicionamento físico, consciência corporal e reeducação postural individualizada, por meio de exercícios não aeróbicos, numa abordagem precisa e inteligente que atende pessoas de diversas idades. Proporciona um sensível aumento de força, flexibilidade e alongamento, aliviando ou eliminando dores, corrigindo postura, protegendo e promovendo agilidade nas articulações, entre outros benefícios que levam ao bem-estar.

O Pilates é uma atividade que todos podem praticar. E a vantagem é que os profissionais adequam o programa às condições físicas de quem o pratica. É aconselhado também para idosos, atletas e pessoas em recuperação de cirurgia. No pós-operatório do meu joelho pratiquei o Pilates, por ser uma atividade controlada e sem impacto que promove ótimos resultados. Você pode chegar a perder 400 calorias por sessão.

Marcha acelerada e corrida

O fluxo e o ritmo são muito importantes. O tênis ideal é fundamental – observe se sua pisada é neutra, para dentro (pronada) ou para fora (supinada) – e é necessário começar com percursos menores para, em seguida, ir aumentando as distâncias e o ritmo. Assim como outros exercícios, correr ou caminhar exige regularidade, frequência e acompanhamento.

Na corrida, assim como em outras atividades de impacto, você pode chegar a sobrecarregar suas articulações com até 4 vezes o peso do seu corpo. Portanto, em alguns casos, a marcha acelerada pode ser mais recomendada. O gasto calórico na corrida é de 500 a 900 calorias por hora. Na marcha acelerada é de aproximadamente 500 calorias por hora. Deve ir a algum lugar? Vá andando, de patins ou de bicicleta. Suba e desça escadas. Movimente-se! Eu procuro fazer o esforço de não me deixar contaminar pelas facilidades e comodidades da vida moderna. Sugiro que você faça o mesmo.

Hidroginástica

São atividades aeróbicas de baixo impacto na piscina. As aulas, conduzidas por um professor, podem oferecer várias atividades (bicicleta, corrida, circuito) e exercícios localizados com a ajuda de aparelhos e objetos como bolas, pesos, caneleiras, boias, e outros. Essa atividade é perfeita para pessoas em fase de recuperação cirúrgica, grávidas e pessoas de idade. Promove a agilidade mental e física, a circulação, a força muscular, a flexibilidade e o ritmo.

Trata-se de uma atividade bastante completa em que são trabalhados os braços, os ombros, as costas, o abdômen, as pernas e o bumbum. É agradável e relaxante por ser realizada na água, raramente causando dores e lesões. Aproximadamente 400 calorias são queimadas por aula. Quando sofri uma lesão grave, comecei a praticar com seriedade e afinco e percebi resultados. Eu evitava apenas os saltos e pulos, que, no meu caso, não eram indicados.

CIRCUITO/TREINO FUNCIONAL

Desde os meus áureos tempos de bailarina clássica, nunca encontrei uma atividade que melhorasse tanto o meu condicionamento aeróbico e de forma tão atrativa. Comecei a fazer circuito funcional na praia todos os dias de manhã e alguns à noite, aproveitando os exercícios como uma bela oportunidade para agradecer por estar viva, com saúde, desfrutando a natureza. Os exercícios são feitos na praia e exigem concentração para cumprir tanto o circuito, como algumas séries de localizada utilizando cordas, bolas e outros acessórios que permitem o uso do próprio peso corporal para dificultar a atividade e tonificar a musculatura de forma integrada.

Essa atividade desenvolve a agilidade, o equilíbrio e a força ao mesmo tempo. A atividade termina com um alongamento e eu sempre reservo ao menos 15 minutos para sentar próximo ao mar, em silêncio, concentrada na respiração em meditação, seguida de um mergulho, quando possível. A queima é de 800 calorias por aula. Sensacional.

CROSSFIT

Esse treino, que trabalha o corpo de forma bastante completa, foi criado nos Estados Unidos, nos anos 1980, por Greg Glassman. O treinamento caiu nas graças das forças armadas norte-americanas e de outros atletas, que o adotaram como ótima opção de condicionamento físico, agilidade, coordenação, equilíbrio, força, flexibilidade, resistência muscular e cardiorrespiratória, velocidade, potência e precisão. Conheço pessoas apaixonadas e fissuradas pelo crossfit. Em uma hora você queimará muitas calorias – aproximadamente 1000 – e realizará um tremendo trabalho muscular.

Normalmente, é praticado em galpões enormes com aparelhos que também são usados em atletismo e treinos olímpicos, além dos aeróbicos com obstáculos e do funcional intenso. Pessoalmente, acho que é um treino extremo e completo. Ele promove condicionamento porque também o exige. Acho importantíssimo o acompanhamento profissional de qualidade, principalmente no que se refere à alimentação, e ter muito cuidado para evitar lesões.

CROSSFUT

Como não incluir o futebol em se tratando de Brasil? Pois incluíram a bola no crossfit. O trabalho aeróbico melhora o condicionamento físico, as atividades no treino proporcionam ganho muscular em curto espaço de tempo e ambos promovem um alto gasto calórico, de 1000 calorias por hora, aproximadamente. As atividades são realizadas em campos de futebol, praças, parques, e compreendem minicircuitos funcionais, corrida com o uso de bolas e outros acessórios e alongamento.

MUAY THAI

Atividade que ajuda a liberar tensões. Eu ousaria defini-la como uma espécie de "meditação" ativa! Você extravasa o estresse e a raiva – chutando, socando e se livrando de golpes. São usados punhos, pés, cotovelos, joelhos, glúteos e canelas, isso sem mencionar o condicionamento aeróbico e, na minha opinião, certa "massagem" nos órgãos. Começa com um aquecimento bastante intenso com polichinelos, saltos com cordas e outros. Em seguida, são utilizadas luvas e outros apetrechos especializados. O treino é bastante dinâmico e, além dos golpes, muitos abdominais são feitos. A concentração, a mobilidade, a agilidade, a flexibilidade, a força, a resistência e o condicionamento físico são trabalhados. O Muay Thai melhora as funções cardiovasculares e, em 90 minutos, é possível queimar aproximadamente 850 calorias. O acompanhamento é fundamental para evitar lesões físicas e o treino equivocado. Eu comecei treinando em casa e passei a fazer atividades na praia também. Revigorante.

CAPOEIRA

Jogar capoeira por uma hora pode promover a queima de aproximadamente 650 calorias. Ela reúne movimentos com os braços, costas, pernas, abdômen, glúteos e outros, com muita ginga. Essa dança ou luta é executada ao som de instrumentos como o berimbau e de cantos que dão o ritmo. A capoeira congrega agilidade, muita flexibilidade e musicalidade. A força e forma física se tornam invejáveis. Nunca pratiquei como atividade regular, mas faz tempo que morro de vontade.

GINÁSTICA LOCALIZADA E MUSCULAÇÃO

Eu adoro! Nada como uma boa aula de local para sair com os músculos fortalecidos e preparados para outras atividades, evitando lesões. Por isso, sugiro a prática de ginástica localizada ou um mínimo de musculação. A sensação após uma aula de local é de dever cumprido. Com os músculos em ordem, nossas articulações, ossos e ligamentos estarão mais protegidos e a queima calórica se regulariza. O corpo com a musculatura trabalhada necessita de mais calorias para se manter, portanto, mesmo quando estiver em repouso, a queima será maior.

Normalmente, as aulas de ginástica localizada começam com um aquecimento e seguem com a ajuda de caneleiras, pesos, bastões etc. Ao final, um alongamento e relaxamento são fundamentais. A queima calórica depende da intensidade do treino, mas gira em torno de 350 a 500 calorias (na musculação, cerca de 350).

YOGA

Muito mais importante do que as posturas, a yoga ajuda a regularizar um dos maiores combustíveis do corpo: a respiração. Alonga, conscientiza, harmoniza e é a atividade que mais me realiza por completo – mente, corpo e espírito. Só no balé clássico me lembro de trabalhar a flexibilidade, me tonificar e suar tanto quanto na yoga. A prática exige um pouco de paciência no começo, já que algumas posturas não são tão fáceis e o tempo de permanência em cada uma pode "incomodar" a sua mente. Mas, depois, a prática dessa atividade bastante completa traz muita satisfação, expansão, equilíbrio e uma ótima forma física.

Adoro a Hatha e sou fã de duas yogas bem físicas, a primeira é a Ashtanga Vinyasa Yoga, em que é realizada uma série de posturas nas quais o cerne é a respiração e que, sincronizadas e em harmonia, podem promover melhor fluxo energético de prana (energia vital) e circulação sanguínea, promovendo a purificação e a eliminação de toxinas. A segunda é a Bikram Yoga, recomendada especialmente para quem deseja resultados rápidos – são 90 minutos de prática em que são realizadas 26 posturas de Hatha Yoga e exercícios respiratórios em um ambiente fechado a uma temperatura aproximada de 40ºC. O calor acelera as reações bioquímicas, eliminando mais facilmente as toxinas e permitindo melhor desempenho, porque facilita o alongamento, num eterno desafio de superação das limitações pessoais. Além desses, existem outros tantos tipos de yoga – não físicas, inclusive –, então, escolha a sua.

TAI CHI CHUAN

Essa milenar arte marcial chinesa com orientação taoísta – maior vitalidade e circulação da energia – combina exercícios corporais suaves e fluidos de baixo impacto conhecidos como chi kung e tao yin. Nessa prática, são observados e trabalhados os preceitos da medicina tradicional chinesa, a respiração, a concentração, a constituição óssea, a circulação, os grupos musculares e o sistema endócrino. Ela ajuda a acalmar a mente e ativa a produção de endorfina, promovendo o bem-estar. Eu saí da sessão me sentindo uma pluma. Em uma hora é possível queimar até 280 calorias.

Dança e balé fit

Fiz balé clássico por 11 anos. Eu me tornei profissional e, até hoje, esses anos de prática seguem impressos na minha constituição física. Sou muito grata à minha mãe por ter insistido que eu começasse pelo balé clássico quando eu queria fazer jazz. Eu amo todas as danças, mas o clássico é a base de todas as outras e é bem puxado. Não conheço nenhuma atividade mais disciplinar, revigorante, feminina, sutil/intensa e aeróbica! Quando morei na Itália, tentei voltar a fazer aulas e paguei um mico. Além de muito preparo físico e condicionamento aeróbico, articular e muscular, são necessários muita rapidez de raciocínio e ritmo. As bailarinas iam para um lado e eu, para o outro. Sem contar que eu queria alongar e meu corpo não obedecia. Até hoje pratico um pouco e recomendo. O balé oferece musicalidade, movimentos delicados e boa forma. Já o balé fit é uma atividade que combina movimentos do balé com o ritmo mais intenso de malhação, com peso, elásticos, caneleiras e outros apetrechos. Eu adoro.

Natação

Confesso que não me apetece nada essa atividade, infelizmente. A natação, como a yoga, é um exercício bastante completo e promove a calma e a serenidade, principalmente se for no mar, que é rico em sais minerais e onde a flutuação é maior. O contato com a água pode ser revigorante, além de ajudar a queimar muitas calorias e gordurinhas indesejadas – daquelas que parecem engessadas. A natação é uma atividade aeróbica que promove a saúde das vias respiratórias, do coração e das articulações, tendo pouco impacto. Estima-se a perda de aproximadamente 500 calorias por hora. Para pessoas agitadas e muito ativas, a natação é superindicada.

Stand up paddle

Machuquei meu joelho gravemente fazendo SUP. Dei bobeira, confesso. Meu médico Leonardo Xerez me revelou que, depois de mim, vieram muitos outros pacientes que haviam se machucado com a mesma prática. No meu caso, caí no raso achando que a profundidade era outra. O joelho saiu do lugar e rompi o ligamento anterior cruzado.

A prática começa de joelhos, e então você levanta e se mantém de pé sobre a prancha. A remada ajuda a manter o equilíbrio e a locomoção. Acho ótimo para as pernas, glúteos, abdômen, ombros, braços e costas. Já existem modalidades sobre a prancha, yoga e outras. Entretanto, por parecer uma atividade simples, redobre a atenção para não forçar as articulações com a instabilidade constante ou cair de mau jeito e se lesionar. Estima-se a queima de 350 calorias ou mais em uma hora.

SURFE

Os povos polinésios já deslizavam sobre pranchas, mas foi no Havaí que esse incrível esporte radical ganhou fama mundial. Com tristeza, admito que sempre morri de medo da prancha, infelizmente. O surfe desenvolve um trabalho corporal com radicalidade e muita adrenalina. É um esporte de atitude, que exige coragem, equilíbrio, força, agilidade, condicionamento cardiovascular etc. Ombros, costas, braços, pernas e glúteos são trabalhados. O ideal é fortalecer o abdômen para não correr o risco de lesionar a coluna, a lombar e a cervical. Em uma hora de surfe são perdidas aproximadamente 600 calorias.

WINDSURF

Consiste em uma prancha e uma vela interligadas. Pratiquei durante algum tempo e até hoje alugo quando há disponibilidade. Eu adoro sentir a segurança de estar sobre a prancha, e deslizar com certa velocidade sem ter, a princípio, a percepção de grandes possibilidades de situações de risco e/ou lesão. Sugiro começar com um professor na areia, passar para lagoa ou lago, para posteriormente evoluir para o mar. O vento é necessário: entendendo melhor a direção dele, você consegue fazer as manobras com menos força e maior agilidade. *Slalom* é a minha modalidade preferida, não há saltos e a velocidade é intensa. Fora essa, existem outras cinco: *formula, freestyle, speed racing, super X e wavesailing*. Braços, ombros, costas, bumbum, pernas e abdômen são trabalhados. Sem mencionar o astral que é estar realizando uma atividade física bastante completa no mar, tomando sol e vento no rosto. A velocidade e a adrenalina fornecem a sensação de liberdade. De 500 a 1000 calorias gastas por hora.

KITESURF

Por hora, 400 calorias ou mais são queimadas. Como no windsurf, os lugares mais indicados para a prática são lagos, represas, lagoas e mar. O começo também deve ser com acompanhamento e as primeiras aulas, na areia. Trabalha-se braços, peitoral, costas, pernas e principalmente o abdômen. Está na lista dos esportes que ainda quero experimentar. Radical!

ESCALADA

Essa atividade pode ser *indoor* ou *outdoor*. O ideal é começar o treinamento no paredão da academia, com direcionamento do instrutor para evitar lesões. Eu já pratiquei e adoro. É um esporte que força movimentos corporais não naturais e requer muita concentração. Trata-se de uma atividade aeróbica com movimentos de força e de explosão que trabalha quase todos os grupamentos musculares do corpo – antebraços, braços, costas, abdômen, pernas e outros. A capacidade intelectual, a resistência, o equilíbrio e a capacidade cardiovascular também são trabalhados.

É um esporte de alta performance que proporciona excelente condicionamento e forma física – se a prática for constante, claro. Podem ser queimadas aproximadamente 700 calorias por hora.

BICICLETA

Esse meio de locomoção dá o maior prazer e é uma ótima atividade aeróbica. Se for praticado na bicicleta ergométrica, nada como um bom programa de TV ou filme para distrair durante o treino. Você nem sente o tempo passar e pode chegar a gastar 300 calorias ou mais por hora.

TRABALHO NA TERRA

Essa prática tem efeitos terapêuticos e, em uma hora de atividades, é possível queimar até 100 calorias. O trabalho na terra exige paciência, virtude cada vez mais essencial. Isso sem falar no valor emocional de gerar outras vidas – isso dito não só por mim, mas pelo pesquisador do setor de medicina comportamental da Unifesp, Ricardo Monezi. Segundo ele, o manejo da terra ajuda nos casos de depressão e levanta a autoestima.

ATIVIDADE FÍSICA

A falta de atividade física regular pode influenciar na qualidade da nossa oxigenação, na eliminação de toxinas, contribuir para o envelhecimento e ocasionar problemas de saúde. A natureza humana exige gasto e movimentação energética para o bom funcionamento dos órgãos e do organismo como um todo. O comportamento sedentário e a falta de exercício físico deixam a mente mais inquieta e tagarela do que nunca, e isso afeta negativamente o corpo, as emoções e o espírito. A boa forma física é um ótimo resultado das atividades – e a sensação de prazer, o alívio do estresse e os efeitos na mente e nas emoções são surpreendentemente efetivos.

Não se esqueça de consumir água (VER PG. 89). Ela é determinante na qualidade do seu metabolismo e da sua performance. Não espere sentir sede para hidratar-se. Quando ela aparece já há carência de hidratação.

> "A melhor cura para o corpo é uma mente quieta."
> *Napoleão Bonaparte*

DÚVIDAS FREQUENTES

COMER MUITO À NOITE E MALHAR MUITO TARDE PODE ATRAPALHAR O DESCANSO/SONO?

Sim! Tanto o sistema digestório quanto os treinos intensos – principalmente aeróbicos – mantêm ativo o metabolismo, o que pode tirar o sono e comprometer a qualidade do seu descanso.

SUPLEMENTOS E WHEY PROTEIN FAZEM MAL?

O whey protein pode ajudar muito na formação muscular e muitos nutricionistas sugerem o uso pela sua rápida absorção. Os suplementos têm seu valor, mas, por serem químicos, não sou a favor do uso excessivo e desgovernado. Se sua opção é essa, é fundamental o acompanhamento de um profissional. Lembre que você deverá compensar os rins e o fígado, que podem se ver alterados com o uso de suplementação com whey. Quando intensifiquei meu treino, descobri uma proteína orgânica isolada de arroz e outra de quinoa, ambas sem lactose, sem glúten e 100% vegetarianas. Gostei dos resultados. Mas, mesmo assim, fiz questão de aumentar a quantidade diária de água.

O colágeno é uma proteína que pode e deve ser suplementada, desde que com total acompanhamento médico, sob o risco de sobrecarga dos rins, do fígado e outros órgãos. Como fonte de proteína vegetal e colágeno, prefiro fazer a minha gelatina de ágar-ágar com suco de fruta 100% orgânica e natural (uva, maçã e outros). E, quando não tenho tempo, consumo ágar-ágar em cápsulas. Sei que o efeito é mais brando, mas, como não me canso de repetir, o ótimo é inimigo do bom: melhor em cápsulas do que nada.

Conforme falamos no capítulo dos alimentos anjos da guarda, os ricos em ômega 3 são anti-inflamatórios e fundamentais. Como não são produzidos pelo organismo, precisam ser absorvidos por meio de alimentos ou de suplementos em cápsulas (VER PG. 107). Eu tomo, pois além de todos os efeitos benéficos, ajudam a minimizar os efeitos cruéis da minha TPM. Probióticos, magnésio e ginkgo biloba em cápsulas também fazem parte da minha rotina. Utilizo spirulina ou chlorella com parcimônia e com intervalos. Consumo amrit – produto hindu altamente potente na prevenção de doenças e na manutenção da energia –, aloe vera, geleia real e pólen diariamente. Quando necessito de uma dose energética extra tomo ginseng.

Sempre faço intervalos no consumo de todos esses produtos, evitando que o corpo se habitue e que os efeitos percam a sua potência.

POR QUE NOS TEMPOS MODERNOS A ATIVIDADE FÍSICA PASSOU A TER MAIS IMPORTÂNCIA?

Porque o conforto da vida moderna estimula o sedentarismo e tornou as pessoas menos ativas. Antes, as pessoas se locomoviam mais, desciam e subiam mais escadas etc.

Capítulo 15

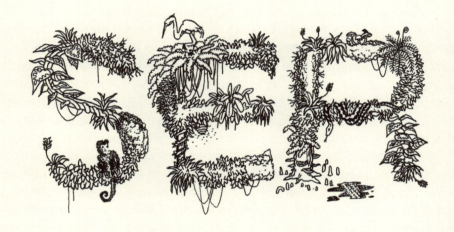

A força do
pensamento

CAPÍTULO 15 | A FORÇA DO PENSAMENTO

"A lei da mente é implacável. O que você pensa, você cria. O que você sente, você atrai. O que você acredita, torna-se realidade."

Buda

A felicidade só é completa se estamos todos em unidade e em comunhão com os demais, o que não significa dar exagerada importância ao julgamento alheio. Trata-se da conexão com o que nos rodeia, da não separação, da integração, principalmente com o nosso próprio Ser. Significa sentirmo-nos plenos dentro da nossa divina essência, que é o nosso templo sagrado, para podermos amar, contribuir e compartilhar.

Desde menina, me preocupo excessivamente com as pessoas e com o sofrimento alheio. Independente da existência de intimidade e até mesmo com pessoas desconhecidas: moradores de rua, pessoas em dificuldades, professores da escola, além de familiares, amigos e outros. Não me lembro de já ter sido totalmente "desencanada", mesmo na infância. Eu era inocente, sim, mas com certa angústia e inconformismo constantes. E a minha sensibilidade, muito aguçada para a idade, devia contribuir para os infinitos questionamentos e para um profundo sentimento de inadequação. Mesmo involuntariamente, eu captava e absorvia as vibrações externas e até as intenções, ouso dizer. Muitas crianças são assim e, se os pais ficassem mais atentos, algumas famílias sofreriam menos.

Na maioria das jornadas espirituais, dizem que o **Ser** "desperto" é aquele que se coloca no lugar do "outro", e não apenas se importa com ele. Ele está em unidade com os demais seres, com o universo e com a mãe natureza.

Como as minhas decisões sempre consideravam os demais, mais do que eu mesma, concluo que já nasci "desperta". **Só que não**. Quem me dera que esse cuidado tão raro que eu tinha, e ainda tenho, fosse por ser mais evoluída! Por querer me sentir *parte de alguma coisa*, sim. Mas a realidade compreende também um padrão claro de insegurança, carência e medo. Especialmente medo da solidão. Essa é uma das razões pelas quais me importo com as pessoas e desejo sempre agradá-las... E a cozinha é um ótimo lugar para receber atenção, reconhecimento e amor. É difícil encarar e assumir isso? Sem dúvida. Mas já é um bom começo. A boa notícia é que não estou sozinha. Conheço várias pessoas com comportamento semelhante e talvez você mesmo se identifique.

Outra conduta bastante comum é o desejo incontrolável que algumas pessoas têm de falar o tempo todo de si. A vitimização, a bajulação e a gratidão exibicionista também se dão com frequência e são padrões recorrentes. Eles caminham de mãos dadas com algo que eu não admiro nem um pouco: o falso interesse. Tenha cuidado com o que entra, mas também com o que sai da sua boca.

Voltando ao X da questão, como **estar** feliz se você está o tempo todo preocupado com a opinião alheia? Quando isso ocorre estamos aprisionados nas armadilhas mentais e em toda a complexidade e desconforto que elas podem nos proporcionar. Se muitas vezes caímos na tentação de tentar controlar a própria mente, que é incontrolável, imagina tentar controlar a dos outros? Algo ainda mais improvável. Mesmo com as melhores intenções, é desgastante e frustrante. Um verdadeiro tiro no pé.

Por mais que haja o esforço para evitar os pensamentos negativos e críticos e, os sentimentos por eles provocados, não conseguimos. **A mente é mais forte**. A mente mente! Ela quer destaque a todo instante. Se você tenta fugir dos seus pensamentos numa luta inútil e exaustiva para que eles desapareçam, a mente fica em chamas, te incendiando sem piedade. Você consegue afastar temporariamente as suas preocupações, mas, logo, logo, o que lhe aflige retorna, mais forte e quase obsessivamente. Todo esse processo rouba a energia que poderia ser utilizada satisfatoriamente em outras atividades – físicas, mentais e espirituais, por exemplo. A mente é capaz de gerar circunstâncias, portanto, se você tem pensamentos negativos, motivará, mesmo que inconscientemente, situações e sentimentos que resultam em decepção, autopunição e julgamento de todo gênero. Se você é inseguro, atrairá pessoas inseguras, e assim sucessivamente, e essa é, e deve ser encarada como oportunidade de aprendizado.

Não há quem possa com a mente ególatra. Por isso, o objetivo não é controlar os pensamentos e sim exercitar-se para que não nos identifiquemos com eles e não nos reprimam. Pensamentos são como nuvens: vêm e vão. Não os julgue, perceba-os e desfrute do livre-arbítrio de não se deixar aprisionar por eles. O julgamento oferece resistência, e a resistência nos impede de relaxar. Se você simplesmente admite e aceita os fatos como são, você relaxa e goza da liberdade de desfrutar de outros pensamentos – mais positivos, otimistas e prazerosos. Essa transmutação acontece naturalmente a partir da consciência e da aceitação. E ria, rir traz leveza e desintoxica.

Na experiência que vivenciei na Oneness University, na Índia, ou até mesmo antes, em outros processos espirituais, entendi que não somos capazes de mudar os pensamentos. Estaria tudo resolvido e seria muito mais fácil se tivéssemos esse controle. Entretanto, sem o conflito interno, estar relaxado contribui positivamente para o funcionamento do corpo como um todo e do metabolismo – liberando bloqueios e os fluxos dos nossos canais energéticos, melhorando a digestão, proporcionando bom humor, bem-estar, contribuindo para a formação muscular, a saúde das articulações e a capacidade de aprendizado e memória.

Ao virarmos "espectadores", como se os pensamentos fossem um filme diante de nós, eles pouco a pouco perdem força. Optamos por observar e experienciar em vez de fingir que eles não existem. Encarar as situações passadas e presentes em vez de varrê-las para debaixo do tapete. Tomar as rédeas da vida, encarando as ocorrências com coragem, responsabilidade e livre-arbítrio, de forma proativa e não reativa.

Na maioria das ocasiões, não há nada de agradável em admitir que a mente é repleta de pontos de vista que "compramos" ou queremos "vender" e que, de fato, os pensamentos incômodos fazem parte dos padrões e da vida. Mas, pior ainda, é viver se enganando em vão. O psicológico, o físico e o emocional irremediavelmente sentem as consequências. E aí os distúrbios e as doenças da alma se manifestam no corpo físico. Tristezas profundas e muita, muita solidão.

Apesar de todo o amor que recebemos ao longo da vida, alguns acontecimentos nos pegam de surpresa, desandam nossos planos e desestabilizam nossas emoções. Com a perda prematura do meu pai, fui obrigada a experienciar sentimentos como a desproteção, desamparo, raiva e mágoa. Lutei muito contra eles e com isso só fiz alimentá-los. Hoje eu sei o quanto esta raiva, por exemplo, pode ser favorável. Desde que seja aceita. Não estou sugerindo dar protagonismo aos sentimentos nefastos e de baixa densidade energética, mas, em vez de lutar contra eles, ou de agir explosivamente, admita-os e transmute-os em algo construtivo. Reciclando rumo à evolução!

Nossa trajetória pessoal – nossas vivências e as marcas por elas deixadas – é que constitui e define a personalidade de cada um de nós. Não fuja, não julgue e não lamente. Seja grato e aproveite para aprender com o que a vida nos ofereceu e oferece. São as chances de crescimento em direção à satisfação e à felicidade, a capacidade de superar nossos desafios, receber luz e obter merecimento. A aceitação, a gratidão e a compaixão são libertadoras. Osho dizia:

"A raiva contém energia. Você não pode simplesmente jogá-la fora. É sua energia. Jogá-la fora o tornará fraco. As energias não são para serem dispensadas ou ignoradas, mas para serem transformadas.
Deixe sua raiva ser transformada em amabilidade. Trata-se de um processo alquímico – não é moralidade, é alquimia. É a essência da alma. Por meio da meditação a raiva, lenta, lentamente, se dissipa e sua energia fica disponível e passa a ser amabilidade. Você se surpreenderá ao saber que, se sofre de grande raiva, você tem grande potencial para a amabilidade. A raiva simplesmente mostra que você tem grande energia. Um homem sem raiva é impotente, não tem nenhuma energia. Um homem que não consegue ficar com raiva também não consegue ser amável. Não reprima ou destrua a mesquinhez, mas, com generosidade, transforme-a numa consciência generosa, no compartilhar."

Osho, A descoberta do Buda, editora Cultrix

Creio ter sido muito bem educada por meus pais – principalmente no que diz respeito ao compromisso, à boa conduta e ao caráter. E nutro gratidão por isso. Ensinaram-me a reconhecer, a admirar e a cultivar as preciosidades da vida, do ponto de vista físico, material e espiritual. Não que eu concorde com todos os meios utilizados por eles e suas escolhas, mas essa parte não me compete. Aos nossos pais devemos ser gratos pela vida, pela oportunidade de poder fazer diferente. É a chance de purificar o nosso karma pessoal e familiar. Não somos obrigados a ter afinidade e carinho por nossa família. Gratidão, sempre.

Aliás, comumente escutamos: "Todos nós temos problemas familiares." E temos mesmo. Para os que acreditam, acasos não existem. Nascemos voluntariamente no contexto familiar que nos é apropriado para limparmos energeticamente as "cargas" da nossa linhagem espiritual. Um pacto. Mas o que é karma? O que é darma? O que é constelação familiar? O que é alinhamento energético? Falaremos de todos esses assuntos mais adiante.

Muitas vezes não compreendemos como um pai, mãe, irmão, irmã, tios e outros parentes podem ser cruéis e causarem tristezas e até traumas a seus familiares. Em alguns casos eles nem têm essa consciência. Contudo, infelizmente, ou melhor, felizmente, esses acontecimentos ocorrem para nos proporcionar aprendizado. Na teoria, isso parece bastante simples e aceitável. Mas sabemos que não é. Como dizem na linguagem popular, "rapadura é doce mas não é mole, não". Quantas vezes eu confrontei essa aceitação? Muitas, e em alguns momentos até hoje. Imagino que você também. Lamentações, incompreensão, revolta, raiva, vitimismo, desmerecimento, falta de compaixão, amargura: por que eu? Por que comigo? Por que de novo? Infinitos questionamentos. Agora eu me pergunto: para que servem tantos porquês? De que valem esses questionamentos e a dramatização da nossa conjuntura pessoal?

Se fôssemos capazes de ter o comando ou de mudar os fatos que não dependem de nossa vontade – a maioria não depende, e outra grande parte atraímos inconscientemente – os porquês fariam sentido. Contudo, somos criadores de nossas possibilidades e elegemos nossas escolhas. Exercemos influência sobre o nosso Ser e sobre o não vitimismo diante das circunstâncias, mas não o absoluto domínio sobre elas, não somos a Jeannie de *Jeannie é um gênio*.

Tudo o que se repete, como os padrões de comportamento, acontece pelo fato de "precisarmos" dessa vivência para o amadurecer e o despertar de nosso crescimento como indivíduo, para alcançarmos a integridade do nosso Ser. Para estarmos inteiros, em estado de plenitude, explorando ao máximo nossas capacidades durante a jornada da vida. Vivendo um dia de cada vez e presentes em cada momento. O passado, como a própria palavra sugere, já passou.

O acolhimento é determinante: abraçar nossas qualidades boas e as não tão boas, nossos lados sombrios e de luz. A dor existe, o sofrimento não necessariamente. Defeitos não existem, problemas tampouco. Ambos são consequências do julgamento e das críticas, meras interpretações. O que existem são circunstâncias que estão mais ou menos de acordo com os nossos desejos e expectativas, ou dos demais. Estes nem sempre estão em conformidade com o que nosso desejo interno. E, sim, para criarmos uma ilusão de importância e significância – para crermos estarmos vivendo melhor em sociedade, em conformidade com suas respectivas regras e padrões.

Se os pensamentos pessimistas insistem repetidamente em ocupar a mente, para começar, acolha-os e, em seguida, migre seu foco para algo leve, momentos agradáveis e lembranças de situações divertidas e cômicas. Respira e não pira!

O estresse mental pode ser acionado por diversos mecanismos. O ócio e a presença do foco em nós mesmos o tempo todo, assim como a autopiedade, são os mais frequentes.

Outro dia meu acupunturista disse: "Liberdade é **saber dizer não**." Fiquei com isso registrado e comecei a dizer alguns nãos. Não vou sair para beber e amanhã acordar de ressaca, arrependida e meio deprimida; não vou malhar hoje, ainda que esteja com a barriga mais protuberante por conta dos excessos do final de semana; não vou cair na folia, mesmo sendo carnaval; não, obrigada, não vou comer sobremesa; e – o mais libertador de todos – não dedicarei mais a minha atenção, mesmo estando morrendo de vontade, a pessoas que já deixaram claro não desejarem recebê-la. É impressionante a sensação de autonomia e de amor próprio. Uma verdadeira nutrição emocional com peso de suplemento alimentar. É o *"whey protein da autoestima"*.

O mesmo ocorre com relação a compromissos sociais e relações interpessoais, em que muitas vezes não escutamos o coração e, aceitamos ou permitimos que a vontade do "outro" prevaleça, em detrimento da nossa própria. Em muitos momentos, essas circunstâncias nos agridem por negligenciarmos, inconscientemente, nossos reais objetivos e vontades. E aí vem a culpa, a autopunição e a frustração a partir do desrespeito com nós mesmos.

Os hábitos determinam a qualidade do funcionamento do corpo. Quando em mau funcionamento afeta os pensamentos e as emoções. E vice-versa.

ALGUNS EXEMPLOS DE DOENÇAS QUE PODEM SER MOTIVADAS PELA ATIVIDADE MENTAL OU EMOCIONAL

CORAÇÃO

Pessoas que, como eu, fazem muito mais coisas do que cabem no seu tempo estão sempre ocupadas e aceleradas, e isso pode causar fadiga, aumento da hipertensão arterial, descompassos cardíacos e outros. A necessidade de controle e a falta de motivação também podem contribuir para distúrbios cardíacos.

SISTEMA MUSCULAR

A ansiedade e outras tensões podem ocasionar fibromialgia e dores lombares.

Sistema digestório

Prisão de ventre, gastrites, úlceras, colites e distúrbios na vesícula podem ser causados por ansiedade, angústia, nervosismo, estresse, sentimento de desrespeito e invasão de privacidade, excesso de generosidade e de detalhismo.

Doenças respiratórias

A falta de uma relação harmoniosa com o ambiente, o desejo de poder e a negação dos aspectos da vida podem causar bronquite, asma, rinite e sinusite alérgica – que também podem ser causadas por tristeza, angústia e depressão.

Doenças de pele

Queda de cabelos e de pelos, urticárias, psoríase e eczemas podem ser causadas por estresse, falta de aceitação e outros distúrbios emocionais, como dificuldade de lidar com as situações e com as pessoas e conflito com o corpo.

Doenças do trato urinário

A incontinência urinária e as irregularidades menstruais, disfunções sexuais etc., estão intimamente relacionadas à capacidade de se relacionar e às tristezas.

Sistema endócrino

Diabetes, obesidade, hipertireoidismo e bócio podem estar relacionados à fragilidade e imaturidade emocional, ao excesso de carga mental e ao pessimismo recorrente.

Culpa

Segundo os ensinamentos do guia espiritual Osho, todas as religiões criam culpa em você. Elas vivem afirmando que você é um pecador. Mas, se assim fosse e Deus criasse pecadores, a culpa seria dele, não sua!

"A culpa é parte da mente egocêntrica; ela não é espiritual.
As religiões a exploram, mas ela nada tem a ver com espiritualidade.
A culpa simplesmente lhe diz que você poderia ter feito diferente.
Trata-se de um sentimento do ego, como se você não fosse impotente,
como se tudo estivesse em suas mãos.
A culpa nos dá a falsa impressão de que somos poderosos.
De que somos capazes de tudo."

Osho, Above All Don't Wobble, #19

Entretanto, como já vimos, nada está completamente em nossas mãos. Se não temos o absoluto domínio, por que se sentir culpado a respeito? A vida é feita de situações e momentos e com eles vêm o aprendizado. A mudança é constante, rumo à evolução ou à regressão. Quando entendemos isso, a culpa se dissipa como num passe de mágica. Quando nos revestimos de poder, 100% na nossa verdadeira essência, estamos no Ser e não no ter. As lamentações e os arrependimentos pouco ou nada acrescentam. Por que ficar triste por algo que aconteceu porque tinha de acontecer? O recebimento de tudo o que nos sucede de braços abertos, como parte fundamental do nosso crescimento pessoal, nos proporciona serenidade. Fácil falar, né? Mas, quando algo doloroso e aparentemente injusto nos sucede, colocamos imediatamente a tal da culpa em nós mesmos, ou nos outros.

Podemos até gozar de certa sensação de alívio e bem-estar. Mas é momentânea. Não se culpe. A culpa é corrosiva, limitante e sufocante. Quando insistimos em nos punir por nossos lapsos, vamos direto e sem escalas para a culpa. E lá ficamos. Estagnados e engessados.

Se somos bons ou longe de perfeitos, se cometemos equívocos ou acertos, somos exatamente como devemos ser e estamos exatamente onde temos de estar, vivendo o que nos corresponde. Enquanto não aprendermos as nossas "lições" e não as aproveitarmos para evoluir e superar, as circunstâncias já vividas no passado que tanto nos desagradam continuarão se repetindo, como oportunidades perfeitas para o nosso aprendizado, e consequente evolução. As nossas atitudes, ao lidar com esses padrões, determinam a reincidência dessas indesejadas situações. Segundo um dos brilhantes e milenares ensinamentos da Kabbalah na sua fórmula proativa: "Tudo o que acontece externamente é um reflexo de algo que existe dentro de nós e, enquanto não aprendermos a identificar e a confrontar o nosso oponente interno, o padrão se repetirá."

Em um dos vários processos que vivi no Oriente, compartilhei meu arrependimento quando, ao expor algumas verdades, crio reações de desgosto que acabam me prejudicando, principalmente pela possibilidade de ter causado tristeza a alguém. Um dos guias espirituais me disse: "Todos ouvem o que necessitam ouvir, da maneira que lhes corresponde e deveriam ficar agradecidos por você ser uma pessoa íntegra. Você foi apenas o veículo para um aprendizado válido." Não vou negar que me confortou um pouco, mas isso não me dá o direito de sair "vomitando" as minhas verdades, especialmente em quem ainda não é capaz, ou não está disposto a recebê-las.

O caminho e as lições – e, fundamentalmente, como lidamos com eles – são o que determinam nossa felicidade ou infelicidade. Não somos vítimas, temos livre-arbítrio e somos corresponsáveis do nosso destino.

No *"Path of Love"* – processo que promove o autoconhecimento e a abertura do coração, em ashrams do Osho –, aprendi com um dos irmãos de jornada a nomear nossas reflexões derrotistas. Ele me sugeriu o nome de uma pessoa com o qual passei a chamar os meus pensamentos. Ao fazer isso, naturalmente me distanciei deles. Não se trata de uma fuga. Eles continuam existindo dentro de mim e eu os aceito! Mas, eu não sou esses pensamentos e, muito embora estejam dentro de mim, estabeleci uma distância, um limite. Eles já não gozam do mesmo protagonismo.

As emoções e os pontos de vista são determinantes na maneira como nos alimentamos. E a alimentação exerce forte influência no campo emocional e, é claro, no mental e físico. A fé, a positividade, a esperança, o entusiasmo, a alegria de viver e o ânimo contribuem e melhoram os nossos hábitos alimentares e a nossa qualidade de vida.

Sentimentos mal resolvidos como tristezas, decepções, arrependimentos, remorsos, rancor, desconfiança e o peso dessas emoções consomem a nossa energia vital e aceleram a nossa morte gradual. Com isso, podem provocar distúrbios, descontroles vorazes de apetite e doenças variadas. A perda ou o excesso de apetite podem ser causados e/ou levar ao estresse e à depressão e vice-versa. E, quanto mais comemos ou deixamos de comer, mais queremos comer ou deixar de comer. O metabolismo fica viciado e condicionado, podendo levar à obesidade, anemia, anorexia, bulimia e outros. É como se começássemos a usar as camadas de gordura, ou a falta delas, como proteção e escudo, para nos escondermos de nós mesmos, uma estratégia de fuga do verdadeiro **Ser**. O vitimismo e o desmerecimento são companheiros frequentes nessa caminhada que fatalmente nos conduz e nos mantém em estado de sofrimento constante.

Dois ótimos questionamentos seriam: "A fome que estou sentindo é física ou emocional? Estou usando a comida como válvula de escape para as minhas emoções?" Muitas vezes, o apetite é por amor, carinho, aconchego, atenção, conforto, segurança, satisfação, poder, plenitude e outros sentimentos. É uma necessidade de preencher um vazio emocional, uma forma de recompensa e consolação. "Ah, tive um dia difícil, um dia com decepções e chateações, então vou comer até me acabar e beber até cair! Afinal, eu mereço." Merece o quê? Ficar mais triste, impaciente, agressivo, deprimido, feio e sem energia? Porque é isso que a má alimentação/nutrição – no sentido amplo da palavra – faz. Pare de entupir o seu corpo de lixo, ele não é lixeira! E, além do mais, a auto-reciclagem tem limite!

O chocolate com menos de 70% de cacau e outros açucarados, por exemplo, liberam endorfina, criando uma sensação temporária de bem-estar, como se estivéssemos adoçando a vida. Os queijos têm substâncias que provocam tamanha sensação de prazer quanto as substâncias alucinógenas – não é de se admirar que a maioria das pessoas comumente desabafa: "Queijo? Nem pensar em ficar sem ele." Nossa relação com o alimento vem desde muito cedo e está relacionada com a percepção de sermos amados. O bebê, ao ser amamentado, experimenta a sensação de ser nutrido e amparado pela mãe. Se isso não ocorreu, pode ser que esse bebê cresça mais agitado, com menos equilíbrio e sensação de segurança. Sem contar a baixa imunidade e a menor produção de anticorpos naturais.

Nós não somos o que comemos, e sim o que absorvemos e assimilamos. Não adianta se "entupir" de ótimos alimentos mal combinados, sem variá-los, na quantidade indevida ou no horário impróprio. O corpo é perfeito, e colocará para fora os excessos ou não os absorverá. Por isso, é importante variarmos o consumo, senão, como tudo na vida, o organismo se acostuma. O corpo fica preguiçoso e não metaboliza os mesmos ingredientes, não assimila o necessário para a promoção de uma vida saudável, em paz e em harmonia. Ficar sem comer várias horas com o intuito de perder peso é ainda pior: o corpo, com medo de não receber alimentos e fontes de energia/glicose etc., armazena em forma de gordura tudo o que é ingerido, estressando todo o metabolismo e baixando os níveis de defesa do nosso sistema imunológico. Minha função, como estudiosa e pesquisadora dos temas relacionados à alimentação, é estimular seu autoconhecimento para que você possa empoderar seu **Ser**, nutrindo-se com a energia dos alimentos sem esforço para digeri-los. Contudo, isso depende mesmo é de você.

No estado de desnutrição, o corpo tende a priorizar pensamentos, emoções e sentimentos de baixa densidade energética.

Escolha o seu caminho

Na espiritualidade, todos os caminhos levam a "Meca". Escolha o seu. Medite, retire-se em jornadas espirituais, exercite-se mental, emocional e fisicamente, viaje em todos os sentidos, aproveite as oportunidades perfeitas e nada aleatórias que o universo lhe proporciona de crescer e evoluir, emocione-se e, acima de tudo, respire, acredite, compartilhe, perdoe, agradeça e nutra-se. Ao menos em sua rotina, coma e beba de forma saudável e invista nisso – seu corpo, sua mente e seu espírito agradecem (os que estão ao seu redor também). Não abuse dos abusos ou eles abusarão de você. Sem dó nem piedade, e sem aviso prévio.

Você está aqui para fazer diferente. Esta vida é sua única chance de ser feliz. Não a desperdice. Escolha ser do jeito que é, acolhendo com compaixão a si mesmo e aos demais, liberte-se dos sentimentos que aprisionam você ao passado e possivelmente limitam seu futuro. Priorize a felicidade. Em alguns momentos na vida da maioria de todos nós, mortais, as carências, as inseguranças, a autorrejeição e as crises de baixa autoestima estarão presentes, mas nem por isso torne-se o seu maior carrasco. Torturar-se e tiranizar a si próprio são excludentes; não são canais de abertura que proporcionam soluções.

CAPÍTULO 15 | A FORÇA DO PENSAMENTO

Portanto, desfrute do seu **Ser**, no auge de suas potencialidades. Permita-se o reconhecimento da sua luz pessoal e aumente sua disponibilidade e seu merecimento para recebê-la. Estimule-se com a determinação de que hoje você será mais feliz do que ontem, mais bem-humorado, generoso, paciente, tolerante, seguro, autoconfiante, corajoso, e mais disposto a ter uma rotina saudável em todos os aspectos. O livre-arbítrio e a responsabilidade são suas. Como escreveu Paulo Vanzolini numa de suas músicas: "Levanta, sacode a poeira e dá a volta por cima."

Capítulo 16

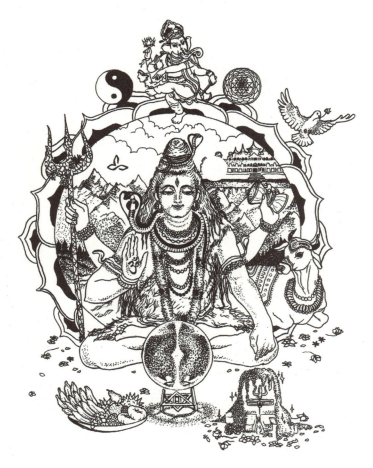

Meditações:
alimentos para a alma

"Eu fecho meus olhos para poder ver."

Paul Gauguin

A nutrição do corpo físico, mental, espiritual e emocional é determinante na disposição, nas emoções, na capacidade mental e física e no desempenho das práticas de meditações. Assim, os alimentos podem influenciar positiva ou negativamente as práticas de meditação – sua incompatibilidade, a quantidade indevida e nos momentos inapropriados podem ser desfavoráveis, causando indisposição, irritação, impaciência, agitação, preguiça, fadiga e muitos outros sintomas.

O ideal é se alimentar das 12 às 20 horas – horário da digestão, quando o corpo está desperto e ativo. No período da assimilação e da absorção, entre 20 e 4 horas, devemos priorizar o descanso e o jejum. Já de 4 às 12 horas, quando o corpo se ocupa dos processos de eliminação e limpeza, devemos consumir bastante água, alimentos leves e bioativos – como frutas frescas e secas, sucos de frutas e vegetais, frutos secos, lanches saudáveis (de vegetais crus, por exemplo) e outros, ajudando corpo e mente a eliminarem toxinas e resíduos.

E lembre-se de que nos alimentamos e absorvemos através de todos os nossos sentidos, portanto, evite cores como o marrom e o preto e procure praticar meditação (e yoga) com cores coloridas – pastéis ou vibrantes – que possibilitam a abertura e a harmonia dos nossos chacras, a alegria interior, a troca de energia e a reconexão com o nosso Eu superior interno.

ALIMENTOS SATTVAS, TAMAS E RAJAS

Segundo a Ayurveda, os alimentos são divididos em Sattvas, Tamas e Rajas. Os primeiros devem ser priorizados principalmente se você está num retiro ou em ritmo intenso de práticas espirituais, yoga e meditação. Eles são leves e equilibram o fogo digestivo, o agni. Proporcionam maior clareza mental, serenidade e harmonia – são alimentos orgânicos e frescos, frutas frescas ou secas, verduras e legumes crus ou apenas amornados, raízes, sementes e seus germinados: cereais integrais, leguminosas e oleaginosas, azeite e leites vegetais. Além disso, a água de qualidade, infusões e chás (os chás branco, verde e pu-erh são bastante indicados). O uso da geleia real também, pois são inúmeros os seus benefícios (VER PG. 191).

Os alimentos Tamas causam efeito sedativo, sono, letargia e inércia. Eles são pesados e, como os alimentos Rajas, devem ser evitados antes das meditações e em períodos intensos de práticas espirituais. São eles: carnes vermelhas, cogumelos, queijos, conservas e enlatados, refinados e processados, alimentos armazenados por muito tempo e requentados, bebidas artificiais e alcoólicas, doces, biscoitos – com ou sem recheio – e outros.

Os Rajas provocam um movimento de ação, de agitação, de excitação e de inquietação. Os ensinamentos budistas confirmam essa teoria, acreditam que esses alimentos ativam a mente, as energias, as emoções e os sentimentos relacionados ao desassossego e à ausência de calma, tornando a conexão mais difícil e a meditação menos prazerosa. São eles: produtos químicos, refinados e industrializados, fermentados, com cafeína, todo tipo de proteína animal – especialmente a carne vermelha e os embutidos, sal, especiarias, temperos e molhos picantes, pimentas frescas e secas, alho, alho-poró, cebola, cebolinha e outros desta família de vegetais. Como alternativa para o refogado eu sugiro utilizar aipo, funcho e salsinha, finamente picados, amornados e marinados – nas preparações vivas e nos refogados. São muito saborosos e aromáticos. Você não precisa se restringir sempre ao uso trivial do alho e da cebola!

MOMENTO DE ALIMENTAR O CORPO E A ALMA

Procure estar minimamente sereno no momento da refeição. A Mãe Terra lhe providenciou este alimento, portanto, esteja presente e feliz porque se alimentar – seja com feijão, seja com lagosta – é uma bênção, motivo suficiente para estar mais do que grato. Seu processo digestivo já começa aí e, dessa forma, terá outra qualidade. Se você quiser, pode experimentar algo ainda mais efetivo: colocar as mãos acima do prato, energizando-o e abençoando-o. Mesmo que o rompante de gula ocorra, com a ingestão de algum produto que pode tão somente engordar e/ou intoxicar você, mentalize que isso só lhe fará bem. Você nem imagina os efeitos positivos.

Na companhia da raiva, dos rancores, do nervosismo e do estresse, a comida dificilmente será bem absorvida. O alimento não será bem aproveitado e ainda poderá provocar gastrite, gases e outros distúrbios. Nesses momentos, prefira uma fruta, um suco ou um caldo.

A PRÁTICA DA MEDITAÇÃO

A meditação, *meditare* em latim, significa voltar-se para o centro. Estar conectado com a nossa natureza interna e presente na presença sem esforço, com a intenção de pacificar e de silenciar a mente, estimulando o reconhecimento do próprio **Ser** – legítimo estado de plenitude. Por meio da prática regular da meditação – comprovadamente transformadora, reveladora e efetiva, as preocupações, críticas e problemas perdem espaço naturalmente, cedendo lugar ao entusiasmo e à serenidade que nos proporcionam o verdadeiro bem-estar.

Ela promove o autoconhecimento, um mergulho dentro de si e na própria essência. Incentiva também o reconhecimento e o contato com a nossa divindade interior, além da dissolução do sentimento de separação e de alguns padrões repetitivos de comportamento. Os sentimentos de quietude e plenitude, que permitem a conexão com o coração, nos libertam das perturbações, julgamentos e imposições mentais, viabilizando a descoberta do nosso autêntico potencial e das nossas infinitas possibilidades. Passamos a enxergar como observadores e a presenciar como testemunhas, integralmente. Lembramos que estamos em unidade e que somos um com o universo.

No entanto, a mente não é uma máquina com botão de liga e desliga. Quem dera assim fosse. Por mais que os fatores externos pareçam nos agradar e preencher, é impossível gozarmos de contentamento e de felicidade plenos se a mente e o corpo estão agitados e em desarmonia.

A prática diária da meditação, onde quer que você esteja e de preferência duas vezes ao dia, mesmo que por pouco tempo – de 10 a 15 minutos de manhã, à tarde e/ou à noite –, é uma forte aliada contra a ansiedade e a agressividade. As vibrações do corpo e da mente entram em sintonia, criando equilíbrio. As situações desagradáveis ou de conflito, caso ocorram, serão encaradas de forma natural, com suavidade. Isso porque o equilíbrio pessoal não será afetado (ou será pouco alterado, apenas). Os pensamentos negativos, a raiva e os sintomas depressivos ficam cada vez menos frequentes. A mente estará mais acostumada a enfrentar momentos duros e adversos com naturalidade. É surpreendente como algo tão simples pode influenciar tão positivamente. A vulnerabilidade e a instabilidade, provocadas muitas vezes por circunstâncias externas e alheias à nossa vontade, continuarão existindo. Mas não estaremos tão à mercê dessas situações.

Nem sempre trabalharemos junto com pessoas que mais gostamos, nem sempre os que fazem parte do nosso círculo pessoal – íntimo ou não – corresponderão às nossas expectativas. Mas, se nos ofendermos ou nos entristecermos a cada mínima decepção, deixamos de nos relacionar ou de trabalhar com satisfação e prazer. A vida será uma eterna luta contra o estresse e a favor dele. Aliás, o primeiro passo para a frustração e para a infelicidade é a expectativa. Quando alcançamos nossos objetivos, ficamos contentes. Caso contrário, o mundo desaba. Por mais capazes que possamos ser, ninguém está livre de "fracassar" de vez em quando. O importante é não julgarmos a dor como sofrimento e não assumirmos o papel de vítima.

As situações externas devem ser encaradas como tal. A prática regular da meditação silencia e relaxa, criando um espaço de tranquilidade, lucidez, paz interior, vivacidade e energia. Descobrimos novas respostas e somos capazes de desfrutar do momento presente com consciência, sem que mudanças externas nos afetem constantemente. Ganhamos foco, claridade e flexibilidade mentais. Gradualmente, adquirimos autoconhecimento e maior estabilidade emocional. A permanência na corda bamba dos extremos – euforia/depressão, obsessão e compulsão/desinteresse – passa a ser cada vez menor.

Assim, as perturbações mentais se enfraquecem espontaneamente e a paz interna se estabelece. Os pensamentos passam como nuvens, sem que nos identifiquemos com eles. As mudanças ocorrem de dentro para fora, alcançamos o nirvana – *libertação*, em sânscrito – e, a partir daí, é só felicidade.

Fisicamente, a meditação pode reduzir as dores no corpo e fortalecer o sistema imunológico. Também pode aumentar o fluxo sanguíneo e diminuir a frequência cardíaca. Mentalmente, pode ajudar a aumentar a percepção, a concentração e a memória, estimulando a capacidade intelectual e promovendo o desenvolvimento pessoal e o aumento da criatividade.

Existem vários tipos de meditação: a transcendental, as meditações de Osho, as de Sri Prem Baba, as da Oneness University, as da Kabbalah, a meditação das rosas (técnica que aprendi em Piracanga) e tantas outras. Algumas utilizam as posições das mãos – mudras –, que podem ajudar você a se conectar no começo da prática. Pesquise e encontre o seu método preferido. Nas primeiras vezes, a paciência será necessária, mas, se você parar por alguns minutos, todo dia e regularmente, para respirar, sem tensão ou controle, em silêncio, com a coluna ereta (segundo Osho essa posição não é obrigatória), você já estará meditando. Mas, lembre, evite meditar deitado e antes de dormir. Aliás, dormir não é meditar. Estar em meditação é estar em estado de alerta. Tomar consciência da respiração, observá-la e exercitá-la, acalmando a mente, criando um espaço de percepção apurada no corpo e no espírito que determina o ritmo que nos leva à serenidade.

Quando cantados em harmonia, mantras e cantos gregorianos são como bênçãos espirituais; cada tom de *solfeggio* tem uma frequência necessária para balancear sua energia e manter seu corpo, mente e espírito em perfeito equilíbrio. Recomenda-se alguns benefícios de algumas dessas frequências:

396 Hz: libera sentimentos de medo e culpa, e contribui para a transformação de aflições em alegria;

417 Hz: ajuda a desfazer situações e facilita mudanças;

528 Hz: promove transformações e a recuperação do DNA;

639 Hz: estimula a conexão e beneficia os relacionamentos;

741 Hz: facilita a comunicação, promove a limpeza dos nossos vários corpos e ajuda a solucionar problemas;

852 Hz: promove a conexão espiritual.

Meditar na frequência de 432 Hz – considerada a frequência da natureza, suave e harmoniosa – estimula a ativação do chacra do coração e aciona estados meditativos e de equilíbrio. Eles promovem o relaxamento e inúmeros benefícios, como a energia de cura ao organismo, que pode inclusive promover a redução de tumores em alguns casos. Alguns dos compositores mais brilhantes, como Mozart e Verdi, baseavam suas músicas nessa frequência, que tem 8 vibrações por segundo e eleva a consciência humana.

> "3 minutos de meditação afetam o campo eletromagnético.
> 11 minutos mudam o sistema glandular.
> 31 minutos permitem aos fluidos do sistema glandular alcançar todas as células do corpo.
> 62 minutos transformam a matéria cinza do cérebro.
> 2,5 horas transformam as células e os tecidos do corpo e reconstroem todo o sistema. A pessoa se reconstitui como se tivesse estado no útero."
>
> *Yogi Bhajan*

> "O *silêncio* é uma forma de bater na porta do salão da verdade. Ele é a base que prepara você para qualquer prática; é o alicerce do edifício da consciência. Tudo que é belo e verdadeiro nasce do silêncio."
>
> *Sri Prem Baba,* A lei do silêncio

DÚVIDAS FREQUENTES

SE EU DORMIR DURANTE A MEDITAÇÃO, AINDA ASSIM ESTAREI MEDITANDO?

Não. Se você estiver meditando estará em estado de alerta. Por esse motivo recomenda-se sentar-se sobre os ísquios – ossos do bumbum –, com a coluna ereta. Pode ser numa cadeira, num sofá, numa almofada, no chão ou na cama, com pernas cruzadas ou pés plantados no chão. Não é recomendado meditar deitado, nem antes de dormir.

Capítulo 17

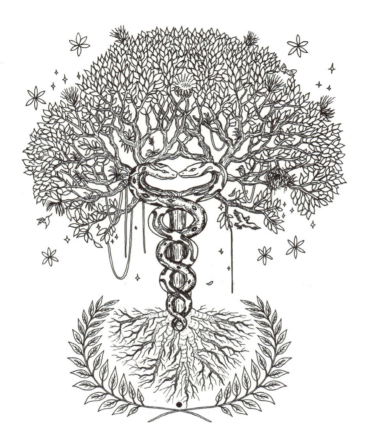

Tratamentos holísticos e práticas espirituais

"Há uma força motriz mais poderosa que o vapor, a eletricidade e a energia atômica: a vontade."

Albert Einstein

Tratamentos holísticos e práticas espirituais

As definições que você encontrará neste capítulo advêm de pesquisas e vivências pessoais e incluem a contribuição de mestres e mentores que me auxiliaram nesses processos que favorecem a busca do autoconhecimento e contribuem para a evolução pessoal e espiritual. São práticas que podem facilitar o entendimento da causa dos traumas e da origem primária das doenças, ou mesmo o modo como a essência da alma se manifesta no corpo físico, adoecendo-o.

Karma

É uma lei cósmica natural de causa e efeito que governa o universo, Kardec já explicava isso. Mas não é um castigo do tipo "aqui se faz, aqui se paga". O karma provoca aprendizado e consciência; cabe a nós o reconhecimento e a descoberta do amor e da compaixão. Recebemos o que ofertamos ao universo. O pensamento conduz as ações à positividade ou à negatividade e a partir daí as consequências são naturais. Atraímos o que vibramos, somos os maiores responsáveis por nosso karma. As pessoas e o mundo exterior nada mais são do que um espelho: refletem nossos pensamentos e nossas ações, como oportunidade para o nosso aprendizado.

Karma, em sânscrito, significa *fazer* ou *agir*. Ele se divide em Satkarma, karma bom, e Dushkarma, karma negativo. É como uma conta bancária: quando o Satkarma está positivo, tudo tende a correr bem; mas, quando o Dushkarma está em alta, problemas, relações conflituosas, obstáculos e outras situações desagradáveis tomam conta de nossa vida.

Mas como ganhar Satkarma? Com pensamentos e ações positivos, aceitando e não julgando, não desejando o mal, causando alegrias, doando e compartilhando, evitando fazer comentários maldosos e causar dor, sendo grato e perdoando. Não nos cabe o julgamento, nem em pensamento – que está em conexão direta com os planos astrais –, e muito menos com a fala. Não somos superiores aos outros para emitir juízo.

Ao magoar os outros, você estará magoando a si próprio. O forte sofrimento causado às pessoas, involuntária ou inconscientemente, tende a provocar traumas que ficam registrados no plano astral, gerando karma, que se repetirá até a sua limpeza completa.

Por mais que tenhamos a impressão de que alguns talvez não mereçam, quando desejamos o bem, estamos, de alguma forma, transmitindo energia amorosa e orando por essas pessoas. O grande poder reside no amor, e o amor é o que nos garante coragem. A bondade e o auxílio à natureza ou a qualquer habitante, próximo ou distante, deste planeta, amar e doar amor, ter compaixão, perdoar aos demais e a nós mesmos e estar em oração, tudo isso nos faz ganhar Satkarma, tornando-nos os grandes beneficiários. Contudo, mesmo tendo consciência disso, caso você permaneça no padrão da negatividade, aceite. Tentar combater a si mesmo é pior. Nem eu, nem você, somos capazes de mudar a mente, mas sim de esvaziá-la e conduzi-la. Cada novo dia é um recomeço. E cada vida, uma oportunidade única. Como seria se você a aproveitasse?

DARMA

As doutrinas de origem védica (hinduísmo, budismo e outras) definem darma como a verdadeira essência de tudo o que existe. Em sânscrito, significa *lei natural universal; aquilo que sustenta, que mantém; presente de Deus*. O darma pessoal é o caminho em direção à verdade superior, ao preenchimento de nossas próprias responsabilidades com as pessoas, com a sociedade, com o planeta e com nós mesmos. É a nossa vocação pessoal. É a missão e o real propósito de cada um na Terra para alcançar a plenitude do potencial pessoal e a grandiosidade do Ser individual. O contrário de darma é adarma: o que não é natural, o que é imoral.

SANTO DAIME

Na década de 1930, Raimundo Irineu Serra fundou essa doutrina guiado por Nossa Senhora da Conceição. O discípulo direto do mestre Irineu, padrinho Sebastião, ajudou a difundir pelo Brasil essa comunhão entre a doutrina da fé cristã – Novo Testamento bíblico –, conceitos espíritas, cultos africanos e o sagrado chá de ayahuasca de origem indígena/amazônica, que já era tomado pelos povos incas antes da colonização espanhola.

Durante a cerimônia, os adeptos, separados por sexo, mulheres de um lado e homens do outro, utilizam fardas e bailam ao som dos maracás e de outros instrumentos, e de hinários com ensinamentos espirituais que têm uma influência significativa na manifestação da força do Daime – o divino que habita dentro de cada um. Ele proporciona o autoconhecimento, o encontro com a verdade e a despedida do mundo de ilusões. Essa poderosa e verdadeira força é oferecida como caridade a todos que sentem seu chamado. Cura para os corpos físico/material, mental, emocional e, é claro, espiritual. De todos os rituais que já frequentei de purificação e consciência, foi numa cerimônia do Daime que tive o maior encontro com a minha verdade. "Dai-me força, dai-me luz e dai-me amor."

Ayahuasca ou Huni

A ayahuasca é uma bebida ancestral elaborada a partir de duas espécies vegetais amazônicas e consumida (na forma pastosa ou líquida) na medicina tradicional dos povos indígenas Yawanawas, Kaxinawás, Sharanawas e outros, em rituais realizados por pessoas que buscam a cura. É utilizada em vários países, como Peru, Equador, Bolívia, Colômbia e no Brasil. Os usuários não a consideram um alucinógeno, mas um enteógeno – manifestação da divindade interior de cada um. O que causa? A ampliação da percepção e da consciência. Na semana que antecede o ritual, nada de açúcar (doces incluídos, claro!), café, farinha branca, drogas lícitas e ilícitas, produtos industrializados, pimentas, produtos de origem animal (como carne vermelha e de porco), ovos e outros. A geleia real pode potencializar seus efeitos.

A cerimônia sagrada é celebrada por povos indígenas há milênios, com cânticos, fogueira, tambor e dança. Ela pode acessar a própria essência no plano da alma, trazer revelações, resolver conflitos internos, tratar traumas, fazer limpeza física (vômitos etc.), mental e emocional, e até mesmo curar, por meio da bebida sacramental. Tive muitas revelações por meio da ayahuasca, mas só depois que me libertei do medo de sentir sua força. Algumas pessoas têm experiências que podem trazer desconfortos, mas nunca soube de uma que não tenha sido recompensadora. Recomendo seu uso quando ouvir o chamado do seu coração. Jamais recomendo tomar esta ou qualquer outra 'medicina' em ambiente não protegido, sem acompanhamento de líderes espirituais experientes e fora dos rituais.

Rume ou Rapé

Até o início do século XX era bastante comum o seu uso no Brasil não associado aos rituais sagrados. O tabaco era moído, raspado ou pilado, inalado ou aspirado via nasal, podendo provocar sintomas, dependência etc.

Já o rapé sagrado é elaborado a partir de outras plantas e é considerado uma medicina de poder, especialmente pelos índios Yawanawas, utilizado em momentos específicos de alguns rituais destinados à cura e à iluminação, em ambiente protegido pela energia sagrada, com intuito de promover conexão. Lembre que o uso do rapé não deve ser feito indiscriminadamente, sem o propósito espiritual e em oração. As tribos indígenas já faziam uso dessa medicina de poder – tabaco sagrado com cinzas de pau-pereira, noz-moscada e/ou outra substância vegetal, como cogumelos e outros – muito antes da chegada dos colonizadores; elas cultivavam e rezavam em todas as fases de colheita e preparo. Ele deve ser soprado por pessoas experientes, diretamente via nasal com a ajuda de um "canudo" especial, modelo V de duas vias, chamado tipí: uma para sopro e outra para recebê-lo, não devendo ser aspirado. Também pode ser autoaplicado como kuripe, mas não por iniciantes. Existem algumas formas de soprar de acordo com o objetivo. Em rituais sagrados, o rapé é utilizado em forma de agradecimento ou oração, trazendo purificação, transmutação das energias negativas, cura, proteção e firmeza de propósito. Na tradição indígena, é utilizado também para se livrar da panema, que nesse caso pode ser entendida como preguiça.

Em cachimbo, é normalmente utilizado para rezar e encaminhar a oração ao grande espírito através da fumaça. Tragar pode ser considerado um desrespeito à ancestralidade. O tabaco via nasal ou oral é o tabaco d'água, feito a partir da sua infusão. O da terra é seco, mascado e em seguida cuspido. O rapé é utilizado em tratamentos de distúrbios digestivos e respiratórios, eliminando bloqueios energéticos. Pode provocar limpeza do corpo, baixa da pressão etc. Não se recomenda o uso sob o sol.

SANANGA

A Sananga é um arbusto do qual os índios Kaxinawás, Yawanawas e outros extraem uma substância enteógena chamada ibogaína e elaboram um colírio que também chamam de Sananga. Normalmente, as aplicações são feitas durante as cerimônias de ayahuasca. Fisicamente, promovem alívio nos sintomas de sinusite, congestões nasais e alergias respiratórias.

Nas aldeias eles usam para se livrar da panema – maus fluidos, má sorte, falta de vitalidade, preguiça, falta de disposição, depressão e desânimo. A Sananga atua nos vasos sanguíneos dos olhos, que têm diversas terminações nervosas intimamente relacionadas ao fígado, ajudando a limpá-lo e a exterminar emoções como a raiva e o rancor e comportamentos agressivos. A vista cansada e doenças da visão, como a miopia e outras, podem se beneficiar de seu uso. Eu sofro de astigmatismo e, desde que comecei a fazer uso da sananga, percebi certa melhora com relação à secura, ao cansaço e à ardência na vista.

KAMBÔ OU KAMPUM

Essa "vacina" é muito usada por nativos da Amazônia para afastar a panema. A resina extraída da rã Phyllomedusa bicolor é aplicada em pequenos furinhos feitos sobre a pele com o cipó em brasa. A substância entra diretamente na corrente sanguínea e uma sensação de calor invade o corpo inteiro até chegar à cabeça, podendo provocar vermelhidão e inchaços. O ideal é que a pessoa consiga fazer uma "limpeza", com vômito ou diarreia. O processo é individual, mas não costuma durar muito. Provoca clareza, elevação de consciência e possível limpeza de marcas e padrões emocionais. Além disso, aumenta a intuição e a autoestima e renova a energia corporal, ajudando a purificar o sangue, a limpar os órgãos e a fortalecer o sistema imunológico. Pretendo repetir várias vezes.

Busca da Visão

São quatro dias a sós na montanha, sem comida e sem bebida, dentro de um círculo delimitado por tabaco. Um xamã oferece o peyote iagé (ayahuasca peruana) uma vez por dia. De moleza não tem nada, por isso acredito ser um salto em direção a uma nova dimensão. Essa vivência é para pessoas guerreiras que estão determinadas a enfrentar seus fantasmas. Provoca um mergulho na verdadeira essência e proporciona uma ampla conexão com o sagrado. Ocorre o desapego ao conforto, aos vícios e a toda e qualquer coisa externa, que julgamos necessária, que não o nosso próprio **Ser**. Há um rompimento de amarras com traumas e padrões de comportamento. Antes da busca é necessário um preparo e uma dieta. Mal posso esperar para estar pronta para essa intensa jornada rumo ao profundo autoconhecimento.

Temazcal ou Inipi ou Tenda do Suor

Acredita-se que essa cerimônia de cura física, mental e espiritual seja a mais antiga dentro das tradições xamânicas, além de permitir profunda conexão com a memória ancestral. Antes de adentrar na tenda, que poderíamos vulgarmente chamar de "sauna", cada um oferece com a mão esquerda – a do coração – o tabaco ao fogo sagrado com as intenções pessoais de cura. O ambiente representa o útero da Mãe Terra, sendo totalmente escuro, quente e úmido. Já participei de várias tendas e a mais forte e marcante foi uma cerimônia Lakota com Lino Pi, liderada por Dennis Banks. Nesta, como em muitas outras, os condutores entram primeiro e em seguida os participantes, formando um ou dois círculos em torno do buraco central que recebe as pedras incandescentes – as "avós sagradas" ou "anciãs pedras" – em quatro momentos distintos, representando as quatro direções que correspondem a cada época da vida: Leste (nascimento e infância), Sul (adolescência), Oeste (vida adulta) e Norte (maturidade e antepassados). A temperatura vai subindo ao som de tambores, cânticos e rezas, e em meio ao aroma das ervas aromáticas sagradas e medicinais.

A meditação, a conexão com a sua essência, a limpeza de toxinas e de metais pesados e o sentimento de paz e união com o grande espírito ocorrem sem que sua mente possa opinar muito – essa é a melhor parte. Sabe-se que o Temazcal pode estimular o sistema linfático, acelerar o metabolismo e a circulação, abrandar os efeitos da TPM (melhorando a irregularidade menstrual), tonificar a pele, os músculos e os ossos, limpar as vias respiratórias e depurar o sistema digestivo. Na minha opinião, purificação, superação, fortalecimento e bem-estar são as sensações que melhor definem essa prática. Frequento regularmente, mas não indico para pessoas com pressão alta e outros distúrbios e patologias que podem ser afetadas com as altas temperaturas e as demais características do Temazcal. Informe-se antes da prática e desfrute.

San Pedro ou Wachuma

Wachuma é um cacto originário dos Andes que passou a ser chamado de San Pedro após a chegada dos conquistadores europeus. Existem registros do seu uso há mais de três mil anos. Acredita-se que seja um presente dos antepassados, avós sagrados, para alimentar o coração e o espírito, promovendo o encontro com a sacralidade. Normalmente o chá e a pasta são tomados em cerimônias conduzidas por xamãs com tabaco sagrado, cânticos e ao som do tambor d'água. Foi um dos rituais mais lindos que vivenciei. Um momento espiritual de cura e conexão direta com o coração, quando a mente cede lugar ao verdadeiro e genuíno amor. Um profundo sentimento de conexão, purificação e paz. Normalmente é realizado a cada solstício e a cada equinócio.

PEIOTE OU HICURÍ OU HUATARI

É uma substância extraída de pequenos cactos sagrados de mesmo nome e que tem como componentes psicoativos a mescalina e outros. Desde antes de Cristo já era utilizada por povos da América Central. Como a ayahuasca é ingerida na forma líquida ou em pasta e podem ocorrer náuseas e limpeza (vômitos, diarreias e outros). Não há registros de que a ayahuasca, o daime, o San Pedro e o peiote causem dependência química. Pelo contrário, podem até ajudar pessoas que sofrem de vícios como o alcoolismo e outros. Nas cerimônias, são entoados cânticos sagrados ao som de instrumentos como o tambor d'água, maracás e outros que conduzem os participantes, por meio da sacralidade, às outras dimensões – depurando o que houver a ser limpo. Assim como em outras cerimônias, encontrei profunda paz e conexão ao término do ritual.

PAJELANÇA E REZADEIRAS

A pajelança cabocla ou indígena é realizada por pajés e tem intenção de cura espiritual, mental/física. Opcionalmente são utilizados tabaco e instrumentos de "poder" pelos curandeiros (que se conectam com as entidades e com as energias sagradas da floresta), limpando o campo energético e restabelecendo a conexão e o equilíbrio entre o indivíduo e a natureza.

Como a pajelança é exclusivamente realizada por homens, as rezadeiras são geralmente mulheres sem qualquer tipo de formação ou sabedoria científica, mas com vasta experiência prática na cultura e no conhecimento popular. Elas são pessoas de elevada fé e a serviço da cura, sem necessidade de hora marcada e sem cobrança. Tanto os pajés, quanto as rezadeiras, fazem uso de orações envolvendo crenças, religiões etc. E, em alguns momentos, também podem utilizar objetos, ervas e plantas terapêuticas com o intuito de cura. Todas as pajelanças que já fiz me causaram bem-estar e profundo sentimento de proteção.

DEEKSHA

A Deeksha, também conhecida como bênção da unidade, é uma imposição energética das mãos sobre a cabeça, que produz uma sensação de paz, serenidade, bem-estar, união e amor. Trata-se de uma transferência de energia que ajuda a silenciar a mente e a elevar o nível de consciência e o sentimento de unidade. Não faz parte de nenhuma religião e não exige um estilo de vida específico. A Deeksha influencia positivamente na evolução da espiritualidade e do Ser. Conheci essa prática no Brasil e a aprofundei com um processo chamado deepening no Templo Dourado da Oneness University, no sul da Índia, berço da Deeksha.

REIKI

A definição de Reiki é *Energia Vital Universal*. Essa técnica terapêutica surgida no Japão, é pura transmissão de amor e energia positiva, atuando nos campos físico, mental, emocional e espiritual. Ela conforta e acalma a mente, promove a paz de espírito e a abertura espiritual, alivia as dores físicas e da alma, relaxa, ajuda a eliminar o estresse e a ansiedade, liberando emoções e toxinas, o que contribui na limpeza do campo energético. Exatamente como na Deeksha, não há contraindicações, ou ligação com qualquer religião. Essa energia de cura é transmitida individualmente, conforme a necessidade do receptador – indivíduos, animais de estimação, plantas e plantações, civilizações inteiras, cidades, países, alimentos, bebidas como a água e até mesmo o planeta Terra. As mãos são fortes canais energéticos e os terapeutas fazem uso dessa extraordinária capacidade como instrumento de cura, restabelecendo e desbloqueado os fluxos energéticos do nosso corpo, e sarando as doenças na origem.

ESPIRITISMO

Essa religião se dedica ao estudo e à interpretação dos ensinamentos de Jesus à luz da sua moral, doutrina, verdades universais, filosofia e princípios espíritas – lei de causa e efeito de Kardec, imortalidade, fé, razão e justiça divina. Os centros espíritas são locais de oração, de caridade e de trabalho, onde são realizados atendimentos fraternais a todos que buscam esclarecimento, aprendizado, orientação, apoio e conforto.

Em algumas palestras do Dr. Sérgio Felipe de Oliveira, médico e mestre em ciências pela USP e diretor-clínico do Pineal Mind Instituto de Saúde, ele cita que, antes mesmo de Kardec, Mesmer e Hannemann já utilizavam o passe espírita como energia de cura. Mesmer o batizou de magnetismo animal e algumas pessoas o chamam de mesmerismo. O passe – ou fluido vital/magnético – atua em nível perispiritual, com a transferência energética por meio da imposição das mãos pelos médiuns, que têm capacidade de absorção, armazenamento e transmissão de energias cósmico-universais. Tal prática já era realizada e ensinada por Jesus, como forma de cura, desde o cristianismo primitivo, conforme os textos dos evangelhos.

"Fora da caridade não há salvação."
Allan Kardec

> "Esses fatos, devidamente comprovados, provam que a morte não existe, que é apenas uma evolução, sobrevivendo o ente humano a essa hora suprema, a qual não é de modo nenhum a última hora. *Mors janua vitæ:* a morte é a porta da vida. O corpo é somente um vestuário orgânico do espírito; ele passa, muda, desagrega-se: o espírito permanece (...)"
> Camille Flammarion, 1922c., p. 323. (VER PG. 326)

UMBANDA

A palavra "umbanda" é derivada de um termo angolano que significa *curandeiro*. Essa religião 100% brasileira envolve aspectos e práticas da cultura africana e indígena e de algumas religiões, como o catolicismo e o espiritismo. O ritual é orientado por uma "mãe" ou "pai" de santo, que conduzem as cerimônias, realizadas ao som de cânticos chamados "pontos", que facilitam as incorporações de entidades. Elas oferecem assistência individual por meio de passes mediúnicos, orientações, orações e banhos com ervas, que visam trazer paz, serenidade e cura. Existem vários tipos de umbanda e todos têm, como principal fundamento, a caridade.

CIRURGIAS ESPIRITUAIS

Registros indicam que essa técnica teve início nos anos 1940 pelas mãos de Eleutério Terte, nas Filipinas. No Brasil, as operações começaram a ser realizadas na década de 1950 por José Arigó, após ter recebido uma mensagem em sonho do Dr. Adolph Fritz, desencarnado durante a Primeira Guerra Mundial. Por volta dos anos 1970, o Dr. Arigó começou a encarnar em outros médiuns. João Teixeira de Faria, carinhosamente chamado de João de Deus, recebeu uma carta psicografada por Chico Xavier com uma mensagem do Dr. Bezerra de Menezes que determinava Abadiânia (GO) como o local para o seu templo ecumênico – foi inaugurada em 1976 a Casa de Dom Inácio de Loyola, ou simplesmente "Casa", como habitualmente é chamada.

As medicinas fazem efeito? Há realmente cura? Depende de cada pessoa, dos seus respectivos merecimento, fé e capacidade de recebimento. Eu acredito na dieta e nas medicinas que ele prescreve, nem que sejam pela desintoxicação e pelo efeito placebo (crença nos efeitos medicamentosos a ponto de provocar possíveis efeitos bioquímicos de cura). Os tratamentos espirituais/cirurgias podem ser feitos com ou sem incisões, pouquíssimo sangramento e sem o uso de anestésicos e anestesia. A casa de João de Deus e outros templos, como o do Frei Luiz, não são locais de pregação religiosa, mas sim de valorização da humanidade. Eu já estive quatro vezes em Abadiânia e, numa delas, a entidade me pediu que eu a auxiliasse a segurar a bandeja com os instrumentos de trabalho. Acompanhei com toda a proximidade e pude compreender a força espiritual ali presente.

A paz e a esperança vivenciadas nesse centro de luz são indescritíveis. Além disso, ele alimenta e atende gratuitamente pessoas que não têm condições financeiras, sem falar que essa pequena cidade tem toda uma economia em torno do trabalho desenvolvido por João. A força energética e a ingestão da água fluidificada trazem conforto físico e espiritual e sensação de alívio incontestáveis.

Alinhamento energético

Esse método terapêutico sistêmico de cura – que utiliza a física quântica, o xamanismo, a parapsicologia e outros estudos e práticas – foi desenvolvido pelo farmacêutico, agrônomo e pesquisador Aloysio Delgado Nascimento, também conhecido como xamã Dior Allen.

Por meio desse método, o terapeuta é capaz de ler o campo energético dos indivíduos, disponibilizado pelo Eu superior dos mesmos, e acessar dimensões externas e internas, captando imagens, sentimentos e emoções do consciente e do inconsciente sem a realização de qualquer tipo de ritual ou ingestão de qualquer substância. Os corpos energéticos são limpos e recuperam o equilíbrio a partir da ressignificação e do redirecionamento à Egrégora do Ministério de Cristo, também chamada dimensão da consciência crística. Ocorre, então, a transmutação dessas energias e a canalização de luz no corpo astral e físico. Um mantra é fornecido para que o novo campo de energia seja reintegrado e fortalecido, por meio do acesso direto ao corpo em luz, evitando a reconstituição de antigos padrões já transmutados. Essa prática pode ser realizada individualmente, em casal ou em grupo (roda de cura), e normalmente é realizada com um ou dois terapeutas, podendo durar de 90 a 120 minutos, conforme o caso.

Leitura de aura e registros Akáshicos

Nessa prática de canalização é possível realizar a leitura e a interpretação dos campos mental e energético/campos sutis, por meio dos chacras, possibilitando a visualização das manchas e rachaduras da alma que ficam registradas na aura. É possível canalizar várias dimensões, desde o passado ancestral até o presente, quando o terapeuta que está realizando a leitura interpreta as "mensagens" da linhagem espiritual que acompanha o indivíduo, seu processo cármico e dármico, revelando pensamentos e potenciais.

A pessoa passa a enxergar e compreender padrões de comportamento, estados emocionais e fatos que ocorrem e ocorreram durante a vida. Esse entendimento, que facilita a compreensão e traz conscientização, já promove boa parte da cura. Ele ajuda a liberar memórias e traumas desta e de outras vidas, encorajando as pessoas a encararem a verdade e a darem passos significativos em direção ao equilíbrio e a mudanças comportamentais positivamente determinantes.

Toda doença começa na aura para, em seguida, atingir o corpo físico. O processo todo tem duração aproximada de 1 hora e o terapeuta fica de olhos fechados sem perguntar absolutamente nada. Sinceramente, só aconselho fazer com Amélia Falk em Piracanga.

SONOTERAPIA

Nessa terapia – utilizada há milênios por tibetanos, hindus e outros povos orientais –, a cura é realizada com instrumentos/tigelas de cristais produzidas na Índia que vibram na mesma frequência do coração. A pessoa que está sendo tratada entra em estado meditativo, podendo ocorrer um desdobramento nos níveis mental e espiritual – quando a mente deixa de estar no controle e passa a ser possível um regresso inconsciente a vidas passadas, ao útero materno e à infância. Os sons penetram na mente e contribuem para o desbloqueio de traumas conscientes e subconscientes. Os sons são harmônicos e relaxantes para as nossas células, podendo promover limpeza e reprogramação no DNA. É indicada nos casos de insônia, ansiedade crônica, pânico, depressão, dores de cabeça, fibromialgia e outros.

TERAPIA VIBRACIONAL COM DIAPASÕES

Nessa técnica os terapeutas utilizam diapasões (instrumentos metálicos para afinar instrumentos musicais, geralmente de média frequência) e também vozes, que emitem fortes vibrações sonoras – notas musicais de baixa, média e alta frequências – que acionam vários pontos energéticos do corpo de forma não invasiva. Cada diapasão e sua respectiva frequência é utilizado de acordo com a indicação específica. As vibrações penetram, desbloqueiam, alinham, ajustam e curam questões e queixas dos corpos físico e sutil. Senti uma imensa sensação de bem-estar, harmonia e alívio.

RENASCIMENTO OU TERAPIA DA RESPIRAÇÃO CONSCIENTE

O Renascimento é uma técnica terapêutica simples e eficaz de respiração consciente, que foi desenvolvida pelo norte-americano Leonard Orr. Durante a sessão – de uma hora aproximadamente, na companhia de um terapeuta, em ambiente externo ou interno, na água ou a seco –, são realizadas dinâmicas respiratórias. Respira-se profundamente de forma circular e contínua pela mesma via (nariz ou boca), conectando a inspiração e a expiração à maravilhosa experiência de vivenciar o momento presente. Com essa técnica é possível se conectar com o seu Ser: sentir arrepios, tremores, calafrios, relaxamento, expansão, vivências de circunstâncias e emoções. Isso gera um aumento da percepção, da consciência e do autoconhecimento, liberando bloqueios, padrões e condicionamentos que ficaram registrados ao longo da vida. Fisicamente pode promover limpezas dos sistemas respiratório, digestivo e nervoso, oxigenando o cérebro e os demais órgãos, os tecidos e as células, promovendo limpeza mental/física e emocional. Ainda não me identifiquei com a técnica e pretendo dar mais uma chance a ela.

CONSTELAÇÃO FAMILIAR

Bert Hellinger foi o criador desse método terapêutico sistêmico, no qual se trabalham laços familiares problemáticos, relações e conflitos amorosos etc., diagnosticando questões, desbloqueando traumas, solucionando problemas e proporcionando reconciliações. Esse sistema não admite a exclusão, portanto a pessoa recupera o sentimento de pertencer à sua família. A técnica pode ser realizada individualmente ou em grupo, quando os participantes, normalmente desconhecidos, são "inseridos" em situações como se fizessem parte daquela história. No entanto, devido à complexidade e eficácia surpreendentes, não cabe o aprofundamento da descrição do método na prática.

Segundo Hellinger, as famílias têm uma consciência coletiva, compartilhada inconscientemente por todos os seus membros, determinante no destino de todos e transmitida às gerações seguintes. Ela é estruturada a partir dos acontecimentos que compõem a história familiar. A constelação está a serviço da reconciliação das almas. Perdoamos e somos perdoados por nossos ancestrais, familiares ainda encarnados e pessoas com as quais nos relacionamos intimamente, encontrando paz e harmonia nessas relações. Essa técnica terapêutica permite a abertura de caminhos para que a vida volte a fluir naturalmente em direção ao nosso destino. Poderemos desfrutar, assim, de toda a plenitude do nosso potencial.

•••

> "Na família e no grupo familiar, existe uma necessidade de vínculo e de compensação, partilhada por todos, que não tolera a exclusão de nenhum membro. Quando ela acontece, o destino dos excluídos é inconscientemente assumido e continuado por membros subsequentes da família. É isso que entendemos como movimento sistêmico. Quando, porém, os membros remanescentes reconhecem os excluídos como pertencentes à família, o amor e o respeito compensam a injustiça que foi cometida contra eles, e seus destinos não precisam ser repetidos. É isso que chamamos aqui de solução."
>
> *Bert Hellinger, filósofo, teólogo, educador, psicanalista e consultor*
> (Ordens do amor, da Editora Cultrix).

•••

Kabbalah

A tradução literal para Kabbalah é *receber*. Por isso, essa sabedoria de mais de cinco mil anos – esse sistema filosófico religioso judaico de origem medieval que tem elementos do início da era cristã – visa capacitar o alcance da consciência, consciente da essência de tudo o que existe. Visa também buscar a plenitude na vida de forma serena e fluida e, o mais importante, saber e estar preparado para receber e compartilhar, mantendo a felicidade de forma integral, permanente e ininterrupta. A meditação, o conhecimento, a interpretação e o decifrar do pensamento da Torá, e a consequente postura individual positiva e íntegra, são as melhores ferramentas da Kabbalah para aprofundar a compreensão do universo. Tudo isso pode ser alcançado a partir da identificação dos nossos "oponentes", quando deciframos as razões pelas quais algumas situações insistem em se repetir em nossas vidas, descobrindo padrões de comportamento que levam a essas situações. Poderemos, então, superar obstáculos, alcançar a paz e a serenidade espirituais e permanecer na luz infinita da nossa divina existência.

PSYCH-K

Esse método não invasivo é um processo interativo de mudança, desenvolvido em 1988 por Robert M. Williams. Trata-se de um processo espiritual com benefícios psicológicos, uma resposta à constatação de que as técnicas de aconselhamento convencionais, que dependem quase exclusivamente de "insights" e "motivações", raramente promovem transformações reais. Assim, Williams, inspirado por uma variedade de processos baseados na neurociência, desenvolveu uma abordagem que atua no nível do subconsciente, utilizando técnicas de equilíbrio dos hemisférios cerebrais e a cinesiologia, que podem provocar mudanças profundas e duradouras de forma rápida e fácil.

AURASOMA

Proporciona o autorreconhecimento – nossa missão pessoal e propósito por meio de um código de cores. Essas permitem nos desprendermos de velhos padrões limitadores de comportamento e a expansão da consciência.

ACCESS CONSCIOUSNESS

Essa técnica visa o "empoderamento das pessoas a saberem o que já sabem". São vivências que proporcionam, de forma leve e descontraída, um espaço de energia e consciência. Isso possibilita a paz, a tranquilidade e a plenitude – a capacidade de receber passa a estar ativada e irrestrita, assumindo infinitas possibilidades, a começar pelo seu próprio Ser. O Access Consciousness é um conjunto de ferramentas e processos para facilitar a consciência, isto é, o despertar para mais possibilidades, sem pontos de vista limitantes que compramos e/ou vendemos e, principalmente, sem expectativas, julgamentos e projeções. Gary Douglas, fundador da técnica, criou dinâmicas com perguntas que desafiam sistemas de crenças, resistências e reações que driblam a mente lógica em direção à liberação e à habilidade de estar no presente, recebendo e aceitando, em permissão e unidade. Entre essas perguntas-chave estão: "E o que mais é possível que não estou percebendo?", "Como eu gostaria que fosse a minha vida?", "Como posso melhorar isso?".

JIN SHIN JYUTSU

Os experts preferem não chamar de técnica e sim de arte dinâmica de harmonização dos nossos 'corpos' e da nossa energia vital, mediante toques suaves de cura no que eles chamam de "26 travas de segurança da energia", desbloqueando e 'dissolvendo' tensões, estresse, desconfortos e possíveis sintomas. Pelo poder que todos nós somos naturalmente dotados, podemos realizar os toques com as pontas dos dedos ou permitirmos que profissionais qualificados o façam. Nos anos 50 essa Arte foi levada para os EUA por Mary Burmeister, mas foi Jiro Murai que a decodificou, no início do Séc XX, a partir do Kojiki (livro de Registro das Coisas Antigas, de 712 d.C.) e outros arquivos milenares do Japão. Apesar de, a princípio, não dar muita credibilidade, quando experimentei a influência dos toques na movimentação da energia e presenciei o que outras pessoas também sentiram na prática, comprovei a sua efetividade.

Ho'oponopono

Essa palavra significa *corrigir um erro* ou *tornar certo*. Esse método milenar, extremamente eficaz e com resultados impressionantes, teve seus primórdios na tribo Kahuna no Havaí, onde era utilizado para resolver conflitos e promover reconciliação. Morrnah Simeona e Ihaleakala Hew Len resgataram e adaptaram a técnica. Por meio dela, é possível livrar-se do repetitivo murmúrio mental, condicionamentos e recordações dolorosas, e encontrar a paz e o equilíbrio emocional e físico. Quando nos desvinculamos da memória do subconsciente, dos pensamentos, das emoções, dos traumas, dos padrões de repetição e da culpa, nossas questões também são liberadas.

A oração do Ho'oponopono é um pedido à divindade que cancele essas memórias que estão se repetindo em forma de problemas, que nada mais são do que a ressonância de lembranças repetindo experiências do passado. Ao assumirmos a responsabilidade, deixamos de ser coadjuvantes e passivos. Atenção, não estou mencionando culpa, e sim consciência e atribuição. Trata-se de um processo de autocura e perdão.

Os preceitos de Morrnah Simeona

- *"O universo físico é uma realização dos seus pensamentos:*
- *Se seus pensamentos são cancerosos, eles criam uma realidade física cancerosa.*
- *Se seus pensamentos são perfeitos, eles criam uma realidade física transbordando AMOR.*
- *Você é 100% responsável por criar seu universo físico como ele é.*
- *Você é 100% responsável por corrigir os pensamentos cancerosos que criam uma realidade doente.*
- *Não existe lá fora. Tudo existe como pensamentos em sua mente.*
- *Estamos aqui para trazer paz para nossa própria vida e, se a trouxermos, tudo a nossa volta descobre seu próprio lugar, ritmo e paz."*

O Dr. Len utilizou a técnica à distância com as fichas dos pacientes de um presídio psiquiátrico de segurança máxima durante quatro anos, buscando em si as causas dos distúrbios e loucuras desses doentes mentais. Em poucos meses mudanças significativas foram notadas neles. O Dr. Len entende que todos, individualmente, são 100% responsáveis por tudo o que lhes corresponde. Isto é, tudo o que se passa conosco e em nossas vidas é reflexo do que há internamente. A aceitação, o perdão e o amor por si limpam não só a nós, como também os padrões externos.

•••

> **"Eu limpo para estar na Presença de Deus. Uma vez lá, a Divindade me dará tudo que é perfeito e correto para mim. Eu só sei isso. Esta é a meta da minha vida. Se eu tenho qualquer meta ou objetivo, é estar na Presença de Deus."**
> Dr. Ihaleakalá Hew Len, em 23 de janeiro de 2008

•••

Oração do Ho'oponopono

"Divino Criador, pai, mãe, filho em Um. Se eu, minha família, meus parentes e ancestrais lhe ofendemos a sua família, parentes e ancestrais em pensamentos, palavras, atos e ações do início da nossa criação até o presente, nós pedimos o seu perdão. Deixe isso limpar, purificar, libertar, cortar todas as recordações, bloqueios, energias e vibrações, e transmute essas energias indesejáveis em pura luz. Assim está feito.
Sinto muito. Me perdoe. Te amo. Sou grato."

Essas minifrases estão relacionadas às quatro joias de Jesus: compaixão, humildade, amor e gratidão. É uma oração muito forte que você pode direcionar a qualquer pessoa ou problema, solicitando a conexão com a divindade de cada um, que nada mais é que a extensão do divino criador. Experimente!

Amor

Lembre-se de que, pelo princípio da unidade, as pessoas são espelhos de nós mesmos, refletem nossos comportamentos e equívocos. São, assim, oportunidades de enxergarmos o que há em nós. A maior felicidade da vida está em compartilhar e doar amor e não apenas em recebê-lo. Por isso, não há nada mais verdadeiro do que o nosso próprio amor. Quanto mais doamos, mais estaremos plenos de amorosidade, distantes dos pensamentos derrotistas, das tristezas, das mágoas, dos rancores e do pessimismo.

CAMILLE FLAMMARION

Dentre os colaboradores de Kardec, Camille Flammarion foi o que mais valorizou a construção do conhecimento espírita a partir da metodologia empírica e positivista. Como consequência desta sua postura, ele passou anos de sua vida buscando fatos sobre os quais construiu a convicção na imortalidade da alma, na comunicabilidade dos espíritos e na existência de faculdades extrassensoriais nos homens, o que frutificou-se na Metapsíquica **de Richet** e posteriormente na **Parapsicologia de Rhine**. Crítico dos sistemas religiosos e das verdades misteriosas bastante difundidos em sua época, Flammarion se rendia ao espírito religioso e à construção de uma religião natural, sem dogmas, sem mistérios e sem sobrenatural, como pensava Allan Kardec. A obra espírita de Flammarion sustentou e alimentou diversas gerações de espíritas em nosso país. Foi uma fonte importante nas discussões que o movimento espírita brasileiro teve de sustentar com diversos segmentos científicos e políticos de nossa sociedade para manter o direito constitucional de existir.

> "Antes de sair de casa, *peço* à Divindade que limpe tudo que possa me causar conflitos. Nós somos a luz, nós somos o divino; ele está dentro de cada um de nós."
> *Camille Flammarion*

> "Tudo que nos irrita nos outros pode nos levar a um melhor conhecimento de nós mesmos."
> *Carl Jung*

Carta ao leitor

Mais do que a realização de um sonho, este livro é a confirmação de que o ser humano pode superar tudo!

Apesar de sempre ter me sentido, e posteriormente ter sido diagnosticada, com TDAH – transtorno do déficit de atenção com hiperatividade, ou, na melhor das hipóteses, indivíduo índigo – e ter tido a infância e a adolescência interrompidas por algumas perdas significativas e um tanto traumáticas, minha determinação em concluir este eterno trabalho de pesquisa triunfou. Com o intuito de compartilhá-lo, consegui superar todas as dificuldades.

"O esquecimento é uma qualidade do intelecto", como Freud tão bem colocou. Pois é, meu mecanismo interno de defesa se programou para sabotar a memória, que já não era lá muito boa. O esquecimento e essa falta de raciocínio linear dificultam enormemente qualquer tipo de atividade, imagine a escrita de um livro.

A maioria das pessoas não costuma respeitar e dar muita credibilidade aos profissionais que não têm um raciocínio linear, lógico, enriquecido com citações técnicas apuradas ou nomes famosos e nomenclaturas específicas. Isso é uma pena, pois faço parte do grupo de profissionais que são, antes de tudo, pessoas, com seus percalços, fraquezas e fracassos, e sem medo da autoexposição, que encaro como um ato de coragem capaz de estimular outros a persistirem. Ah, quem me dera eu lembrasse pelo menos o nome de alguns autores, trechos de obras que não só li, mas estudei, receitas que pratiquei e todas as experiências maravilhosas e únicas com grandes mestres! Muito embora tenha estudado e me dedicado muito, a memória me falta, a ordem de raciocínio também. Mas as emoções que marcaram sentimentos e a inteligência sensorial? Essas, jamais.

De alguma forma, proponho a compreensão de que, apesar de sermos todos de carne e osso, não há em toda a infinita existência alguém igual a nós. Tão somente por esse motivo, somos todos seres divinos, corajosos e únicos. Nós escolhemos vir à Terra para vivenciar as lições, o aprendizado e o grande amor do qual somos feitos, compartilhando-o. Logo, e em primeiríssimo lugar, não há como duvidar de quão capazes e especiais todos somos. Esqueça por um momento toda a sua ferrenha autocrítica e experimente nutrir amor e admiração por si próprio. Sempre haverá, na sua opinião e na de outros, alguém mais bonito, mais feio, mais ágil, mais competente ou incompetente. Entretanto, não existe em todo o universo alguém tão exclusivo e especial como você.

Para concretizar projetos e sonhos, basta querer. Mas tem de querer muito. Desejar abre caminhos e cria realidades. Por isso, resista e não desista.

Só o Divino sabe o tamanho da minha determinação e esforço. Eu sou o tipo de pessoa que lê uma página e volta cinco. Pois bem, transforme os obstáculos e a ausência de apoio e confiança de muitos em estímulo para seguir em frente. Você não quer ser cobiçado ou invejado. Você quer ser admirado e amado. Começando por você mesmo, certo?

O livre-arbítrio é todo nosso. Podemos escolher entre nos amarmos, ou nos machucarmos. Este livro é um guia que estimula e oferece alternativas para que você conheça intimamente a sua essência e dê a ela a atenção, a importância, o cuidado e o carinho que ela merece. Não se abandone jamais.

O maior atalho para a auto-observação e para o autoconhecimento é assumir as rédeas da sua vida, tomar consciência de que estar no presente é um presente. Entender que a presença de corpo e alma – física, mental, emocional e espiritual – conduz à tão desejada vida em harmonia e no amor.

Invisto na evolução do meu Ser, que será um movimento contínuo ao longo de toda a minha experiência na Terra. Eu cuido muito de mim para me permitir eventuais excessos. E digo eventuais porque encaro a vida como uma escolha consciente, sustentável e inteligente. E não como uma oportunidade para me autossabotar.

A paz no planeta vem com o respeito à vida, a todos os seres vivos e aos alimentos que a natureza nos oferece. O amor, a fé, a gratidão, o perdão e principalmente a compaixão com você e com todos os seres precisam ser onipresentes. Tudo isso, somado à alimentação de qualidade, preenche a nossa existência com substância, verdade, equilíbrio, harmonia, disposição, bem-estar, energia, beleza e saúde. Promovem o crescimento espiritual, físico e emocional. Fornecem-nos qualidade de vida e longevidade.

"Não somos seres humanos passando por uma experiência espiritual, somos seres espirituais passando por uma experiência humana."

Teilhard Chardin

Indivíduos Índigos

São aqueles que, apesar de não serem ótimos alunos e não terem uma ótima relação com tarefas escolares padrão e com a rotina, são pessoas criativas e inteligentes – ainda que esta inteligência possa não ser compreendida –, perspicazes, intuitivas e muito sensíveis, capazes de perceber a energia das pessoas. São almas antigas que aqui neste plano, desde muito jovens, experimentaram questionamentos existenciais, sentimentos de inadequação e até mesmo qualquer tipo de depressão e alguma experiência paranormal.

Muito embora tenham enorme dificuldade em concentrar e focar em um assunto apenas, normalmente aprendem rápido – e perdem interesse rapidamente também, são multitalentosos e exigentes, o que pode atrapalhar o encontro da verdadeira vocação – não que seja uma obrigação ter uma só, provocando frustrações. Trabalhos conservadores, repetitivos, sujeitos à metas, horários rígidos e à hierarquia não são suportáveis para o indivíduo índigo. Estupidez, ineficiência, falsidade e jogo de interesses, muito menos. São pessoas que podem ser chamadas de hiperativas, questionadoras, polêmicas, iradas, excêntricas ou loucas e que sofrem dificuldade de aceitação. Buscam a espiritualidade desde muito cedo e possuem necessidade visceral pela expansão da consciência e de compartilhar o bem.

•••

"Se você é autêntico, você estará crescendo espiritualmente. E se você cresce espiritualmente há uma felicidade natural. Você é de verdade feliz, não o tipo de felicidade que você costuma falar. Existe um tipo diferente de felicidade, que é a única coisa que pode ser chamada felicidade. Quando isso estiver aí, você irá descobrir com surpresa que os outros problemas começarão a desaparecer, problemas de saúde vão desaparecer, problemas de relacionamento vão desaparecer, obstáculos no seu caminho vão desaparecer. Tudo vai começar a mudar porque você tem essa felicidade. Você tem essa felicidade porque você é espiritual e porque você é autêntico. Isso é tudo."

Sri Bhagavan

•••

Receitas

ARROZ INTEGRAL COM VEGETAIS E GERGELIM
Almoço ou jantar. Rende 2 porções. Livre de glúten. Livre de lactose.

INGREDIENTES
2 folhas de brócolis (médias)
½ alho-poró (pequeno)
1 talo de aipo (pequeno)
1 ½ de copo de arroz integral
1 limão siciliano
½ colher de sopa de azeite de oliva
Sal, gergelim, cúrcuma, pimenta-do-reino e cebolinha (de preferência a parte branca) a gosto

PREPARO
1. Lave bem e higienize as folhas do brócolis, a cebolinha, o aipo e o alho-poró (retirando as partes mais fibrosas do alho-poró e fazendo um corte em X na parte superior até chegar na parte branca, para retirar toda a terra).
2. Lave o arroz com uma peneira em água corrente, até que a água esteja transparente.
3. Rasgue as folhas de brócolis em pedaços bem pequenos com as mãos.
4. Corte o alho-poró em rodelas finas e o aipo em cubos bem pequenos.
5. Pique grosseiramente a cebolinha.
6. Coloque o gergelim na frigideira até soltar o óleo essencial e aroma, sem queimar. Reserve.
7. Ferva 4 copos de água.
8. Em uma panela refogue o alho-poró e o aipo com a pimenta-do-reino e a cúrcuma em fogo baixo, com um fio de azeite.
9. Quando estiverem refogados, agregue o arroz e, em seguida, a água fervente.
10. Salgue a gosto e, a qualquer tempo, se necessário, adicione mais água.
11. Ao final do cozimento acrescente as folhas de brócolis e a cebolinha.
12. Finalize com o gergelim.

GELEIA CASEIRA DE AMEIXA COM DAMASCO
Lanche ou café da manhã. Rende 15 colheres de sopa. Livre de glúten. Livre de lactose.

INGREDIENTES
10 ameixas secas sem caroço
10 damascos
1 ½ xícaras de água
2 colheres de sobremesa de linhaça
Temperos: gengibre, cravo, canela, anis-estrelado e/ou hortelã
Observação: sugiro escolher no máximo dois temperos por receita.

PREPARO
1. Pique as ameixas e os damascos e deixe-os de molho na água por 1 hora e meia, aproximadamente.
2. Coloque os ingredientes para cozinhar em fogo baixo com os temperos.
3. Caso necessário, agregue mais água.
4. Deixe ferver até que as frutas secas estejam desmanchando.
5. Retire os temperos e deixe amornar.
6. Acrescente a linhaça e triture conforme a textura desejada.
7. Coloque em um pote hermeticamente fechado com tampa e conserve na geladeira.

Observação 1: pode ser usada em caldas de sorvetes, iogurtes, molhos e vinagretes; untar sanduíches, torradas e pães; ou servir com frutas cruas ou assadas como banana, maçã, pêra e outras.
Observação 2: indicada nos casos de prisão de ventre.
Observação 3: evite o uso de facas e de colheres sujas na geleia, lembre-se que ela não possui conservantes.

SALADA DE CHICÓRIA COM BATATA YACON
Almoço ou jantar. Rende 4 porções. Livre de glúten. Livre de lactose.

INGREDIENTES
⅓ pé de chicória
2 batatas yacon pequenas
1 caixa de tomates cereja orgânicos
12 aspargos verdes
1 cebola roxa média
2 colheres de sopa de aveia
2 colheres de sopa de passas amarelas

Molho

3 colheres de sopa de azeite de oliva
2 colheres de sopa de shoyu
3 colheres de sopa de coalhada
1 limão
Mel e curry a gosto

Preparo

1. Lave e higienize a chicória.
2. Corte as cebolas em tiras bem finas e deixe de molho na água gelada por 20 minutos.
3. Rasgue a chicória com as mãos em pequenos pedaços.
4. Aqueça as passas amarelas levemente no calor até dourar e soltar o aroma. Pique-as.
5. Passe a aveia também pelo calor e reserve.
6. Lave os tomates cereja e corte em 4 partes.
7. Despreze as partes mais fibrosas dos aspargos (que você poderá usar em uma receita de sopa, por exemplo), lave e cozinhe em água e sal. Em seguida, esfrie por alguns minutos em água e gelo com sal.
8. Corte a batata yacon em lâminas finas com a ajuda de um descascador de legumes (se for demorar a servir a salada, deixe marinando no molho, evitando a oxidação).
9. Para o molho, misture com um fouet ou um garfo, o azeite, o shoyu, a coalhada, o suco do limão, o mel e o curry.
10. Monte e sirva.

Suco vegetal de fortalecimento imunológico/desintoxicante

Jejum ou entre as refeições, no máximo até às 16h. Rende 2 copos.
Livre de glúten. Livre de lactose.

Ingredientes

2 folhas de couve orgânica
2 maçãs verdes orgânicas
1 cenoura grande
2 talos de aipo ou funcho (erva-doce)
1 punhado de hortelã (se tiver gastrite, evite) ou salsinha
1 colher de sopa de gengibre ralado (se estiver gripado)
1 punhado de broto de trigo
½ limão

Preparo

1. Lave e higienize todos os ingredientes.
2. Descasque a maçã e retire as sementes e a parte central.
3. Esprema o suco de ½ limão.

4. Bata todos os ingredientes no liquidificador.
5. Coe com o voal, ou um coador que permita extrair bem o suco, e tome imediatamente.

Observação: minha fruta preferida no suco de vegetais é a maçã porque, além de todos os seus benefícios, funciona como adoçante natural. Incluir um pedaço de abóbora ou ½ beterraba, também ajudam a adoçar. Bardana contribui ainda mais para a desintoxicação do organismo. Eu costumo intercalar o brócolis ou o agrião com a couve.

Cogumelos refogados com espinafre
Almoço ou jantar. Rende 2 porções. Livre de glúten. Livre de lactose.

Ingredientes
300g de cogumelos paris (ou shiitake)
2 molhos de espinafre
100g de castanha-do-pará
1 colher de sopa de melado
2 pimentas dedo de moça
6 colheres de chá de azeite de oliva
2 colheres de chá de manteiga ghee
2 colheres de sopa de shoyu
Gérmen de trigo, tomilho e sal a gosto

Preparo
1. Lave rápida e individualmente 300g de cogumelos sob água corrente e evite secar com os chapéus virados para cima, para não acumular água. Corte em lâminas finas (separe 100g para servir cru).
2. Lave e pique as folhas do tomilho.
3. Lave, seque e rasgue as folhas do espinafre com as mãos.
4. Corte as castanhas em pequenos pedaços, toste e reserve. Na mesma frigideira, coloque o melado com um 1 colher de sopa de água e um toque de sal. Deixe reduzir ligeiramente.
5. Agregue as castanhas e mexa sem parar até que caramelizem – utilize uma espátula de silicone para não grudar.
6. Coloque sobre uma folha de papel manteiga e leve à geladeira. Quando tiverem esfriado completamente, feche a folha de papel manteiga e bata com uma colher de pau para soltar os crocantes de castanhas.
7. Lave e seque as pimentas dedo de moça, retirando as veias amarelas e as sementes e pique-as em cubos bem pequenos.
8. Refogue 200g de cogumelos com 1 colher de chá de azeite e 1 colher de chá de manteiga ghee em fogo baixo, com uma pitada de sal e pimenta-do-reino (de preferência moída no momento).

9. Quando os cogumelos tiverem murchado, agregue as folhas de espinafre com o restante da manteiga por dois minutos até que murchem (separar metade de 1 molho de espinafre para servir cru).
10. Adicione a pimenta e o tomilho (ou outra erva aromática da sua preferência).
11. Misture o molho shoyu com o restante do azeite com um fouet ou um garfo.
12. Monte o prato com as folhas cruas de espinafre, os ingredientes refogados, os cogumelos crus e finalize com as castanhas, o gérmen de trigo e o molho de azeite de oliva com shoyu (aumente a quantidade conforme o seu gosto).

Cavala no sal grosso com chucrute
Almoço ou jantar. Rende 2 porções. Livre de glúten. Livre de lactose.

Ingredientes da Cavala
1 cavala de 1,5kg
3kg de sal grosso (para cobrir todo o peixe)
Capim-limão, alho, gengibre, limão, salsinha e/ou coentro a gosto

Ingredientes do Chucrute
1 repolho branco médio
1 colher de sobremesa de sal marinho
1 colher de chá de cominho

Preparo da Cavala
1. Faça um corte na barriga e retire as vísceras do peixe.
2. Corte com uma tesoura ou faca as nadadeiras e as barbatanas.
3. Lave o peixe, especialmente a barriga.
4. Preencha a barriga com gengibre, limão, alho e os temperos da sua preferência.
5. Em um tabuleiro coloque uma camada de sal grosso, fazendo uma 'cama' para o peixe que deve ser colocado inteiro. Cubra o peixe completamente com o restante do sal, salpicando com água para deixar a cobertura firme.
6. Preaqueça o forno a 220°C.
7. Leve ao forno e diminua a temperatura para 200°C. O tempo de preparo é de aproximadamente 15 minutos por quilo de peixe, dependendo da potência do forno.

Observação: você pode optar por outros peixes como o pargo e o cherne, e o tempo de preparo variará também de acordo com a altura do peixe.

Preparo do Chucrute
1. Retire a base e o coração do repolho, que são um pouco mais fibrosos.
2. Lave e higienize as folhas.
3. Separe 2 folhas inteiras para cobrir e corte as demais em tiras bem finas, usando uma faca ou um processador.

4. Em uma bacia de plástico ou vidro, coloque o repolho e polvilhe com sal marinho da sua preferência (cuidado com o excesso, pode atrapalhar no processo de fermentação).
5. Massageie, amasse e esprema o repolho até que solte ¼ de líquido em relação à quantidade de repolho (aproximadamente 10 minutos).
6. Tempere com cominho (e/ou zimbro, e/ou semente de coentro).
7. Em um pote de vidro com tampa que feche hermeticamente, coloque a folha inteira do repolho para cobrir completamente todo o resto, pressionando bastante e, se necessário, coloque um peso por cima (o líquido deve cobrir toda a mistura de forma que o espaço entre ele e a tampa não seja maior que 2 dedos: na ausência do oxigênio, o açúcar natural do vegetal se transforma em ácido lático, o que impede a putrefação). Caso o soro do repolho não seja o suficiente para cobrir a mistura, acrescentar água filtrada misturada com sal (1 colher de chá de sal para 1 copo d'água é o suficiente).
8. Deixe fermentando em temperatura ambiente por 2 a 6 dias, em local seco, protegido do frio e da luz. Ao longo do processo, abra uma vez por dia (para o 'gás' sair) e, se necessário, acrescente mais líquido.
9. Sirva a gosto como acompanhamento e armazene o restante sob refrigeração.

Observação 1: sob refrigeração, o tempo de conservação é de 2 a 5 meses.

Observação 2: essa técnica pode ser feita com outros vegetais, como nabo, beterraba, pepino, couve, cebola e outros. Se o vegetal for mais seco, como a cenoura, acrescentar mais água e ralar o mais fina possível.

Sanduíche Vietnamita com Ricota Vegetal
Lanche ou jantar. Rende 10 sanduíches. Livre de glúten. Livre de lactose.

Ingredientes da Ricota Vegetal
(Rende 200 gramas)

100g de tofu firme
1 ½ colheres de sopa de azeite de oliva extra virgem (acidez máxima de 0,5%)
1 cenoura pequena
Salsa, limão, ciboulette, manjericão, pimenta-do-reino e sal marinho a gosto

Preparo da Ricota Vegetal
1. Lave o manjericão, a salsa e a ciboulette e/ou outras ervas frescas de sua preferência.
2. Esprema o limão para extrair o suco sem caroço (não há necessidade de coar).
3. Lave e descasque a cenoura e corte em pequenos pedaços.
4. Bata as ervas com o tofu e coloque pouco a pouco o azeite de oliva, até obter textura.
5. Tempere com sal e pimenta-do-reino a gosto.

Observação: esse preparo também pode ser de beterraba com ervas ou azeitonas.

Ingredientes do Sanduíche

300g de camarão
1 pepino japonês
1 cenoura grande
5 folhas de repolho
10 folhas de alface americana lisa
10 folhas de papel de arroz
2 folhas de louro
Salsa, gengibre, capim-limão e sal a gosto

Ingredientes do Molho

3 colheres de sopa de azeite de oliva
1 ½ colheres de sopa de shoyu
1 colher de chá de gengibre
Suco de ½ limão siciliano
Salsa e coentro a gosto (opcional)

Preparo do Sanduíche e do Molho

1. Lave e higienize todos os ingredientes e retire a tripa dos camarões (eu uso um palito).
2. Descasque e rale o gengibre finamente para o molho e esprema para extrair o suco.
3. Corte e esprema o limão.
4. Pique finamente a salsa e o coentro.
5. Em um bowl misture com um fouet ou um garfo os ingredientes do molho: azeite de oliva, molho shoyu, suco de limão, gengibre, salsa e coentro.
6. Cozinhe o camarão em água fervente com sal, louro, salsa, gengibre e capim-limão até que fiquem *al dente*.
7. Corte o pepino ao meio e retire a parte central com a ajuda de uma colher. Deixe 'purgando' com sal por 40 minutos. Lave bem para retirar o sal.
8. Descasque e rale as cenouras no ralador grosso ou corte com a mandolina.
9. Pique o pepino e as folhas de repolho em tiras finas com a faca ou mandolina.
10. Hidrate as folhas de arroz, manipulando-as sobre um pano de prato molhado (para não grudar).
11. Deixando livre um dedo de espaço na parte superior e nas laterais, disponha 1 folha de alface por vez sobre a folha de arroz, em seguida a cenoura, e então o pepino, o repolho, a ricota e os camarões, de forma organizada.
12. Comece a enrolar a partir de uma das extremidades, pressionando o recheio para ficar bem firme e empurrando as laterais para dentro, fazendo um 'fechamento'.
13. Sirva com o molho a parte, para molhar os sanduíches a cada mordida, ou sirva com uma salada no jantar.

Observação: seu tempo de conservação é muito bom, 1 semana guardado sobre papel--manteiga em um recipiente com tampa.

MISSOSHIRO
Café da manhã, almoço ou jantar. Rende 2 porções. Livre de glúten. Livre de lactose.

INGREDIENTES
150g de tofu orgânico
1 colher de chá cheia de alga wakame desidratada
2 colheres de sopa de missô orgânico (claro)
2 xícaras de chá de água filtrada
Cebolinha a gosto
Opcional: 1 colher de caldo de peixe hondashi

PREPARO
1. Passe o tofu e as algas por água corrente e lave a cebolinha.
2. Hidrate a alga (eu pico em pedaços menores após hidratadas), com quantidade de água suficiente para cobrir.
3. Corte o tofu em pequenos cubos.
4. Pique finamente a cebolinha.
5. Em uma panela aqueça a água filtrada – se desejar, acrescente alguns legumes, de cozimento rápido, finamente picados, para que fiquem *al dente* – até levantar fervura.
6. Desligue o fogo e agregue o missô para dissolver na panela junto com o caldo de peixe hondashi (receita tradicional).
7. Acrescente o tofu e a cebolinha.
8. Junte todos os ingredientes e sirva.

CRUMBLE DE MAÇÃ
Lanche. Rende 12 porções. Livre de glúten. Livre de lactose.

INGREDIENTES
1,5kg de maçã
2 xícaras de amêndoas
5 colheres de chá rasas de manteiga orgânica ou ghee
1 xícara de sementes de abóbora
1 xícara de aveia em flocos finos
2 colheres de sopa de amido de milho ou araruta
1 pedaço de gengibre de 5cm
2 limões sicilianos
2 colheres de sopa de melado de cana
1 colher de sopa de óleo de coco
Água morna
Canela, noz-moscada e sal a gosto

Preparo

1. Preaqueça o forno a 180°C.
2. Unte a forma com manteiga e, se for desenformar, use uma forma com fundo removível ou coloque papel manteiga de qualidade, suficiente para cobrir toda a superfície.
3. Rale a pele do limão siciliano (sem chegar na parte branca).
4. Para a cobertura crocante, triture grosseiramente as amêndoas e as sementes de abóbora. Agregue a aveia e reserve.
5. Rale o gengibre e esprema com um guardanapo ou pedaço de voal bem fino.
6. Esprema os limões para obter o suco e coe.
7. Num bowl coloque o melado de cana, o suco dos limões, o caldo do gengibre, a canela e a noz-moscada, o óleo de coco e o sal a gosto.
8. Descasque, limpe as maçãs e corte-as em meia-lua, não muito finas.
9. Misture o amido de milho, ou araruta, com água morna o suficiente para obter um líquido homogêneo.
10. Coloque todos os ingredientes na forma e os ingredientes da cobertura crocante sobre as maçãs.
11. Sobre a cobertura crocante coloque a manteiga ou ghee, em cada extremidade e no centro.
12. Leve ao forno entre 45 minutos a 1 hora, ou até dourar.
13. Finalize com as raspas do limão e sirva quente ou em temperatura ambiente, com ou sem sorvete (sem lactose).

Manteiga Clarificada (Ghee)

Rende 500 gramas de ghee. Livre de glúten. Livre de lactose.

Ingredientes

2kg de manteiga sem sal

Preparo

1. Coloque a manteiga para derreter na panela a fogo médio até a fervura e abaixe o fogo, deixando cozinhar em temperatura constante até o final da purificação da manteiga – quando o meio aquoso/soro está se separando da gordura.
2. Com a ajuda de uma escumadeira, vá retirando a espuma branca que se forma nas laterais da panela, mas não remexa o fundo – deixe essa parte para o final. Fique sempre atento ao fundo para não queimar, pois lá há concentração aquosa, que é justamente o que queima. O processo leva aproximadame 1 hora e meia, dependendo da quantidade de toxinas da manteiga. O resultado é uma gordura de cor âmbar--amarelo, de aspecto dourado e transparente.
3. Espere amornar um pouco sem tampar e coe com a ajuda de uma peneira bem fina

ou um pano virgem de algodão, como faziam nossas avós. Mas não vire a panela, vá retirando com uma concha evitando remover o fundo.
4. Armazene em vidros com diâmetro largo com tampa. Não é necessário guardar na geladeira (com a filtragem e a eliminação do meio aquoso, as bactérias não sobrevivem).

Vegetais Salteados ao Curry Amarelo com Sal de Ervas
Almoço ou jantar. Rende 8 porções. Livre de glúten. Livre de lactose.

Ingredientes
100g de cogumelos shiitake
1 couve-flor pequena
⅓ de brócolis
1 cenoura média
1 abobrinha média
½ folha de alga kombu
1 ½ colher de sopa de chutney de manga ou de outra fruta de sua preferência
½ maço de hortelã
½ maço de coentro e/ou salsa
2 dentes de alho
1 cebola média
1 colher de sopa de azeite de oliva
1 pedaço de 3cm de gengibre
3 folhas de louro
1 colher de chá de cúrcuma
1 colher de sopa de curry
2 colheres de sopa de shoyu
Pimenta-do-reino preta a gosto
Sal de ervas

Sal de Ervas Secas
100g de sal marinho
1 colher de sopa de cada erva seca: orégano, salsa, alecrim, manjericão, sálvia, tomilho, manjerona e/ou outras.
Opcional: 1 folha de alga nori

Preparo
1. Triture no processador ou liquidificador o sal marinho grosso com as ervas secas de sua preferência, na mesma proporção e, se desejar, inclua a alga nori levemente e previamente tostada no forno.

Preparo dos Vegetais Salteados

1. Lave e higienize todos os ingredientes.
2. Corte finamente o hortelã e a salsa e/ou coentro.
3. Amasse os dentes de alho com a casca.
4. Descasque e corte as cebolas em cubos médios.
5. Corte a folha de alga kombu em pequenos cubos com a ajuda de uma tesoura e coloque de molho em água mineral ou filtrada.
6. Quebre e corte a couve-flor em pedaços pequenos e pique as folhas. Faça o mesmo com o brócolis.
7. Descasque e corte a cenoura e a abobrinha. Corte a cenoura em bastões finos e a abobrinha em bastões mais largos.
8. Lave (evitando deixar muito tempo debaixo d'água), escorra os cogumelos e corte em lâminas ou em cubos médios.
9. Rale o gengibre.
10. Em uma panela média, de preferência de boca larga, coloque o azeite e os alhos amassados. Refogue.
11. Agregue as cebolas e deixe soar um pouco.
12. Coloque as folhas de louro, um toque de cúrcuma, o curry e uma pitada de pimenta-do-reino preta até "soltar" o aroma.
13. Adicione as cenouras, o shoyu e o gengibre. Refogue até que as cenouras estejam com uma cor vibrante.
14. Adicione o brócolis, a alga e a couve-flor e ½ xícara de água filtrada.
15. Deixe cozinhando em fogo baixo, com a panela semitampada.
16. Acrescente os cogumelos e as abobrinhas, tempere com o sal de ervas e o chutney de manga. Finalize com as ervas picadas.

Sugestão: acompanhar com arroz basmati e/ou farofa sem glúten.

Bolo de Banana com Farinha de Banana Verde
Lanche. Rende 10 porções. Livre de glúten. Livre de lactose.

Ingredientes
4 bananas nanicas maduras
2 ovos orgânicos
½ xícara de de mirtilo
½ xícara de açúcar de coco ou demerara orgânico ou tâmaras
1 xícara de farinha de banana verde
½ xícara de leite de arroz
1 colher de sopa rasa de manteiga ghee
½ colher de sopa de fermento químico
Sementes de girassol e gergelim

Preparo

1. Preaqueça o forno a 200°C.
2. Descasque as bananas nanicas e corte-as grosseiramente.
3. Bata no liquidificador as bananas com os ovos, adicione o açúcar ou tâmaras e bata.
4. Incorpore a farinha de banana verde, o leite de arroz e a manteiga ghee.
5. Adicione o fermento químico e o mirtilo ao final, sem bater, e misture por completo e bem calmamente, para não perder ar.
6. Unte a assadeira com a manteiga ghee e a farinha de banana verde e coloque no forno por aproximadamente 40 minutos.

Purê cremoso de batata doce
Acompanhamento. Rende de 5 a 6 porções. Livre de glúten. Livre de lactose.

Ingredientes
4 batatas doces pequenas
2 inhames pequenos
3 dentes de alho
1 colher de sopa de azeite de oliva
1 colher de sopa de ghee
1 galho de alecrim
2 pimentas-dedo-de-moça
Sal marinho, noz-moscada e pimenta-do-reino a gosto

Preparo

1. Lave e higienize todos os ingredientes.
2. Descasque e corte o inhame em pedaços medianos (para não tardar muito a cozinhar) e cozinhe-os por aproximadamente 20 minutos ou até que estejam macios.
3. Retire as sementes e as veias da pimenta dedo-de-moça e corte-as finamente em cubos.
4. Asse as batatas doces com a casca, embrulhadas em papel-manteiga, temperadas com ½ colher do azeite, alecrim, sal e pimenta-do-reino a gosto, e os dentes de alho amassados com a ajuda de uma faca.
5. Asse por aproximadamente 45 minutos ou até que você consiga espetar um garfo sem dificuldades.
6. Retire as batatas doce do forno, corte ao meio e raspe o interior delas com a ajuda de uma colher.
7. Retire o inhame, sem desprezar a água do cozimento, e bata no liquidificador ou amasse com o espremedor de batatas, colocando um pouco da água, se necessário. Vá agregando o restante do azeite e a ghee até obter um purê liso e homogêneo.
9. Tempere com sal marinho, noz-moscada e pimenta-dedo-de-moça.

Sugestão: servir com ovos pochê ou abobrinhas grelhadas.

Sopa de abóbora japonesa (cabotiá) aromatizada com limão siciliano e hortelã

Almoço ou jantar. Rende 4 porções. Livre de glúten. Livre de lactose.

Ingredientes

½ abóbora orgânica média
2 cebolas médias
2 dentes grandes de alho com casca
1 colher de sopa de manteiga ghee
2 ramos de salsinha, e/ou tomilho e/ou alecrim.
500ml de água (de preferência já aquecida)
1 colher de chá de óleo de girassol
1 limão siciliano
Agrião
Hortelã, curry, sal e pimenta-do-reino a gosto

Preparo

1. Lave bem e higienize todos os ingredientes.
2. Coloque no forno a abóbora com casca (180°C), embrulhada no papel-manteiga com os ramos de salsinha e/ou tomilho e/ou alecrim.
3. Separe as folhas do agrião.
4. Amasse os alhos com casca.
5. Descasque e pique as cebolas.
6. Refogue na manteiga ghee o alho, o curry e a pimenta-do-reino preta até levantar aroma e sabor, adicione as cebolas e o sal.
7. Quando a cebola estiver cozida despreze o alho (opcional) e coloque no liquidificador.
8. Retire a abóbora do forno quando estiver totalmente assada e triture-a com as as cebolas, as folhas de hortelã, água e um fio de óleo de girassol, para aumentar a biodisponibilidade do betacaroteno e suas propriedades.
9. Finalize com a casca do limão siciliano ralado e o agrião.

Observação: ao ralar o limão, cuidado para não atingir a parte branca.

Guacamole

Café da manhã, lanche ou almoço. Rende 4 porções. Livre de glúten. Livre de lactose.

Ingredientes

1 avocado grande
2 tomates italianos orgânicos
2 limões sicilianos

1 cebola roxa pequena
¼ de maço de coentro
½ de maço de salsinha
Pimenta caiena, pimenta-do-reino, azeite de oliva e sal marinho a gosto
Opcional: 1 colher de sobremesa de tahine

Preparo

1. Lave e higienize todos os ingredientes.
2. Retire as cascas dos tomates italianos orgânicos (na boca do fogão ou rapidamente em imersão de água fervente, até que a pele comece a soltar da polpa).
3. Corte o tomate em cubos bem pequenos.
4. Esprema o suco dos limões e retire os caroços. Reserve.
5. Descasque e pique finamente a cebola, o coentro e a salsinha.
6. Retire a polpa do abacate e amasse num bowl com a ajuda de um garfo.
7. Agregue o azeite de oliva, o suco do limão, o tahine (opcional), o sal marinho, a cebola, o coentro e a salsinha.
8. Tempere com pimenta-caiena, pimenta-do-reino e sal a gosto.
9. Sirva com torradas sem glúten, com chips de batata-doce ou como acompanhamento de fontes de proteína vegetal ou animal.

Nadabrahma para casais

"O casal deve sentar-se um de frente para o outro, ambos cobertos por um lençol e segurando as mãos em posição cruzada. É melhor não usar nenhuma outra roupa. Ilumine o quarto com pequenas velas e queime um incenso, que deverá ser destinado exclusivamente a essa meditação. Fechem seus olhos e, juntos, emitam um som durante 30 minutos. Após algum tempo, vocês poderão sentir as energias se encontrarem, se juntarem e se unirem."

Osho, Aprendendo a silenciar a mente, Editora Sextante

Índice remissivo

Abacate: 47, 66, 67, 76, 83, 84, 99, 108, 131, 141, 152, 173, 175, 179, 180, 186, 203, 209, 229, 233, 235, 241, 248, 264, 266, 267, 268, 269, 271, 272, 273, 276, 277, 280, 281, 285, 343
Abóbora: 29, 43, 47, 66, 76, 83, 84, 131, 148, 166, 173, 179, 203, 205, 222, 241, 246, 248, 267, 271, 272, 273, 274, 276, 277, 278, 280, 281, 282, 333, 337, 338, 342
Açafrão-da-terra: 34, 121, 140, 215, 240, 243, 248, 267, 273, 277
Açaí: 108, 125, 174, 181
Acelga: 54, 66, 84, 85, 123, 125, 165, 174, 203, 248, 274, 277
Açúcar: 24, 29, 35, 45, 46, 48, 51, 52, 53, 54, 55, 56, 57, 62, 63, 67, 92, 94, 100, 104, 105, 106, 113, 115, 116, 117, 119, 120, 121, 122, 123, 124, 125, 127, 130, 131, 132, 136, 140, 141, 142, 143, 144, 145, 146, 147, 149, 150, 152, 153, 154, 155, 156, 157, 158, 161, 162, 164, 166, 169, 172, 173, 174, 180, 185, 188, 190, 193, 196, 200, 203, 209, 210, 212, 214, 217, 218, 220, 222, 225, 228, 229, 242, 243, 245, 249, 265, 269, 270, 272, 273, 274, 277, 280, 281, 282, 284, 285, 314, 335, 340, 341, 349
Aditivos alimentares: 136, 137
Adoçantes: 131, 145, 147, 149, 154, 155, 157, 158, 164, 174, 181, 249, 273, 274
Ágar-Ágar: 29, 33, 44, 132, 159, 183, 185, 203, 269, 272, 277, 285, 293
Agave: 146, 154, 157, 176
Agrião: 29, 54, 68, 83, 84, 85, 112, 125, 166, 173, 203, 211, 264, 267, 268, 269, 270, 272, 274, 275, 276, 277, 279, 280, 333, 342
Água: 15, 24, 27, 28, 29, 30, 31, 32, 33, 34, 35, 36, 37, 38, 40, 43, 52, 53, 54, 57, 60, 63, 64, 67, 68, 69, 71, 72, 75, 76, 77, 78, 79, 80, 81, 82, 83, 84, 87, 89, 90, 91, 92, 93, 94, 96, 99, 100, 105, 106, 107, 108, 109, 111, 112, 113, 116, 120, 121, 125, 127, 128, 130, 132, 136, 137, 139, 142, 147, 150, 152, 156, 158, 164, 169, 170, 171, 173, 174, 183, 184, 185, 186, 187, 188, 189, 192, 193, 196, 197, 200, 201, 202, 203, 210, 212, 213, 214, 215,

216, 217, 219, 220, 221, 222, 225, 226, 233, 234, 235, 236, 238, 241, 242, 244, 245, 246, 247, 249, 250, 254, 255, 258, 260, 261, 262, 263, 264, 265, 266, 268, 269, 270, 271, 272, 273, 274, 275, 276, 277, 278, 279, 280, 281, 282, 285, 287, 290, 292, 293, 306, 315, 317, 318, 320, 321, 330, 331, 332, 333, 334, 335, 336, 337, 338, 340, 341, 342, 343
Água gelada: 34, 91, 92, 241, 332
Aipo: 31, 66, 83, 85, 172, 173, 203, 217, 220, 221, 229, 233, 265, 268, 270, 272, 274, 275, 278, 280, 281, 307, 330, 332
Alcachofra: 52, 53, 66, 85, 173, 174, 206, 225, 248, 270, 273, 275
Alcachofra-de-jerusalém: 52, 53, 66, 173
Alecrim: 34, 67, 140, 194, 214, 215, 240, 241, 263, 264, 265, 266, 267, 268, 269, 270, 273, 274, 276, 277, 278, 279, 280, 281, 282, 339, 341, 342
Alface: 29, 66, 76, 84, 85, 99, 136, 138, 173, 219, 237, 248, 263, 264, 265, 267, 270, 272, 273, 274, 277, 278, 279, 336, 351
Alfavaca: 203, 263, 264, 265, 266, 267, 268, 269, 276, 279
Alfazema: 91, 167, 264, 265
Algas: 14, 60, 67, 81, 91, 110, 123, 125, 141, 173, 181, 182, 183, 184, 185, 190, 209, 235, 248, 260, 270, 271, 273, 274, 275, 276, 277, 280
Alho: 52, 86, 100, 147, 166, 186, 206, 211, 212, 215, 217, 218, 219, 240, 241, 248, 264, 266, 268, 270, 271, 272, 273, 276, 280, 282, 307, 330, 334, 339, 340, 341, 342
Alho-poró: 52, 67, 83, 85, 173, 217, 276, 277, 278, 281, 307, 330
Aloe vera: 15, 27, 31, 33, 43, 94, 210, 227, 266, 274, 276, 278, 281, 293
Alumínio: 69, 70, 93, 123, 136, 137, 161, 261, 269
Amaranto: 67, 107, 119, 120, 123, 158, 173, 185, 272, 280, 285
Ameixa: 27, 31, 34, 43, 67, 76, 83, 85, 113, 152, 156, 173, 174, 187, 223, 234, 242, 248, 260, 267, 269, 272, 273, 274, 275, 277,

278, 280, 281, 282, 285, 331
Amêndoa: 34, 67, 81, 109, 120, 123, 136, 141, 173, 174, 196, 205, 236, 250, 255, 267, 268, 269, 272, 274, 275, 276, 278, 282, 285, 337, 338
Amor-perfeito: 263
Amora: 67, 173, 174, 181, 205, 222, 223, 248, 266, 267, 273, 277, 278, 279
Anis: 67, 264, 265, 266, 274
Arnica: 263, 264, 267, 268
Arroz: 29, 34, 47, 57, 67, 68, 71, 76, 81, 99, 100, 107, 111, 119, 120, 121, 122, 125, 128, 134, 138, 143, 146, 147, 152, 155, 158, 171, 172, 173, 174, 182, 183, 185, 200, 215, 216, 226, 227, 234, 235, 237, 247, 260, 268, 272, 273, 274, 275, 277, 279, 280, 281, 282, 285, 293, 330, 336, 340, 341
Arruda: 266, 279
Arsênio: 137, 183
Artemísia: 43, 158, 264, 265, 266, 267, 278
Aspargo: 47, 52, 53, 67, 76, 83, 166, 173, 217, 227, 238, 248, 269, 273, 274, 275, 285, 331, 332
Aspartame: 132, 148, 155, 164, 273
Aveia: 27, 43, 54, 67, 69, 100, 105, 112, 118, 119, 123, 125, 147, 173, 185, 186, 205, 235, 248, 269, 272, 273, 277, 278, 280, 281, 282, 285, 331, 332, 337
Avenca: 264
Avocado: 186, 342
Azeite de oliva: 27, 31, 43, 54, 108, 109, 111, 121, 135, 158, 159, 160, 173, 180, 186, 198, 210, 216, 219, 222, 229, 234, 250, 267, 271, 285, 330, 332, 333, 334, 335, 336, 339, 341
Azeitona: 67, 108, 136, 140, 173, 174, 210, 241, 271, 280, 281, 335

Babosa: 94, 95, 263, 264, 266, 267, 278, 281
Banana: 34, 54, 55, 67, 76, 83, 84, 85, 131, 141, 156, 158, 166, 173, 174, 175, 180, 187, 235, 242, 245, 249, 268, 269, 270, 272, 273, 274, 275, 277, 278, 279, 281, 282, 285, 331, 340, 341
Banchá: 38, 187, 260

344

KAREN COUTO | VOCÊ PODE SER MAIS FELIZ COMENDO

ÍNDICE REMISSIVO

Bário: 137
Batata: 31, 34, 47, 52, 54, 67, 71, 76, 83, 84, 104, 119, 122, 131, 132, 134, 135, 143, 146, 147, 148, 158, 166, 173, 174, 187, 203, 206, 222, 227, 228, 229, 241, 246, 248, 249, 250, 266, 267, 268, 269, 272, 273, 274, 276, 279, 280, 281, 285, 331, 332, 341, 343
Baunilha: 67, 113, 270
Berinjela: 66, 70, 76, 83, 84, 173, 248, 273
Bicarbonato de sódio: 77, 121, 159, 166, 211, 250, 269, 272, 279
Biomassa de banana verde: 55, 173, 187, 235
Boldo: 264, 265, 266, 267, 276
Brócolis: 76, 83, 84, 85, 125, 166, 173, 187, 203, 206, 211, 212, 213, 214, 228, 229, 248, 267, 268, 269, 272, 273, 274, 276, 279, 280, 281, 330, 333, 339, 340
Brotos: 25, 28, 31, 45, 60, 61, 64, 67, 68, 69, 81, 112, 144, 173, 187, 188, 203, 212, 229, 233, 262, 269, 272, 281

Cabelo de milho: 267, 280
Cacau: 29, 34, 81, 113, 130, 131, 147, 152, 158, 174, 187, 188, 201, 241, 268, 275, 281, 302
Café: 24, 28, 33, 35, 37, 41, 62, 92, 99, 100, 106, 119, 124, 129, 130, 137, 152, 158, 169, 170, 174, 189, 198, 201, 216, 232, 240, 242, 246, 247, 268, 269, 272, 273, 274, 275, 276, 280, 314, 331, 337, 342
Cafeína: 62, 63, 123, 129, 130, 145, 152, 162, 188, 189, 245, 269, 273, 282, 307
Calêndula: 266, 267
Camarão: 47, 67, 229, 275, 336
Camomila: 99, 261, 264, 265, 266, 268
Cana-do-brejo: 264, 266, 280
Canela: 67, 107, 113, 147, 173, 188, 190, 227, 240, 242, 248, 261, 265, 266, 273, 274, 275, 276, 278, 285, 331, 337, 338
Capim-limão: 113, 173, 190, 214, 264, 265, 266, 270, 274, 278, 280
Capim-santo: 264
Caranguejo: 67
Cardamomo: 67, 113, 243
Carne vermelha: 29, 63, 65, 80, 92, 115, 116, 126, 127, 128, 129, 130, 170, 174, 199, 210, 228, 234, 244, 259, 277, 280, 281, 282, 307, 314
Carqueja: 35, 264, 265, 266, 267
Carvão: 137, 253, 254, 273
Casca de chuchu: 266

Castanha: 31, 34, 47, 67, 81, 108, 110, 120, 129, 138, 196, 197, 237, 268, 269, 270, 272, 278, 279, 280, 282, 333, 334
Cavalinha: 35, 108, 264, 265, 267, 280
Cebola: 29, 56, 67, 71, 76, 83, 84, 85, 86, 100, 104, 147, 173, 188, 206, 211, 217, 219, 220, 229, 240, 241, 243, 248, 268, 270, 271, 273, 274, 276, 277, 280, 281, 282, 307, 331, 332, 335, 339, 340, 342, 343
Cebolinha verde: 234, 264, 266, 276, 278
Centeio: 53, 56, 68, 118, 205, 269, 278, 279
Cerefólio: 67
Cevada: 67, 69, 100, 118, 119, 171, 205, 260
Chá: 27, 28, 29, 35, 37, 38, 40, 62, 70, 92, 99, 106, 107, 122, 129, 130, 144, 152, 158, 173, 174, 180, 187, 188, 189, 190, 192, 193, 196, 200, 205, 215, 219, 223, 224, 225
Chapéu-de-couro: 264, 265, 267
Chia: 34, 37, 43, 108, 109, 119, 120, 147, 159, 170, 173, 185, 190, 203, 268, 285
Chicória: 52, 56, 83, 85, 155, 203, 206, 248, 266, 273, 331, 332
Chlorella: 44, 112, 184, 293
Chocolate: 29, 62, 64, 92, 99, 118, 123, 129, 131, 139, 142, 147, 149, 152, 158, 164, 187, 188, 201, 241, 245, 248, 256, 268, 269, 272, 273, 275, 277, 302
Chucrute: 56, 67, 236, 334
Chumbo: 93, 137
Ciclamato de sódio: 132, 147, 164
Cidreira: 158, 203, 264, 265, 266
Clorofila: 15, 53, 111, 112, 136, 138, 173, 184, 193, 210, 212, 229, 269, 271, 276, 278, 279, 280, 351
Coalhada: 27, 31, 47, 48, 51, 58, 67, 104, 105, 107, 123, 125, 154, 165, 193, 216, 242, 245, 273, 276, 332
Codorna: 67, 173, 281
Cogumelo: 53, 67, 81, 83, 84, 85, 152, 173, 192, 226, 227, 229, 248, 260, 267, 268, 269, 273, 281, 285, 307, 314, 333, 334, 339, 340
Colônia: 264
Cominho: 67, 217, 219, 243, 263, 264, 269, 274, 276, 278, 280, 334, 335
Complexo Kelp: 182, 183
Couve: 33, 76, 83, 85, 109, 112, 125, 166, 173, 187, 203, 212, 213, 214, 228, 263, 264, 267, 268, 269, 272, 276, 277, 278, 279, 280, 282, 285, 332, 333, 335
Couve-chinesa: 66, 187, 211

Couve crespa: 66
Couve-de-bruxelas: 66, 173, 187, 206, 211, 213
Couve-flor: 76, 85, 105, 139, 173, 187, 203, 206, 211, 212, 213, 229, 248, 273, 277, 279, 280, 282, 339, 340
Cranberry: 191, 271, 281, 349, 350
Cravo: 32, 67, 95, 113, 147, 158, 173, 190, 243, 248, 266, 268, 269, 275, 276, 278, 279, 280, 331
Cromo: 138, 148
Cúrcuma: 34, 67, 113, 121, 190, 211, 215, 216, 217, 218, 227, 240, 242, 243, 267, 268, 330, 339, 340
Curry: 54, 67, 172, 174, 216, 240, 243, 244, 269, 277, 332, 339, 340, 342
Cuscuz: 67, 118

Damasco: 43, 67, 152, 156, 158, 166, 173, 222, 241, 267, 268, 269, 274, 275, 276, 281, 285, 331
Dente-de-leão: 29, 35, 66, 248, 264, 265, 266, 267, 272, 273, 276
Desata-nó: 266
Dextrosol: 148, 149
Dulse: 182

Edamame: 66
Endívia: 66, 173
Erva aromática: 28, 31, 34, 54, 60, 61, 75, 112, 113, 140, 173, 214, 226, 241, 246, 248, 255, 264, 273, 316, 334
Escarola: 66, 173, 266
Espinafre: 54, 66, 76, 83, 84, 85, 109, 165, 166, 174, 184, 203, 211, 214, 248, 271, 273, 275, 276, 278, 279, 280, 281, 282, 285, 333, 334
Espinheira-santa: 35, 264, 265, 266
Estévia: 57, 67, 113, 146, 152, 155, 157, 158, 173, 242, 245, 263, 264, 267, 271, 275, 280

Fermentados e lactofermentados: 25, 28, 45, 51, 56, 58, 67, 89, 104, 105, 107, 123, 139, 140, 152, 165, 171, 173, 187, 188, 189, 201, 206, 213, 236, 260, 281, 307
Ferro: 52, 56, 66, 69, 70, 81, 112, 123, 125, 129, 138, 143, 154, 161, 162, 168, 181, 182, 184, 185, 189, 191, 200, 202, 203, 214, 222, 224, 234, 242, 244, 261
Fígado: 27, 28, 29, 30, 31, 37, 41, 57, 69, 76, 77, 79, 80, 81, 94, 95, 97, 100, 108, 123, 125, 128, 135, 137, 142, 144, 145, 148, 150, 156, 162, 168, 172, 173, 179, 181, 183, 188, 190, 191, 193, 194, 204,

345

ÍNDICE REMISSIVO

213, 215, 217, 218, 222, 225, 228, 233, 237, 242, 243, 249, 262, 263, 265, 281, 293, 315
Figo: 67, 76, 83, 84, 112, 143, 148, 156, 174, 224, 271, 274
Flor-de-são-miguel: 266
Fósforo: 53, 139, 164, 219
Framboesa: 67, 76, 146, 173, 175, 205, 222, 278
Frango: 67, 71, 80, 128, 132, 162, 216, 242, 244, 276, 278, 285
Fritura(s): 15, 24, 35, 41, 62, 69, 117, 135, 136, 143, 152, 160, 164, 204, 209, 228, 268, 269, 272, 282
Fruta(s): 25, 28, 29, 31, 33, 34, 35, 37, 43, 45, 46, 47, 48, 58, 61, 64, 67, 71, 77, 80, 83, 84, 85, 86, 89, 97, 99, 100, 104, 105, 113, 116, 119, 131, 132, 141, 143, 144, 146, 148, 151, 152, 155, 156, 158, 164, 165, 167, 168, 170, 174, 175, 176, 179, 181, 183, 190, 191, 192, 193, 194, 201, 203, 205, 206, 209, 221, 222, 223, 228, 233, 235, 237, 241, 242, 243, 244, 245, 249, 260, 261, 264, 268, 269, 272, 274, 275, 276, 277, 285, 293, 306, 307
Frutas cítricas: 100, 113, 116, 191, 194, 206, 223, 268, 277
Frutas vermelhas: 34, 99, 174, 181, 222, 223, 237, 272, 277, 285
Funcho: 31, 66, 215, 217, 219, 229, 243, 264, 265, 266, 274, 276, 278, 307, 332

Geleia real: 33, 60, 81, 191, 192, 203, 272, 277, 293, 307, 314
Gengibre: 34, 52, 67, 95, 107, 113, 152, 158, 172, 173, 187, 192, 203, 211, 215, 217, 222, 227, 240, 243, 244, 245, 247, 248, 249, 263, 264, 265, 266, 268, 272, 274, 276, 277, 279, 331, 332, 334, 336, 337, 338, 339, 340
Gergelim: 31, 68, 81, 109, 112, 120, 123, 125, 141, 160, 173, 174, 216, 237, 248, 267, 268, 269, 270, 271, 272, 273, 280, 281, 330, 340
Germinados: 25, 31, 67, 68, 81, 89, 111, 112, 136, 138, 144, 152, 176, 233, 268, 269, 270, 271, 272, 275, 278, 306
Ghee: 31, 34, 43, 54, 56, 99, 110, 111, 121, 135, 147, 152, 158, 159, 165, 173, 216, 219, 226, 234, 242, 256, 281, 333, 337, 338, 340, 341, 342
Ginseng: 60, 192, 238, 266, 293
Glúten: 24, 34, 35, 43, 48, 56, 62, 79, 104, 109, 115, 116, 117, 118, 119, 120, 121, 122, 124, 125, 128, 140, 150, 152, 159, 185, 200, 201, 203, 220, 233, 238,

260, 270, 273, 282, 285, 293
Goiaba: 76, 83, 84, 166, 173, 174, 206, 265, 269, 272, 273, 275
Goji berry: 192, 264, 265, 272, 273, 278, 280, 285
Gorduras trans: 24, 131, 134, 135, 152, 281
Grão-de-bico: 67, 68, 81, 107, 119, 120, 122, 125, 158, 174, 248, 269, 271, 273, 278, 279, 280
Grapefruit: 67, 173, 193, 223, 241, 267
Graviola: 67, 174, 225
Guaco: 264, 266, 267
Guaraná em pó: 193, 240, 245, 247, 265, 269

Hibisco: 34, 35, 106, 193, 240, 246, 265, 280
Hiziki: 183
Hortelã: 29, 31, 34, 67, 113, 158, 203, 214, 219, 245, 248, 263, 264, 265, 266, 267, 268, 272, 273, 274, 275, 276, 277, 278, 279, 282, 285, 331, 332, 339, 340, 342

Inhame: 31, 34, 52, 66, 83, 84, 85, 95, 119, 121, 138, 147, 173, 205, 212, 222, 268, 269, 272, 273, 276, 279, 280, 341
Iogurte: 47, 48, 51, 58, 67, 104, 105, 107, 123, 125, 140, 142, 174, 190, 206, 216, 223, 242, 245, 270, 273, 275, 276, 281, 282, 331

Jamelão: 264, 265, 266, 272
Jasmim: 263, 264, 265, 266, 267
Jiló: 83, 84, 265, 275

Kefir: 43, 48, 51, 58, 67, 104, 105, 106, 125, 193, 275
Kiwi: 29, 166, 173, 175, 193, 248, 273, 277, 278, 285
Klamath: 184
Kombu: 29, 182, 183, 339, 340
Kombucha: 58, 104, 106, 107

Lactose: 34, 48, 104, 105, 111, 112, 120, 121, 122, 123, 124, 125, 159, 174, 285, 293, 330, 331, 332, 333, 334, 335, 337, 338, 339, 340, 341, 342
Lagosta: 67, 229, 307
Laranja: 29, 43, 67, 76, 83, 84, 85, 166, 173, 175, 223, 228, 237, 241, 255, 264, 266, 267, 268, 269, 270, 272, 274, 276, 277, 278, 281
Lavanda: 264, 265, 270, 273, 278, 280, 282
Leite: 24, 48, 55, 61, 62, 63, 78, 81,

99, 104, 105, 112, 115, 116, 121, 122, 123, 124, 125, 126, 134, 137, 152, 158, 159, 165, 174, 181, 183, 187, 200, 201, 203, 206, 212, 223, 237, 249, 266, 268, 269, 270, 272, 274, 277, 278, 279, 280, 281
Leite vegetal (extrato vegetal): 34, 54, 99, 100, 112, 113, 121, 125, 132, 146, 152, 174, 186, 190, 194, 197, 201, 202, 234, 236, 269, 275, 279, 280, 285, 306
Lentilha: 67, 81, 107, 123, 147, 182, 244, 248, 269, 271, 273, 278, 282
Lêvedo de cerveja: 110, 118, 129, 136, 138, 148, 238, 267, 268, 269, 270, 275, 278, 279, 281
Lichia: 67, 166, 174
Limão: 15, 29, 31, 33, 34, 37, 43, 65, 67, 77, 83, 84, 94, 103, 104, 105, 107, 113, 126, 130, 147, 150, 152, 166, 167, 168, 169, 170, 172, 173, 175, 186, 190, 192, 194, 200, 202, 203, 212, 218, 219, 220, 222, 225, 226, 234, 241, 242, 245, 246, 248, 250, 265, 267, 269, 271, 272, 273, 275, 276, 277, 278, 279, 280, 281, 282
Linhaça: 27, 31, 33, 34, 37, 43, 68, 108, 109, 110, 119, 120, 125, 147, 170, 173, 185, 190, 195, 196, 203, 205, 206, 248, 264, 268, 272, 273, 274, 275, 276, 278, 279, 281, 285
Louro: 31, 67, 200, 202, 248, 265, 273, 274, 336, 339, 340

Maçã: 27, 31, 67, 76, 83, 84, 85, 99, 100, 126, 131, 156, 173, 174, 175, 193, 194, 203, 206, 219, 235, 238, 242, 248, 265, 267, 272, 273, 274, 277, 278, 280, 282, 285, 293
Macadâmia: 67, 120, 135
Malva: 213, 264, 265, 266
Mamão: 67, 76, 84, 143, 166, 173, 174, 179, 205, 221, 222, 228, 249, 267, 268, 269, 274, 276, 278, 281, 285
Manjericão: 31, 67, 214, 222, 264, 265, 270, 274, 276, 277, 280, 335, 339
Mão-de-deus: 267
Maqui berry: 195
Maracujá: 67, 76, 83, 84, 174, 270, 273, 274
Mel: 56, 57, 157, 158, 180, 190, 191, 199, 227, 235, 246, 249, 268, 274, 277, 278, 281, 282, 332
Melado de cana: 57, 153, 154, 155, 158, 218, 269, 280, 337, 338
Melancia: 29, 31, 67, 83, 84, 143, 148, 170, 171, 173, 174, 206, 241, 248, 269, 271, 272, 273, 274, 278, 281, 282, 285

ÍNDICE REMISSIVO

Melão: 29, 34, 67, 76, 83, 84, 85, 157, 166, 170, 171, 173, 174, 270, 271, 272
Mercúrio: 75, 108, 109, 138, 282
Mexilhão: 67
Milho: 57, 63, 66, 76, 83, 84, 107, 109, 110, 116, 119, 140, 146, 147, 148, 154, 158, 160, 174, 206, 249, 267, 273, 278, 280
Mirtilo: 67, 76, 146, 173, 181, 196, 205, 222, 248, 273, 340, 341, 350
Missô: 31, 81, 104, 111, 125, 140, 156, 171, 173, 183, 189, 201, 234, 248, 250, 260, 265, 268, 273, 274, 276, 277, 279, 280, 282, 337
Mostarda: 31, 52, 66, 67, 83, 84, 85, 142, 173, 174, 206, 211, 212, 213, 216, 240, 243, 246, 248, 249, 250, 269, 273, 278

Nabo: 29, 31, 66, 71, 83, 84, 85, 112, 125, 148, 173, 203, 211, 229, 271, 278, 280, 335
Nectarina: 67, 76, 85, 173, 223, 272
Níquel: 139
Nori: 182, 185, 280, 339
Novalgina: 264, 267
Noz-moscada, 54, 113, 206, 247, 314
Nozes: 34, 67, 68, 81, 108, 116, 123, 136, 138, 190, 196, 197, 205, 248, 269, 271, 272, 273, 274, 275, 278, 279

Óleos: 62, 108, 110, 119, 121, 134, 135, 139, 152, 158, 159, 160, 165, 195, 204, 205, 210, 256, 270, 271, 273, 275
Óleos essenciais: 255, 256, 261
Ômega 3: 108, 109, 110, 120, 181, 182, 184, 190, 195, 196, 205, 210, 211, 216, 241, 268, 276, 277, 293
Ômega 6: 108, 109, 160, 179, 185, 195, 210, 273
Ômega 9: 109, 210
Ora-pro-nóbis: 264, 270
Orégano: 67, 214, 222, 264, 274, 280, 282, 339
Ostra: 67, 137

Painço: 67, 119, 173, 248, 273, 281
Palmito: 66, 83, 84, 140
Pata-de-vaca: 266
Peixe: 47, 48, 52, 53, 54, 61, 65, 70, 71, 79, 108, 109, 110, 116, 128, 136, 137, 138, 152, 182, 184, 198, 205, 211, 216, 237, 244, 248, 249, 260, 268, 269, 271, 272, 273, 275, 276, 277, 279, 280, 285
Pepino: 29, 34, 64, 66, 71, 76, 104, 152, 170, 171, 172, 173, 203, 237, 248, 249, 269, 272, 273, 274, 276, 277, 280, 281, 282, 335, 336
Peru: 63, 67, 115, 174
Picão: 264, 265
Pimenta caiena: 34, 67, 172, 199, 240, 343
Pimenta-dedo-de-moça: 240, 243, 248, 268, 341
Pimenta-do-reino: 67, 71, 216, 248, 249, 280, 330, 333, 335, 339, 340, 341, 342, 343
Pimentão: 66, 76, 83, 84, 206
Pistache: 67, 272, 278, 281
Pólen: 56, 110, 129, 166, 191, 192, 199, 203, 267, 268, 269, 270, 272, 273, 275, 293
Porco: 67, 127, 132, 134, 229, 268, 281, 314
Pu-erh: 264, 265, 307

Quinoa: 34, 67, 105, 108, 119, 120, 147, 174, 182, 200, 268, 273, 277, 285, 293

Rabanete: 29, 67, 71, 76, 83, 84, 173, 206, 211, 229, 248, 249, 270, 273, 274, 275, 277, 278
Raiz de maca: 200, 203
Raiz-forte (wasabi): 249
Rapadura: 57, 105, 113, 152, 153, 156, 157, 298
Rejuvelac: 58, 67, 105, 106
Repolho: 31, 66, 76, 83, 84, 85, 104, 107, 141, 166, 173, 194, 203, 206, 211, 212, 213, 229, 236, 246, 248, 268, 269, 270, 272, 273, 274, 275, 279, 280, 281, 334, 335, 336
Romã: 174, 200, 201, 223, 264, 265, 266, 267, 272, 273, 276, 278, 281

Sabugueiro: 265
Sacarina: 147, 148, 155
Sal: 29, 53, 63, 65, 70, 71, 113, 121, 130, 139, 140, 141, 152, 157, 158, 159, 162, 169, 173, 174, 181, 182, 187, 216, 226, 229, 235, 237, 260, 275, 278, 280, 282, 333, 334, 335, 336, 337, 338, 339, 340, 341, 342, 343
Salsa: 67, 83, 84, 85, 112, 125, 140, 214, 217, 219, 248, 264, 265, 267, 268, 272, 273, 274, 276, 277, 278, 280, 281, 285, 335, 336, 339, 340
Sálvia: 67, 140, 147, 206, 261, 265, 266, 267, 280, 339
Sardinha: 67, 108, 109, 205, 268, 278, 281
Sementes de girassol: 174, 201, 234, 272, 285, 340
Sete-sangrias: 264
Shiitake: 67, 226, 229, 281, 339

Shimeji: 67
Shoyu: 38, 104, 140, 189, 201, 268, 280, 282, 332, 333, 334, 336, 339, 340
Soja: 29, 68, 79, 104, 108, 109, 110, 116, 119, 121, 125, 132, 134, 135, 140, 146, 158, 160, 171, 174, 184, 189, 201, 202, 205, 206, 213, 216, 227, 229, 268, 270, 273, 278, 279
Spirulina: 44, 184, 293
Suco de vegetais: 27, 33, 202, 203, 272, 278, 279, 282, 333
Sucralose: 147, 156, 246, 277, 278

Tâmara: 67, 113, 130, 152, 156, 173, 174, 224, 225, 235, 275, 278, 281, 340, 341
Tamarindo: 67, 173, 175, 270
Tanchagem: 112, 263, 264, 265, 266
Tapioca: 34, 67, 119, 152, 174, 245, 285
Tea tree oil: 255, 263, 266, 268, 270, 277, 279
Teff: 57, 107, 119, 203, 204
Tempê: 104, 201
Tília: 265, 266
Tinhorão roxo: 264
Tintura de arnica: 264
Tomate: 29, 57, 67, 71, 76, 83, 84, 85, 116, 166, 173, 174, 175, 206, 221, 222, 228, 267, 269, 271, 272, 277, 278, 280
Tomilho: 31, 67, 140, 147, 214, 333, 334, 339, 342
Trufas: 54, 67

Unha-de-gato: 267
Uva: 67, 76, 83, 84, 86, 100, 130, 132, 135, 143, 152, 160, 173, 174, 175, 183, 204, 205, 206, 219, 221, 241, 249, 254, 255, 256, 271, 272, 274, 275, 282, 288, 293, 349

Vagem: 66, 83, 84, 85, 141, 174, 229, 281
Vegetais crucíferos: 173, 211, 229, 272
Vieira: 67
Vinagre de maçã: 87, 173, 194, 204, 240, 249, 250, 267, 269, 274, 281
Violeta: 52, 263
Viuvinha: 266

Wakame: 182, 185, 337
Wasabi (raiz forte): 185, 240, 246, 249, 281
Whey protein: 29, 285, 293, 299

Xarope de Yacon: 152, 156, 157
Xilitol: 149, 152, 156, 157, 246

Referências

LIVROS

A arte da vida, os fundamentos do budismo, Tsering Paldrön. 2003.

A arte fundamental da vida, Bernadette Kikuchi.

A dieta da mente, Dr. David Perlmutter e Kristin Loberg.

A saúde da mulher, Rudiger Dahlke.

A saúde pelo prazer de comer bem – a medicina preventiva no dia a dia, Richard Béliveau/ Denis Gingras.

Alimentação desintoxicante, para ativar o sistema imunológico, Conceição Trucom. 2009.

Alimentação natural, uma opção que faz a diferença, Elizabeth D. Mota. 2005.

Alimentação para um novo mundo, Dr. Marcio Bontempo.

Alimentation plaisir, se nourrir et se régénerer agréablement et naturellement, Dr. Christian Tal Schaller, avec la collaboration de Johanne Razanamahay.

Alimentos funcionais, introdução às principais substâncias bioativas em alimentos, Carolina Vieira de Mello Barros Pimentel, Valeska Manjini Francki, Andréa Pittelli Boiago Gollucke. Editora Varella. 2005.

Alimentos orgânicos, ampliando conceitos de saúde humana, ambiental e social, Elaine de Azevedo. 2012.

Alimentos: o melhor remédio para a boa saúde, alimentação que pode prevenir e curar problemas digestivos, Jean Carper. Editora campos.

Aprendendo a silenciar a mente, Osho. Editora Sextante.

Aromacologia: uma ciência de muitos cheiros, Sonia Corazza.

As plantas medicinais e o sagrado, a etnofarmacobotânica em uma revisão historiográfica da medicina popular no Brasil, Maria Thereza Lemos de Arruda Camargo. Cone Editora.

Boca feliz & inhame inhame, Sonia Horsch. Editora Corre Cotia.

Bulletproof – a dieta à prova de bala, Dave Asprey. 1ª Edição.

Chef medicinal, caminho para uma alimentação saudável, Dale Pinnock. Senac.

Comida, um santo remédio, Joselaine Stürmer. 1ª edição.

Cozinhar, uma história natural da transformação, Michael Pollan.

Desejo, logo realizo, a saúde plena depende de nós, Dr. Roberto Zeballos. 1ª Edição.

Detox, Andrea Henrique.

Dicas para cozinhar bem – Um guia para aproveitar melhor alimentos e receitas, Harold McGee. Editora Zahar.

Energia Ilimitada, Deepak Shopra.

Ervas, temperos e condimentos, de A a Z, Tom Stobart.

Estamos todos intoxicados, Conceição Trucom.

Food enzymes for health and longevity, Edward Howell.

Gluten 7 negative effects of refined Flour, Catherine Guthrie.

Higiene intestinale, Chistian Tal Schaller.

Illuminating lives with yoga, Geeta Iyer.

Introdução à macrobiótica, Georges Ohsawa.

L'Alimentation plaisir, Christian Tal Schaller.

Las siete leyes espirituales del êxito, Deepak Chopra. 2001.

Los alimentos vivos, Kristina Nolfi.

Lugar de médico é na cozinha, Dr. Alberto Perinanez Gonzalez.

Macrobiótica ou a arte de prolongar a vida, Christoph Von Hufeland.

Macrobiótica zen para o Brasil, Henrique Smith.

Mamãe, eu quero, guia prático de alimentação para crianças de todas as idades, Sonia Hirsch. 2004.

Manual da medicina Integral, Dr. Marcio Bontempo.

Manual do herói ou a filosofia chinesa na cozinha, Sonia Hirsch.

Medicina alternativa de A a Z, Carlos Nascimento Spethmann.

Metafísica da doença, Valcapelli e Gaspareto. Vol. 1, 2, 3 e 4.

Misturando sabores – receitas e harmonização de ervas e especiarias, Nelusko Linguanotto Neto, Renato Freire e Isabel Lacerda.
Natureza médico de Deus, Juan Alfonso Yepez, Editora Maio Gráfica.
Novo manual da medicina natural, Dr. Marcio Bontempo.
Novos caminhos de alimentação, conceitos básicos para uma alimentação sadia, Gudrun Burkhard. 2009.
Nutrición energética y salud, bases para una alimentación con sentido, Dr. Jorge Pérez-Calvo Soler.
O poder da cura do limão, Conceição Trucom.
O poder do agora, um guia para a iluminação espiritual, Eckhart Tolle. 2002.
O terceiro prato, observações sobre o futuro da comida, Dan Barber. Editora Rocco.
O valor medicinal da uva, Johanna Brandt, Edições Vida Plena.
Obesidade e saúde na medicina chinesa, um guia para as teorias e métodos da medicina tradicional chinesa e um manual para transformar sua saúde, Wang Shu-Li & Carl Stimson. 2001.
Oil pulling therapy, Dr. Bruce Fife.
Os 5 elementos na alimentação equilibrada, a arte da vida e da culinária segundo a medicina tradicional chinesa, Dra. Ileso Maria Fahrnow e Jurgen Fahrnow. 2003.
Plantas alimentícias não convencionais (PANC) no Brasil, guia de identificação, aspectos nutricionais e receitas ilustradas, Valdely Ferreira Kinupp e Harri Lorenzi. Editora Plantarum.
Plantas medicinais no Brasil, Harri Lorenzi.
Receitas especiais sem glúten, sem trigo ou sem laticínios, Grace Cheetham. 2007/2008.
Receitas para ficar doente, Dr. Marcio Bontempo.
Recursos para uma vida natural, Eliza M. S. Biazzi. 2000.
Reeducação alimentar, qualidade de vida, emagrecimento e manutenção da saúde, Joselaine Silva Stürmer. 10ª Edição.
Reinventing food, the man who changed the way we eat, Colman Andrews. Phaidon.
Role of calcium and dairy products in energy partitioning and weight management, Zemel, MB. American Journal of Clinical Nutrition. 2004.
Santé et vitalité par l'alimentation vivante, Albin Michel.

Saúde o maior dos prazeres, Paulo Guzmão.
Saúde perfeita, um roteiro para integrar corpo e mente, com o poder da cura quântica, Dr. Deepak Chopra. 4ª Edição.
Sebastiana quebra-galho, um guia prático para o dia-a-dia das donas de casa, Nenzinha Machado Salles. 3ª Edição.
Sem açúcar com afeto, ideias, receitas e dicas para lidar com o doce vício, Sonia Hirsch. 2009.
Sorria, você está na menopausa: um manual de terapia natural para a mulher, Maria Helena Bastos. Editora Ground, São Paulo 2001.
Sucos verdes, o livro definitivo, Fern Green.
Sugar blues, William Duffy, 1975.
The complete book of enzyme therapy, Dr. Anthony J. Cichoke.
The healing kitchen, cooking with nourishing herbs for health wellness and vitality, Holly Bellebuono.
The hippocrates diet and health program, Ann Wigmore.
Turbilhão de zen no mundo atual e medicina macrobiótica, Tomio Kikuchi.
Uma maçã por dia – Mitos e verdades sobre os alimentos que comemos, Joe Schwarcz. Editora Zahar.
Você sabe se desintoxicar?, Dr. Soleil. Editora Taps.
Wild fermentation, Sandor Elix Katz.

TRABALHOS ACADÊMICOS

Alergia alimentar: sistema imunológico e principais alimentos envolvidos. Ana Carolina da Silva Pereira; Suelane Medeiros Moura; Patrícia Beltrão Lessa Constant.
Effect of Lactobacillus GG supplementation on antibiotic-associated gastrointestinal side effects during Helicobacter pylori erradication therapy: a pilot study. Armuzzi, A.; Cremonini, F.; Ojetti, V.; Bartolozzi, F.; Canducci, F.; Candelli, M.; Santarelli, L.; Cammarota, G.; De Lorenzo, A.; Pola, P.; Gasbarrini, G.; Gasbarrini. Digestion, v. 63, p. 1-7, 2001.
Food allergy: system immunologic and main food involved, McFarland, L.V.
MALDI-TOF MS characterization of proanthocyanidins from cranberry fruit (vaccinium macrocarpon) that inhibit tumor cell growth and matrix metalloproteinase expression in vitro. Neto CC, Krueger CG, Lamoureaux TL,

Referências

Knodo M, Vaisberg AJ, Hurta RAR, Curtis S, Matchett MD, Yeung H, Sweeney MI, Reed JD. Journal of the Science of Food and Agriculture 2006: 86; 18-25.

Medicina Tradicional Fulni-ô - Nossa Natureza Sagrada - Associação Mista Cacique Procópio Sarapó e área de medicina tradicional indígena, projeto Vigisus - UGP, FUNASA, 1ª edição, 2008. Distribuição e informações: Fundação Nacional de Saúde, área de Medicina Tradicional Indígena.

Medicina Tradicional Fulni-Ô, nossa natureza sagrada - Yafëëkheth'totwa Hatxose: Yaksenëëkya Dwmããkya Dwmããneho, 2008, Associação Mista Cacique Procópio Sarapo.

Metais: http://estudio01.proj.ufsm.br/cadernos_seguranca/sexta_etapa/toxicologia.pdf

Microbial ecology of the gastrointestinal tract, Savage, D.C. Annu. Rev. Microbiol., v 31, p. 107-133, 1977.

Normal flora: diversity and functions. Microb. Ecol. Health Dis., v. 12, p. 193-207, 2000.

Cultura e Saúde nas Organizações. Porto Alegre: Artmed, 2004, p.79). Tamayo, Alvaro; Silva, Abelardo; Mendes, Ana; Lima, Dinice; Assmar, Eveline; Abrahão, Júlia; Ferreira, Maria; Paz, Maria das Graças; Ferreira, Mario; Cruz, Roberto; Santos, Venetia.

The got microbiota, obesity and insulin resistance. Molecular Aspects of Medicine. 34 (2013); 39-58, 2012. Shen, J, OBIN, M.S, ZHAO, L.,

Sites

www.accessconsciousness.com
www.agricultura.gov.br
www.aguahtz.com.br
www.ambientes.ambientebrasil.com.br
www.aqualive.com.br
www.atletx.com.br
www.bbc.com
www.bbvaopenmind.com
www.beleza.blog.br
www.bolsademulher.com
www.brahmakumaris.org
www.camep.com.br
www.camilleflammarion.org
www.care2.com
www.centrodereike.org
www.cfp9.com
www.ciaecologica.com.br
www.clinicameihua.pt
www.cnpab.embrapa.br
www.consteladoressistemicos.com
www.cranberryinstitute.org
www.crossfitbrasil.com.br
www.crossfut.net.br
www.curapelanatureza.com.br
www.dicionarioonline.com.br
www.docelimao.com.br
www.donlordshiva.blogspot.com.br
www.drrafaelcorre.com.br
www.dulcerogrigues.info
www.einstein.br
www.ela.oglobo.globo.com
www.equilibrionutricional.com.br
www.espacointegrare.com.br
www.espiritaskardecistas.blogspot.com.br
www.fbu.com.br
www.feiradomirtilo.pt
www.folha.uol.com.br
www.funasa.com.br
www.g1.globo.com
www.gaia.org.br
www.girasdeumbanda.com.br
www.gtmmi.pt
www.huffingtopost.ca
www.iafarma.com
www.joaodedeusabadiania.com
www.kabbalahcenter.com.br
www.leituradeaura.net
www.lilianspeziali.com.br
www.luzdegaya.org
www.luzpazamor.com
www.maisequilibrio.com.br
www.maisqualidadedevida.com.br
www.mdemulher.abril.com.br
www.medicina-tradicional-chinesa.com
www.mestreirineu.org
www.microecologia.com.br
www.minhavida.com.br
www.minutobiomedicina.com
www.mtbrasil.com
www.mulher.uol.com.br
www.mundoboaforma.com.br
www.mundoeducacao.com
www.nilvamelhor.blogspot.com.br
www.noticiaespirita.com.br
www.noticiasnaturais.com
www.nutricaoclinica.com.br

www.nutrindopordentroeporfora.blogspot.com.br
www.nutrinet.com.br
www.oespiritismo.com.br
www.oleosustentavel.org.br
www.onenessbrasil.com.br
www.onenessuniversity.org
www.osho.com
www.oshorenascimento.com
www.paulocesarmaldonado.com.br
www.piracanga.com
www.planetaorganico.com.br
www.portaldakabbalah.com.br
www.pt.chabad.org
www.redenovaescolaclube.org.br
www.regime.blog.br
www.registrodososteopatas.com.br
www.reiketerapia.com
www.renascimento.com.br
www.revistavegetarianos.com.br
www.revital.com.br
www.significados.com.br
www.sitedereceitas.com
www.soniahirsh.com
www.suzigaldeano.com
www.tm.com
www.tuasaude.com
www.tyentbrasil.com.br
www.users.rdc.puc-rio.br
www.veganfusion.com
www.vegetarianos.com.br
www.verdademundial.com.br
www.vinifornasier.blogspot.com.br
www.vivomaissaudavel.com.br
www.vponline.com.br
www.watercure.com
www.wildfermentation.com
www.xamanismo.com.br

Cursos
Aula com Fernando Fratane e Clarice Lopes.
Centro Tlalli Moã, Petrópolis, RJ, Curso das propiedades curativas das plantas e terapias tradicionais indígenas.
Curso Alquimia na cozinha 10.
Curso Alquimia na Cozinha 2 e 7.
Curso com a nutricionista Emilia Machado, apostilas 2 e 7.
Curso com a nutricionista Flavia Cyfer.
Deixa Sair, curso com Sonia Hirsch.

Outros
Anvisa 2013, lista de agrotóxicos.
Apostila Carla Serrano, Aula Confeitaria/panificação e salgados sem glúten e sem laticínios.
Apostila da Farmácia Caseira da Mulher – Adriana Ocelot.
Brasil Orgânico – Documentário.
Clorofila, Apostila do curso detox com a nutricionista Flavia Cyfer.

Documentários
- A carne é fraca
- La belle vert
- D autre monde doc
- Marvada carne
- Eu maior
- Cowpiracy
- Earthlings
- Forks over knives
- Meat the truth
- Food matters
- Planeat
- Hungry for change
- Fat sick and nearly dead

www.youtube.com/watch?v=IIm0TToUW4k
www.youtube.com/watch?v=V0gquwUQ-b0
ITF – Índice Terapêutico Fitoterápico.
Palestras Emilia Paes de Carvalho 7 e 8 (Vegetarianismo).
Projeto Terapia – Fiocruz Dra. Maria Luiza Branco Nogueira.
Raízes da Vida – Remédios caseiros – Escola de enfermagem Santa Catarina.
Research Agricultural food chemistry, 2008.
Revista dos Farmacêuticos – Plantas Medicinais E Fitoterápicos, 2012, Conselho Regional de Farmácia do Estado de São Paulo.
Vídeo: João das alfaces www.youtube.com/watch?v=N4pqg--jHXM
Vídeo: Razones para ser vegetariano: Paul McCartney www.youtube.com/watch?v=F_FOFWFtk5U
Videos: ALIMENTACAO VIVA: TERRAPIA – Alimentação Viva na promoção da Saúde – parte 1, 2, 3 e 4.

Contato da Autora

e-mail: info@karencouto.org
site: karencouto.org
instagram: karencoutooficial

Conheça as nossas mídias

www.twitter.com/integrare_edit
www.integrareeditora.com.br/blog
www.facebook.com/integrare
www.instagram.com/integrareeditora

www.integrareeditora.com.br